온라인 수강을 위한

성 바로알기

Sexology for better life and health

Sexology for better life and health
온라인 수강을 위한 성 바로알기

2008년 6월 5일 인쇄
2008년 6월 20일 발행

저 자 _ 추영국
발행자 _ 박선진
발행처 _ 도서출판 월드사이언스
주 소 _ 서울특별시 동작구 사당5동 240-15
등록일자 _ 1987년 12월 14일
등록번호 _ 3-136
TEL _ (02) 581-5811~3
FAX _ (02) 521-6418
URL _ http://worldscience.co.kr
E-mail _ worldscience@hanmail.net

정 가 _ 12,000원
ISBN _ 978-89-5881-117-6

이도서의 국립중앙도서관 출판시도서목록(CIP)은 e-CIP 홈페이지
(http://www.nl.go.kr/cip.php)에서 이용하실 수 있습니다.
(CIP제어번호: CIP2008001749)

온라인 수강을 위한

성 바로알기

Sexology for better life and health

저자 추영국

월드 사이언스
WORLDSCIENCE.co.kr

머리말

이 책은 온라인상에서 진행되는 수업인 성 바로알기(또는 성의과학)강좌를 듣는 수강생들을 위한 지침서이다. 이 책은 이미 발간되어 많은 대학에서 강의실강의의 교양교재로 인기리에 사용되고 있는 『신경향 성의 과학』의 내용 중 중요부분을 참고로 하여 수강생들이 꼭 알아야할 내용들을 중심으로 요약형식으로 정리하였다.

그동안 온라인수업을 통해 수강한 많은 수강생들로부터 기대이상의 호평을 받은데 대해 저자는 보람과 함께 무거운 책임감을 느낀다. 지면을 빌어 그동안 수강해 주신 모든 수강생들께 머리 숙여 감사드리며 저자가 보답할 수 있는 길은 더 알찬내용으로 온라인강의를 듣는 수강생들을 위한 전용 서적을 출간하는 것이라는 걸 잘 알고 있기에 늦었지만 최선을 다해 변화하는 사회에 맞는 내용을 대폭 첨가하여 이번에 이 책을 발간하게 되었다.

이 책의 특징은 성생활과 관련된 다양한 문제들을 시대감각에 맞게 설명하듯이 쉽게 적었다는 것이다. 때문에 이 책의 구성항목은 다른 성관련 분야의 책에서 자주 보이는 제목을 기초로 선택된 항목이 아니라 각 장이 상호 관련성 있게 만들어져, 말하자면 계통수(系統樹)를 이루듯 최신정보를 바탕으로 설명하고 요약하고 있다.

강의와 함께 이 책을 읽은 후 학생을 비롯한 일반인들은 일상생활에서 어려운 성문제에 부딪혔을 때 직접 해결할 수 있는 능력을 갖게 될 것으로 확신하며, 성교육에 관계하고 있는 각급 학교 선생님들에게도 교육 참고서가 되는 것은 물론이고, 자녀의 현상이나 장래를 걱정하는 부모님들에게도 보약이 될 것으로 본다. 또한 이 책에서는 현재 증가하는 불임부부를 위해 시험관아기파트도 새롭게 수록해 놓았기 때문에 시험관아기시술을 이해하는 데에도 도움이 될 것이라 본다.

이 책은 당면하고 있는 천차만별의 성문제에 대해 구체적 사례를 선택, 해설하는 식의 책은 아니다. 성문제가 일어나지 않도록 또는 문제가 일어난 후에 어떻게 조심해야 하는가, 혹은 어떻게 받아들여 대처해야 하는지에 대해 해답을 주기 위한 안내역할을 하는 서적이다. 때문에 이 책은 그냥 훑어 읽어보지 말고 처음부터 끝까지 정독하여 성문제에 대한 대응방안을 파악하기 바란다.

끝으로 이 책을 읽음에 따라 인간의 성적 행위에 대한 고찰이 일신되어 특히 대학생을 비롯한 우리 청소년들이 다양한 형태의 성관련 문제에 대해 적절한 조치를 취하게 되어 웃는 얼굴로 면학에 힘쓰는 학생들의 모습을 볼 수 있다면 저자는 더 이상의 기쁨은 없다.

2008년 6월

秋영국

목차

제 1 장

성의과학의 역사적 배경

학 습 목 표

성의 관념과 개념의 역사적 흐름을 이해한다

1. 성의 기원은 ?
2. 연령에 따른 바람직한 성교육은?
3. 선사시대부터 20세기까지의 성은 어떤 내용을 담고 있는가?

1. 성의과학의 역사적 배경

성교육의 목표

Sex는 신체상의 해부학적 차이의 지식이나 성행위에 대한 성교육이 주가 아니라 태도의 함양에 있다. 즉, 개인이 균형있는 생리 생활과 원만한 사회 생활을 할 수 있도록 가르치는데 있다.

Sex의 어원

라틴어의 Seco(절단) → 남녀의 분리에 대한 교육+Sextus->모세 10계명 중 7번째 "간음하지 말라"에서 유래. 즉, 어원은 성도덕이나 남녀간의 상호관계에 관한 교육을 강조하고 있다.

연령에 따른 성교육

아기는 어디서와?

3-4세: 엄마 뱃속에서 자란다.

5-6세: 자궁이라는 특별한 곳에서 자란다.

초등학교 전후: 엄마새와 아빠새를 예로 들어 수정과 탄생의 의미를 설명한다.

나라별 거짓말 유형(일본; 나뭇가지에서 주워왔다. 미국; 황새가 물어다 주었다. 이태리; 양배추 속에서 나왔다. 한국: 다리 밑에서 주워왔다)은 다르며 이러한 거짓말은 결코 바람직하지 못하다.

성의 관심

인간의 성에 대한 관심은 유아기에 남자아이와 여자아이의 신체(身體)가 서로 다른 것을 느낄때 부터 시작된다.

생활과의 연관성

상업광고 (술, 담배, 의류, 화장품, 자동차 등).

성을 보는 극단적인 예

1. 성행위란 단지 자손을 갖기 위해서만 해야 하며 일체행위는 죄악으로 간주.
2. 서로의 동의만있으면 어떤 타입의 성관계라도 가능.

성 문제의 논란 대상

혼전성관계, 동성애, 낙태(落胎), 성교육, 인공수정(人工受精), 대리모(代理母) 등.

성 지식의 필요성

1. 적어도 우리자신들이 성에 대해 올바른 기초 지식이 있어야 우리의 자녀들에게도 그들의 수준에 맞는 성교육을 전해 줄 수 있기 때문.
2. 현대사회에서 자주 대두되는 성적문제로 인한 불만을 해소하기 위해.

성의 역사

선사시대	특징: 1. 남성은 여성의 존재를 남성 자신과 자연의 중재자로 봄 모계중심으로 구성됨. 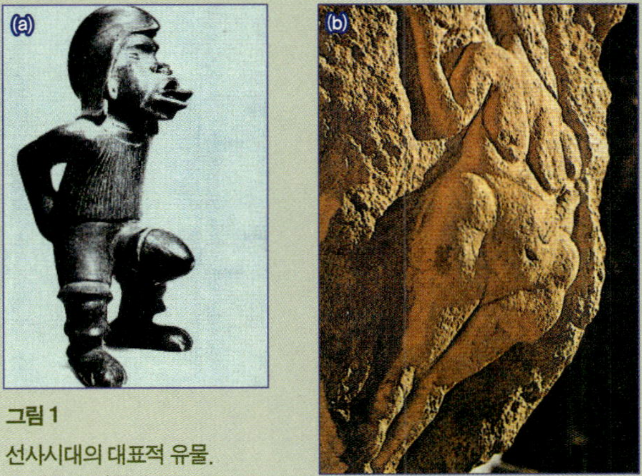 **그림 1** 선사시대의 대표적 유물. (a) 남근 조각품. (b) 둔부암반 조각상. 2. 근친상간(近親相姦)유행

<table>
<tr><td></td><td colspan="2">3. 신석기시대 말엽
: 태양을 남근(男根)에 비유하면서 태양신 숭배.</td></tr>
<tr><td rowspan="3">고대
근동아시아</td><td colspan="2">특징: * 여자는 남자들의 소유물로 전락
* 사원매춘(신전매춘)유행
처녀성; 신의 대리인(代理人)이라 여겼던 제사장(祭司長)이나 순례자(巡禮者)들에게 바침.</td></tr>
<tr><td>고대
이집트</td><td>성은 쾌락의 원천으로 간주. 적절한 체위로 여성상위 유행
(이유; 땅은 남신, 하늘은 여신으로서 여신이 항상 남신위에 위치)</td></tr>
<tr><td>유태인</td><td>엄함, 혼외성교는 죄악, 자위행위는 오난이즘으로 규정
(오난이즘; 오난은 창세기에 나오는 씨를 뿌리는 사람, 즉 질밖의 사정은 죄악)</td></tr>
<tr><td>고대 그리스</td><td colspan="2">특징: * 서구사회에 있어서 인간의 성에 대한 관념 형성에 미친 가장 크고, 뚜렷한 영향이 그리스 문화에서 왔음
* 인간의 육체적인 아름다움을 일찍부터 깨달아서 누드의 미와 솔직하고 공개적인 에로티시즘을 지향하였고 성적인 것과 지적인 것의 접목을 꾀함
* 성을 긍정적으로 받아들임---올림픽경기 시작
* 아름다운 누드조각, 예술품의 탄생
* 동성애 남발--남자들 전쟁 중 성행위
* Lesbianism등장(어원; Lesbos섬에 살았던 여류시인 사포
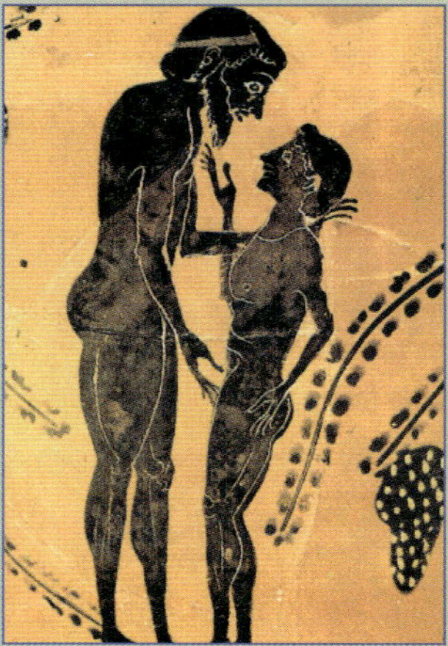
그림 2
동성애를 표현하는 그리스화병</td></tr>
</table>

	(Sappho, B.C. 600년경)가 소녀들을 위한 기숙사를 짓고 그 기숙사에서 소녀들의 동성애 유행) * 그리스 여성의 세부류; 1. 아이를 낳는 아내 2. 고급 매춘부(수준 높음) 3. 일상 생활에 필요한 첩	
고대 로마	특징: * 다양한 성적활동 즐김 * Masturbation(자위행위), Prostitution(매춘,賣春),Cunnilingus(구음) 단어 생김 * 여성의 시련기 (첫딸만 인정, 나머지 버림) 전체인구 중 여성은 20%. * 황제(쥴리어스)는 이성애보다 동성애 선호	
아시아	**인도**	힌두교 * 좋은 업보와 나쁜 업보를 결정짓는 요인. 1. 다르마(dharma): 높은 덕목의 경지. 2. 아르다(artha): 물질적인 풍요. 3. 카마(kama): 육체적인 쾌락 (성이 중요시됨--성 교본, 카마수투라 완성) * 여성지위는 하락. 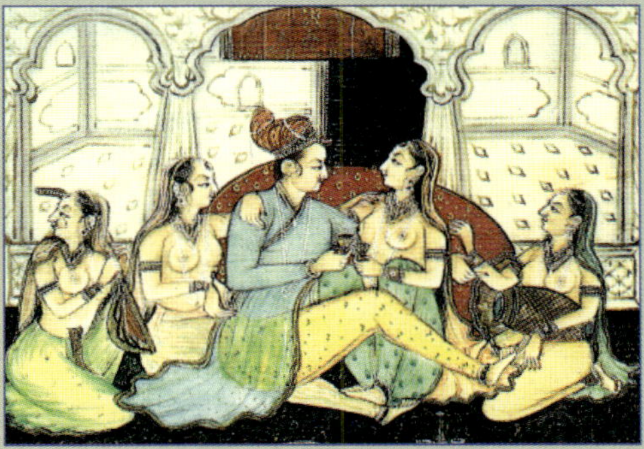 **그림 3** 카마수투라
	중 국	도교 * 성교는 신체에서 일어나는 음양(陰陽)의 조화--소녀경 (체위에 따른 성인병 치료법도 소개) 완성.

	한 국	석기시대	남권의식 (암벽화에 남성성기 등장).
		고려시대	재혼가능 (왕비도 개가 가능).
		조선시대	남존여비 (성종은 유부녀나 과부가 바람피우면 사형)
중세 유럽사회	기독교 * 성은 정신적인 생활을 방해하는 요소 (동성애, 일부다처, 매춘의 금지, 처녀성중시). * 여성지위 하락. * 정조대의 탄생 (질 입구를 금속으로 덮고 소변 구멍만 뚫음, 톱날 달림).		
르네상스에서 20세기까지	**르네상스**		나체화 예술등장, 마법술 유행--발기불능, 불임, 사산등을 마법으로 풀려함
	18세기말-19세기		* 산업혁명과 빅토리아의 시대 * 성의 엄격한 억제와 논란의 시대. * 발기억제인 페니스고리 유행. * 남성 콘돔 출현: 피임의 목적보다 성병예방 차원에서 첫 진출. 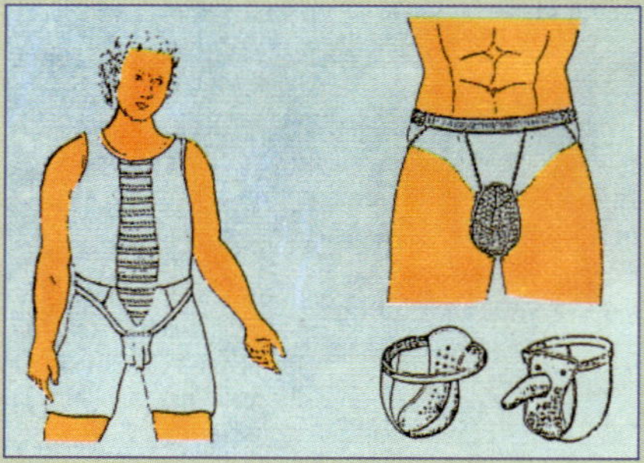 **그림 4** 페니스고리
	르네상스		* 성의 과학적인 탐구 시작—프로이드; 자위행위는 좀 덜 성숙한 성행위. * 킨제이; (1948, 1953)남성의 성적 행동과 여성의 성적 행동을 논문으로 발표. 현대성의 개념 도입

	제1차세계대전 전후	자유로운 피임법 등장--콘돔을 라텍스 고무로 제작
	2차대전 이후 50년대	이성애, 동성애, 양성애, 자위행위, 독신자의 성생활 받아들임
	1960년대	남성과 여성의 성적반응은 같다는 사실이 발표됨.

성해방의 선구자들

1. 해블락 엘리스(1859 - 1939)
2. 알프레드 킨제이 (1894- 1956)
3. 매스터즈와 존슨
4. 헌트

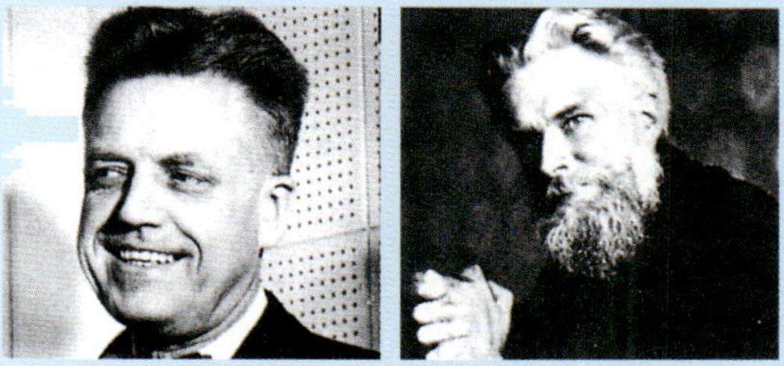

그림 5
해블락 엘리스와 알프레드 킨제이

혼전 성관계

미국 남성은 어떤 여성과 성관계를 가져도 무방하나 여자는 사랑하는 사람과 관계를 가지는 것이 바람직하다고 생각한다.

성과 문화

나라마다 틀림; 프랑스는 이성간의 키스나 포옹도 일상적 인사로 간주.

이성교제의 8가지 원칙

1. 어떤 성행위도 자신의 의지와 무관하게 하지 말것
2. 지금 자신이 상대하고 있는 사람에 대해 진지하게 생각해 볼것
3. 성적인 접촉을 왜 하는 것인지 자신에게 물어볼것

4. 상대방이 원하지 않은 행위를 강요하지 말것
5. “네가 나를 진심으로 사랑하고 있다면 싫다고 말하지마” 등의 말에 집착하지 말것
6. 상대방이 성행위를 원한다고 지레 짐작하지 말것
7. 싫다는 말을 두려워 하지 말것
8. 설령 실수를 범하더라도 지나치게 자신을 책망하지 말것

강의요약

- Sex의 어원은 라틴어의 Seco + Sextus 합성어로 모세 10계명 중 7번째의 “간음하지 말라”에서 유래했다.
- 성의 지식은 우리가 성에 대한 올바른 지식을 가지고 있어야 우리 자녀에게 맞는 교육을 하기 위해, 사회적으로 대두되는 성적문제로 인한 불만을 해소하기 위해 필요하다.
- 성은 선사시대에서 고대 근동아시아 때까지는 자연의 중재자에서 남자의 소유물로 전락하였고, 고대 그리스에서는 성을 긍정적으로 받아들였으며 여성을 아내, 고급매춘부, 생활에 필요한 첩으로 나누었다.
- 고대 로마에서는 다양한 성적활동을 즐겼고, 동성애가 활기를 치는 시기였다.
- 아시아의 인도에서는 힌두교에 영향을 받아 여성지위가 하락하였고, 중국은 도교의 영향을 받아 성교를 신체의 음양의 조화로 보았으며, 한국은 조선시대에 남존여비사상으로 여성의 지위가 남자보다는 하락되었다.
- 중세 유럽 사회에서는 기독교의 영향으로 성은 정신적인 생활을 방해하는 요소로 간주되었고 여성의 지위하락을 가져왔으며, 정조대가 탄생했다.
- 르네상스에서 20세기까지의 성은 예술에 도입되고 엄격한 억제에 대한 논란과 각종 피임법이 등장하였고 이성애, 동성애, 양성애, 자위행위, 독신자의 성생활이 받아들여졌다.

- 성해방의 선구자들로써는 해블락 엘리스, 알프레드 킨제이, 매스터즈와 존슨, 헌트가 있다.
- 성문화는 각 나라마다 독특한 차이가 있다.
- 이성교제를 할 때에는 자신의 의지에 맞게, 상대방에 대해 진지하게 생각, 성적접촉에 대한 자아질문, 강압적인 성행위의 억제, 사랑하면 '싫다고 말하지마'라는 말에 집착하지 말고, 상대방이 성행위를 원한다고 지레 짐작에 대한 금물, '싫다'는 말을 두려워 하지말고, 실수를 범했더라도 지나친 자책은 하지말것 등과 같은 8가지 원칙을 상기해야 한다.

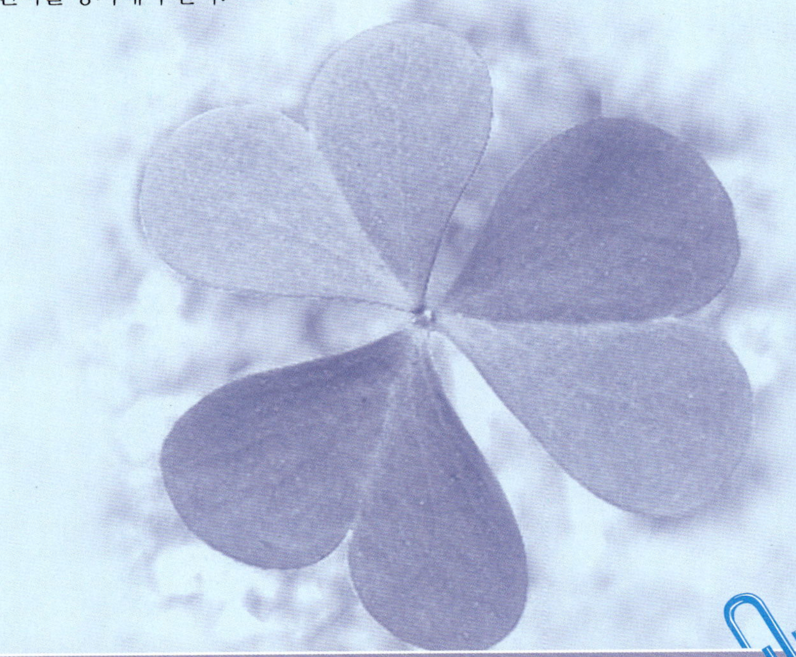

참 고 자 료

1. 신경향 성의 과학 (월드사이언스) 저자; 추영국외
2. 여성건강 간호학(현문사)
3. 아름다운 신혼을 위하여 (도서출판 남희)
4. 성과사랑 (정문각) 저자: 이종우
5. 성의과학(아카데미 서적) 저자; 하재청외

제 2 장

성의 생물학적 접근

학 습 목 표

인간의 성을 생물학적 관점에서 이해한다.

1. 인간의 두가지성은 어떻게 결정 되는가?
2. 여성의 남성의 해부학상 및 생리학상의 성은 어떠한가?
3. 정상적 및 비정상적인 성적발달의 결과는 어떠한가?

1. 성의 결정

(1) 염색체 (染色體)상의 성

1) 성염색체(sex chromosome)

여성: 23쌍 즉 46개의 염색체중 성염색체가 XX인 경우

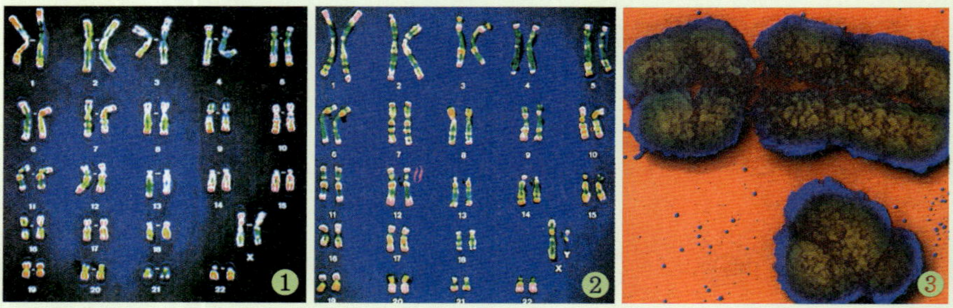

그림 2_1

사람의 염색체

❶ 정상적인 여성, 44A+XX ❷ 정상적인 남성, 44A+XY ❸ 남성의 성염색체 XY

남성: 23쌍 즉 46개의 염색체중 성염색체가 XY인 경우

* 태아가 여성일 때 핵내의 강한 염색성을 보이는 물질을 보유한 세포가 많은데 이를 성염색질(Barr 소체)이 라 한다. → 이것이 있으면 여성에 속한다.

2) 고환결정유전자(TDF: testis defined factor)

발견경위:

① XX는 여성인데 남성인 경우는 X염색체상에 Y염색체 단편이 붙어 있었기 때문이다.

② XY인 경우 남자인데 여성으로 나타나는 경우는 Y염색체의 단편이 결실되어 있었기 때문이며 이 유전자는 이들 단편에 존재하는 유전자이다.

3) 고환성 여성화(TFM: testicular feminization)유전자

XY일 때 TDF로 인해 고환이 형성되나 그후 고환이 더욱 발달할려면 고환이 안

드로겐을 분비하여야 남성으로서 제 기능을 발휘할 수 있는데 이 안드로겐에 반응해서 남성의 외부성기를 완성시키는 유전자이며 X염색체상에 존재한다.

(2) 성생상의 성

조직적합성 H-Y항원

↳ 고환분화를 결정하는 또 다른 물질로써 Y염색체 유전자의 산물이다. 이 H-Y항원을 지배하는 유전자는 X염색체에는 없고 Y염색체의 짧은 팔에 있는 것이 대부분이지만 일부는 긴팔에 존재하기도 한다.

(3) 호르몬과 성

1) 성호르몬

성 호르몬의 분비조절은 뇌의 하단부에 위치한 뇌하수체(腦下垂體)전엽에서 이루어진다. 수정 가능한 생식세포를 만드는 능력은 뇌하수체가 분비하는 성생자극호르몬에 의해 사춘기때 이루어진다.[그림 2_2] 성적인 성장에 영향을 주는 호르몬

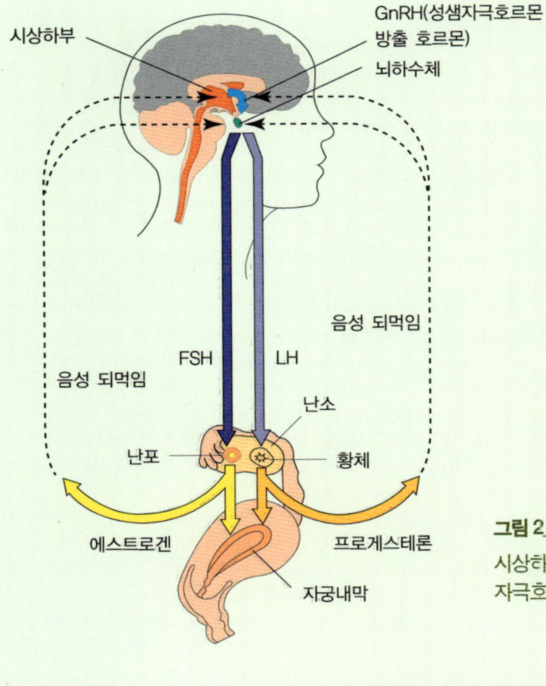

그림 2_2

시상하부와 뇌하수체에서 분비하는 성샘자극호르몬 및 난소호르몬과의 관계

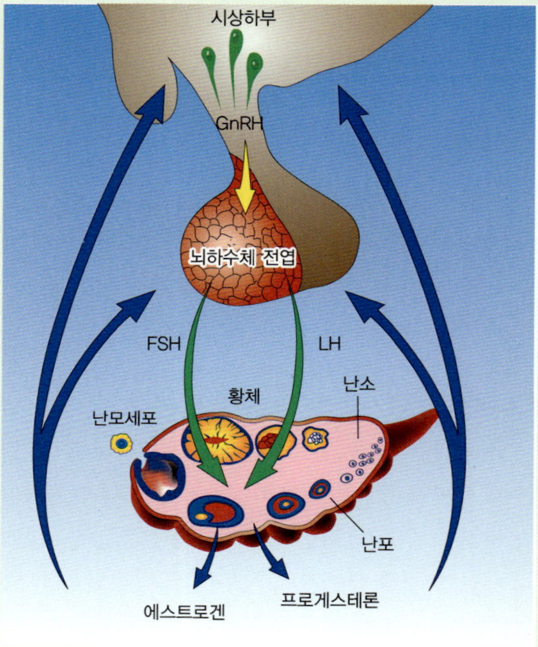

그림 2_3
난소의 호르몬 조절

으로는 난포자극호르몬(FSH), 황체형성호르몬(LH), 젖샘자극호르몬이 있으며 이 중 FSH는 고환과 난소의 정상적인 성장을 촉진하며 특히 난소에서는 난모세포를 싸고 있는 각각의 난포(follicle)가 에스트로겐을 분비하도록 유도하는 기능을 갖고 있으며 정소에서는 정자형성 과정에 중요한 역할을 하고 있다. 한편 LH는 여성의 난포 성장의 최종단계에서 FSH와 함께 작용하며 배란(排卵)후에는 황체(黃體)를 자극하여 프로게스테론분비를 자극한다. 여성은 안드로겐 소량분비하고 에스트로겐과 프로게스테론은 다량분비한다.[그림 2_3]

여성이 임신시에도 성욕을 증진시키기 위해 안드로겐을 복용할 경우 XX로 여아를 임신했음에도 불구하고 여아는 남성뇌로 레스비언이 되기도 한다

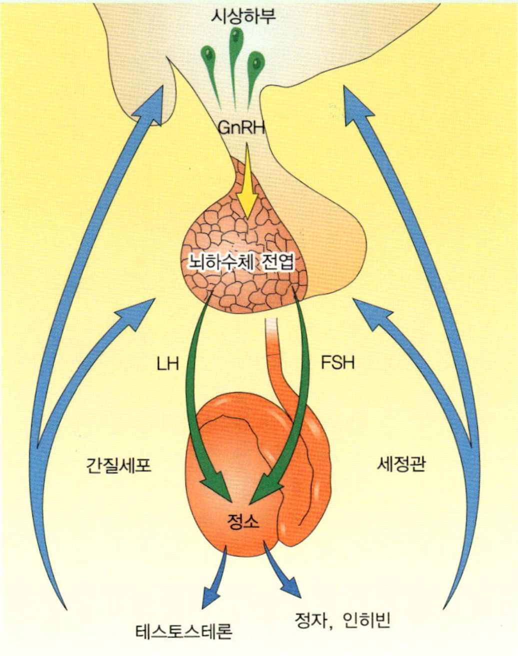

그림 2_4
고환의 호르몬 조절

2) 남성주기와 호르몬의 조절

남성이 사춘기에 도달하면 난포자극(卵胞刺戟)호르몬은 고환내의 정세관에 작용하여 정자의 형성을 촉진 시킨다.[그림 2_4] 정자 생성은 FSH와 간질세포자극호르몬에 의해 영향을 받는데, 난포자극호르몬의 영향으로 2차례의 감수분열(減數分裂)이 일어난 후 머리와 꼬리의 형태를 지닌 성숙한 정자로 형성된다.[그림 2_5]

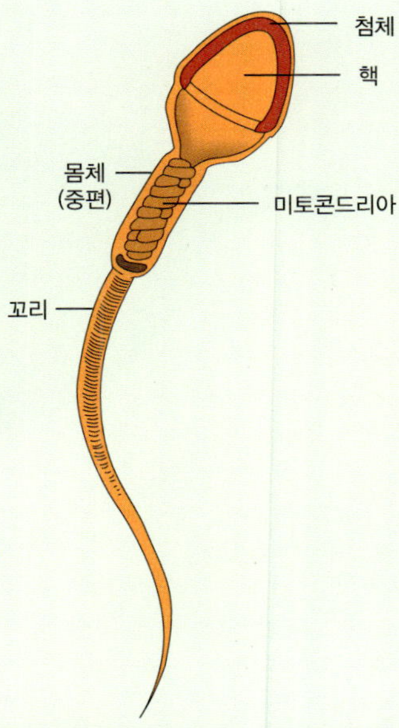

그림 2_5
정자

3) 여성주기와 호르몬의 조절

여성은 난소주기와 관련하여 매달 신체적인 변화와 함께 월경과 배란 등이 일어난다.

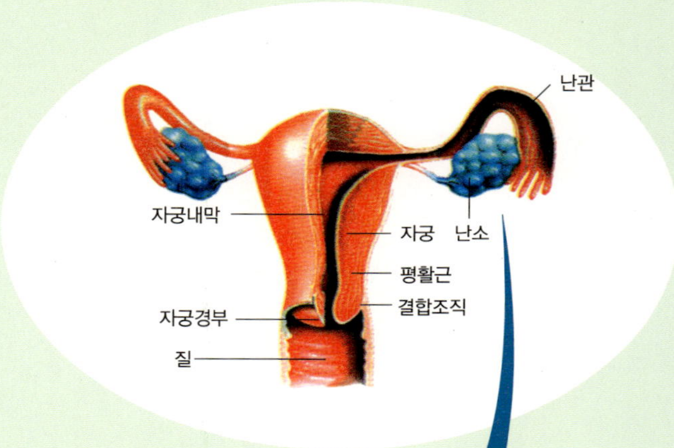

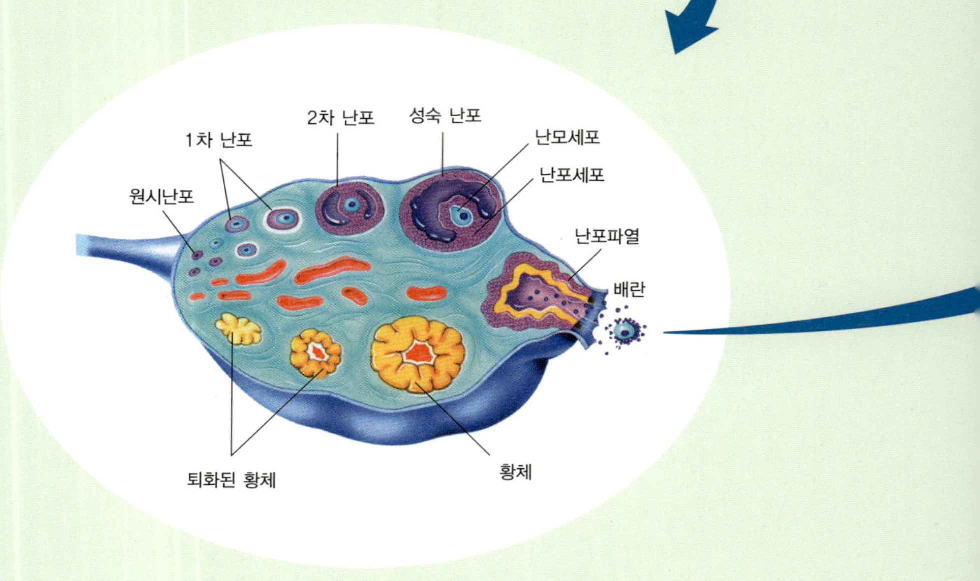

난소주기는 배란을 기준으로 난포가 자라고 제2난모세포가 발달하는 배란 전 단계와 난포가 황체가 된 후 배란 후의 단계로 나뉜다. 월경주기는 난소주기와 맞물려서 일어난다. 월경은 자궁으로부터의 출혈로 주로 3-5일간 계속되며, 이 시기는 난소주기의 배란 전 단계의 시작에 해당된다. 월경은 자궁 속의 막이 허물어져 질을 통해 몸밖으로 나오는 것으로 혈액과 자궁속막의 세포의 덩어리, 그리고 점액등으로 구성되어 있다. 시상하부로부터 분비되는 방출호르몬은 뇌하수체전엽으로부터 FSH와 LH의 분비를 조절하게 된다.

FSH와 LH(뇌하수체전엽에서 분비) 그리고 에스트로겐과 프로게스테론(난소에서 분비)의 혈중농도에 의해 난소 또는 월경주기의 과정이 조절된다. 배란은 FSH에 의해 난포가 성숙되고 FSH가 계속 영향을 주고 있는 가운데 LH가 급격한 농도로 작용하여 난포 바깥의 난소벽이 무너지고 난자는 난포벽으로부터 분리되어 난소 표면의 난포의 갈라진 틈사이로 빠져나와 나팔관으로 이동하는 과정이다. [그림 2_6] 따라서 배란일은 LH의 양을 측정하면 알 수 있다.

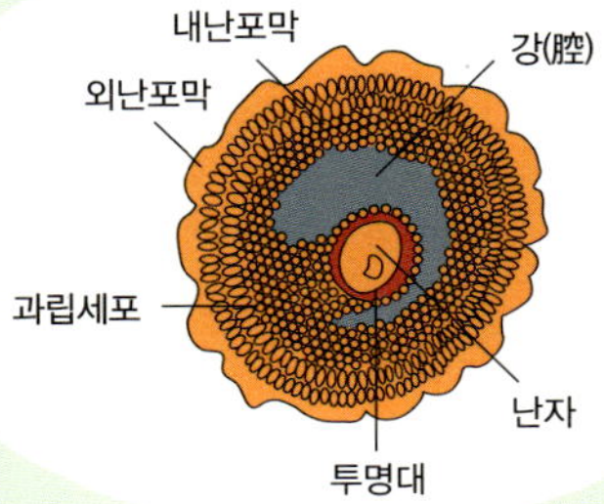

그림 2_6
난소 내의 여러 발생 과정의 난포와 성숙된 3차 난포로부터 배란되는 난자

(4) 뇌의 성분화

고환에서 분비되는 남성호르몬인 안드로겐이 정상보다 많으면 여성 태아일지라도 뇌는 남성화되고, 반대로 안드로겐의 분비가 적으면 남성의 태아라도 뇌는 여성화 된다. 산모가 강한 스트레스를 받으면 태아의 고환에서 안드로겐 분비가 억제되어 뇌가 남성화되지 못하는 경우도 있다. 도너(Dorner)는 남성의 경우는 뇌의 성분화시 안드로겐 부족이, 여성은 안드로겐 과잉이 각각 동성애를 유도하는 원인이 된다고 주장하고 있다.

2. 여성의 해부학 및 생리학상의 성

(1) 생식기의 발생

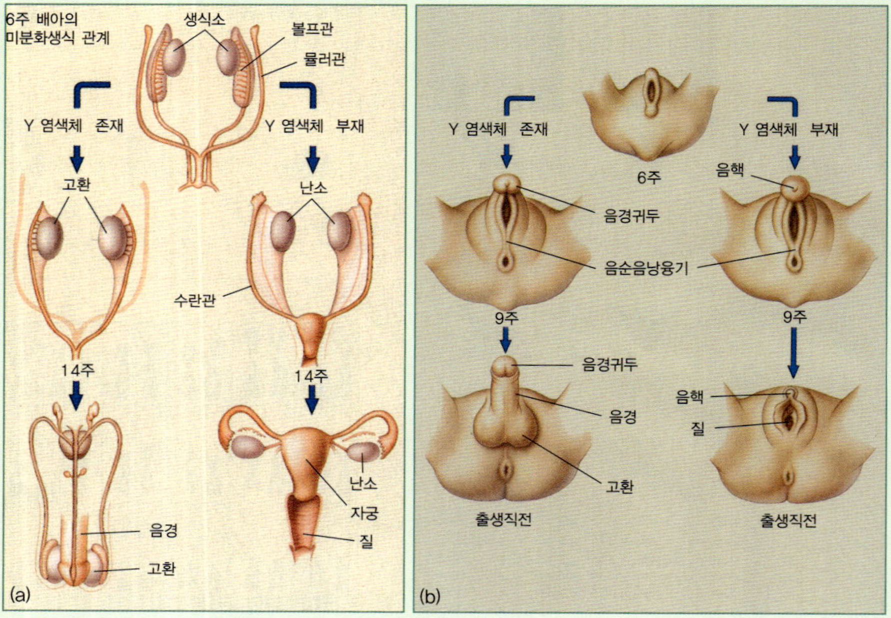

그림 2_7

내부생식기(a)와 외부생식기(b)의 발생과 Y 염색체의 영향

비뇨기와 생식기는 발생과정부터 서로 밀접한 관계가 있다. 남성 태아는 원래 요 분비와 관계있는 일부 조직이 나중에 정소와 합체한다.

미 분화된 시점, 소위 볼프관이 양측에서 생식관을 만든다. 생식관은 정소상체의 도관(導管: 분비선의 배설관), 정관, 사정관으로 이루어진다. 남성으로 분화된 태아기의 고환은 곧 2종류의 호르몬인 테스토스테론과 뮬러관억제인자를 분비한다. 태생 6

주에서는 남녀 모두 같은 형의 조직과 관을 가지고 있는데, 만약 Y염색체가 있을 경우 태생 9주경에 남성호르몬이 볼프관을 자극하여 정관이 되고 이 관은 요도로 들어가 수뇨계와 생식계의 수송에 기여한다. Y염색체가 없고 X염색체가 2개 있는 여아일 때는 난소로 발달한다. 이 경우 볼프관은 퇴화되고 뮬러관이 난관으로 발생된다.

외부생식기도 태생 6주부터 다리사이에서 분화되는데 Y염색체와 남성호르몬의 유무에 따라 남성의 음경과 여성의 음핵으로 각각 발생한다. 제 9주에는 주 융기부분(음순음낭융기) 중앙에 비뇨생식관이 생긴다.

(2) 여성내부생식기

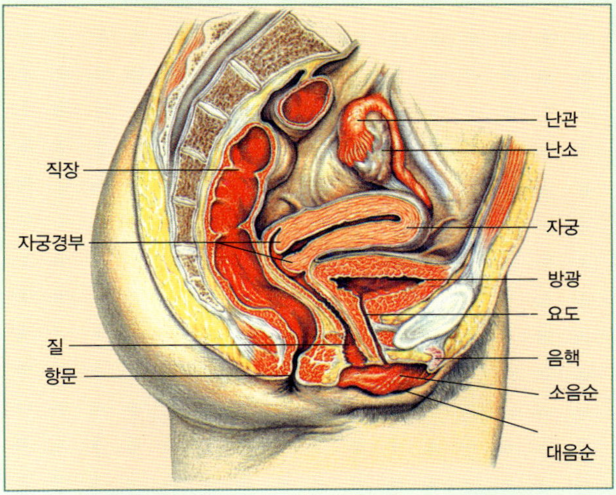

그림 2_8
여성의 생식기관

1) 난소(ovary)

다이아몬드형으로 약 5cm이며 자궁 양쪽에 있는 좌우 한쌍의 엄지손가락 크기의 기관. 난소의 기능은 여성호르몬을 만들며, 또한 고환에서 정자를 생산 하듯이 난자를 생산하여 저장하는 장소로서의 기능를 갖고 있다. 여아의 출생 시 각 난소에는 약 200만개의 일차난포가 들어 있는데 유아기와 소녀기를 거치면서 꾸준히 감소하여 생식능력이 있는 약 35년(15-50세)동안 단지 400여개만이 수정할 수 있을 정도로 성숙될 뿐이다.

2) 난관(oviduct)

자궁저의 좌우 양단에서 나오는 가늘고 긴 부드러운 관. 난소에서 자궁으로 난자 또는 수정된 배아가 이동하는 통로인 동시에 정자가 수정을 위해 이동하는 통로. 배란이 되면 배출된 난자가 이 관으로 들어와 난관 끝쪽의 약 1/3지점인 난관 팽대부에까지 올라온 정자와 수정을 한다.

3) 자궁(uterus)

질의 상단에서 시작하여 복강으로 돌출한 달걀만한 두꺼운 근육으로 된 주머니. 처녀인 경우 길이 7-8cm이며 두께는 2-3cm. 자궁체부와 자궁경부로 구성된다. 배아의 발생과 성장출생에 이를 때까지 머무는 장소로써의 기능을 담당.

4) 질(vagina)

질은 외음부의 질구로부터 경사를 이루며 후방으로 높아져 가는 10-12cm 길이의 관으로 이루어져 있다.

앞벽의 패인 부분 안에는 요도가, 뒷벽에는 직장이 있다.

성적 자극 시 증가하는 분비물은 질벽의 많은 혈관의 현저한 충혈 때문이다.

5) 처녀막

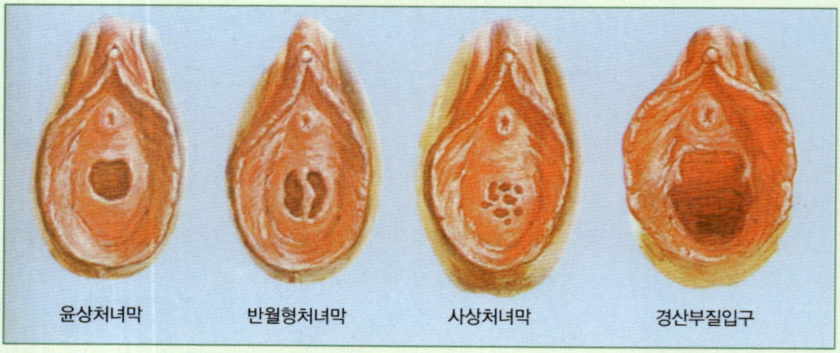

그림 2_9
처녀막의 다양한 형태

처녀막은 질의 입구 하단부에 있는 얇은 주름조직으로 질의 입구를 부분적으로 막고 있는 피부막이다. 정상의 처녀라도 그 크기와 모양, 두께 등은 개인에 따라 천차만별이다. 과격한 운동등으로 처녀막은 쉽게 파열될 수가 있으므로 처녀막의 유무에 따라 처녀성을 운운하는 것은 비과학적인 일이다. 현 시대가 성개방시대라고는 하지만 첫 성교는 일생을 좌우할 만큼 중대하므로 결혼 전까지는 처녀성을 간직하는 것이 가치있는 일이다. 자궁경부의 조직인 편평상피는 대개 16-18세경에 성숙하게 되는데 그 이전에 성경험을 한 여성은 성교로 인한 자극으로 자궁경부암의 발생률이 그만큼 증가한다.

(3) 여성외부생식기

여성의 외부생식기는 일괄해서 음문이라 한다.[그림 2_10]

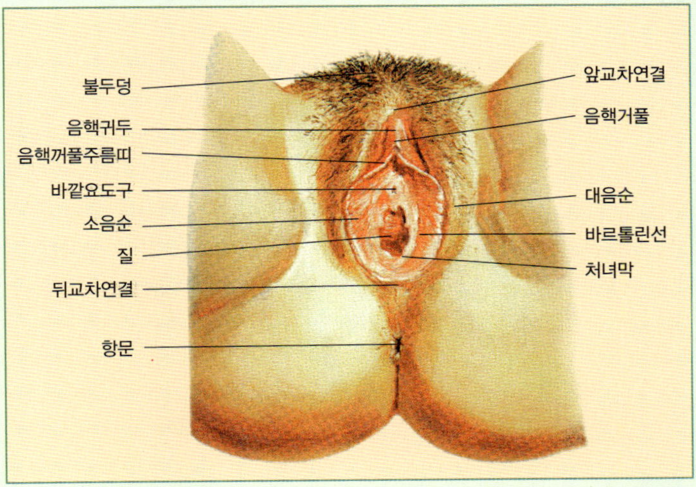

그림 2_10
여성의 외부 생식기관

1) 치구(mons pubis, veneris)

골반 바로 앞의 볼록하게 융기된부분으로 지방분포많고 골반보호하며 사춘기가 지나면 음모로 덮여 있다.

2) 소음순(labium minus)

소음순은 좌우의 대음순 사이에 있어 질의 입구를 둘러싸고 있으며 양쪽의 소음순이 위부분에서 합쳐져 음핵을 부분적으로 덮고 음핵포피와 회음부로 연결되어 있다.

3) 대음순(labium majus)

대음순은 소음순 바깥쪽으로 융기된 지방조직으로 된 피부주름으로 소음순의 상부 2/3를 감싸고 있다. 대음순은 사춘기의 이차성징의 하나로 뚜렷하게 발육하는데 사춘기 전에는 편평하여 소음순이 오히려 더 뚜렷하게 보인다. 대음순의 외측은 음모(pubic hair)로 덮여 있다.

4) 질전정(vaginal vestibulum)

요도구멍에서 질입구까지의 영역으로 소음순에 의해 둘러싸여 있다.
신경말단과 감각수용기가 집중되어 있어서 가장 민감한 성감대 중 하나.

5) 음핵(clitoris)

남성의 음경과 동일한 원기를 가지는 여성의 음핵 또는 클리토리스는 소음순의 앞부분에 거의 전체가 숨겨 져 있으며 매우 민감한 여성의 발기조직이다. 클리토리서가 보이는 부분은 음경의 유사부분과 비교되어 귀두라고 한다. 음핵을 일컫는 클리토리스는 그리스어로 "숨어있는 것"이라는 뜻인데, 실제로 자극을 받아 성적 흥분이 높아지면 점차 음핵포피 속으로 숨어 버린다. 대부분 여성들은 음핵을 자극하여 받는 쾌감이 질자극에서 받는 쾌감보다 더 강하다고 한다.

(4) 유방(mamma)

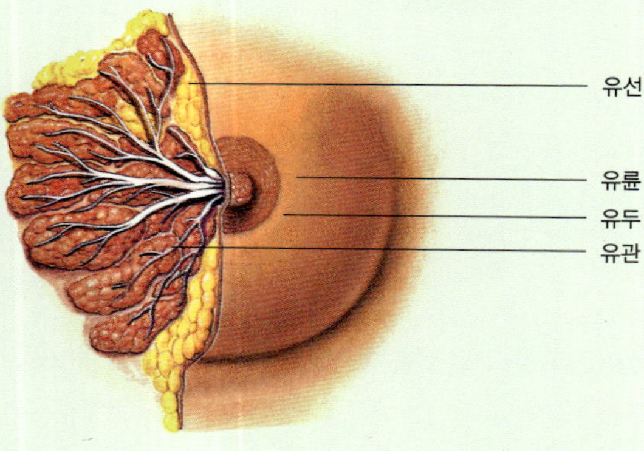

그림 2_11
여성의 유방

일반적으로 여성에게 유방은 중요한 성감대의 하나로서 인식되지만, 유방 그 자체는 지방덩어리로 성감대로는 둔감한 부분이며 민감한 감각수용기도 없다. 그러나 유두에는 다양한 감각수용기와 신경말단이 집중되어 있어 유두의 자극만으로도 오르가즘에 도달하는 여성도 있다.

유방이 작다고 성적자극을 즐기지 못하는 것은 아니다.

(5) 월경주기

여성의 월경주기는 증식기, 분비기, 출혈(월경)기 등 3시기로 구분할 수 있다.

배란은 다음월경이 시작되기 전 14±1일 쯤에 호르몬 영향으로 성숙난포가 터지면서 난소에서 빠져나오면 배란 후 빈 난포는 황체라는 노란색의 조직으로 변형되는데 이 황체에서 여성호르몬인 프로게스테론이 분비된다.

난자가 수정하지 않으면 황체는 감소하여 난소에서의 프로게스테론의 생산이 적어지고 따라서 자궁내막층이 허물어진다. 이 때문에 혈행장애가 일어나 혈관이 파열되어 월경이 시작된다. 분비기는 13-14일간의 일정기간을 가지며 배란과 월경사이의 시기이다.

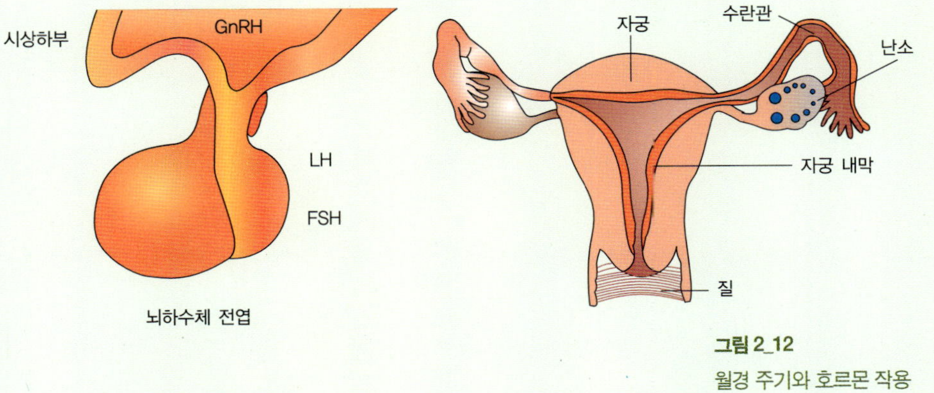

그림 2_12
월경 주기와 호르몬 작용

3. 남성의 해부학 및 생리학상의 성

(1) 남성내부생식기

남성생식계에는 정소와 여러관 이외에 3가지의 분비샘이 있는데 정낭, 전립선, 쿠퍼선(망울요도샘)이 그것이다.

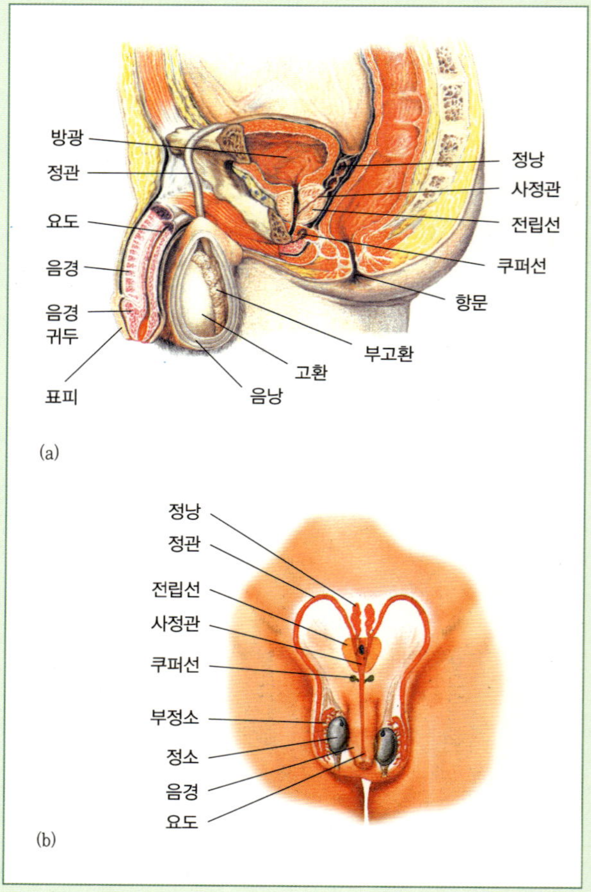

그림 2_13
남성 생식기관

1) 정관(vas deferens)

정관은 양쪽 부고환에서 뻗어난 좌우의 관으로, 부고환의 대단히 굽어진 관 조직을 통과한 정자가 이 관을 통하여 정낭과 전립선으로 이동한다.

2) 사정관(ejaculatory duct)

사정관은 정관과 정낭의 관이 합쳐지면서 형성되는데, 좌우의 사정관이 전립선의 소엽들 사이를 지나 요도까지 내려옴으써 내용물인 정액을 체외로 배출하게 되어 있음. 평소에는 사정관이 폐쇄되어 있다가 사정할때는 정액사출을 위해 개방 하게 된다.

3) 정낭(seminal vesicle)

정낭은 정관팽대부 말단에 있으며 정낭액과 성숙된 정자가 저장되어 있는 곳으로, 크기는 엄지 손가락 마디 정도이며 방광 뒷벽 전립선 뒤쪽에 위치한다. 정낭은 테스토스테론의 영향 하에 논란색의 점성성분을 분비 및 저장하고 정자를 활성화시키는 과당, 구연산 및 여러 단백질이 함유되어 있으며 과당은 정자 운동의 일차적인 에너지원이 된다.

4) 쿠퍼선(Cowpers gland)

지름 3-5mm 정도의 완두 2개 만한 크기의 쿠퍼선은 전립선의 바로 아래 요도로 통해 있다. 쿠퍼선에서는 투명한 점액이 분비되기도 하는데 이러한 점액은 정자가 요도를 통해 움직이는 동안 윤활유 역할을 한다.

5) 전립선(prostate gland)

방광의 바로 아래 요도를 둘러싼 알밤만한 크기의 전립선으로부터의 분비물이 정액의 주성분을 이룬다. 전립선은 정액의 대부분을 차지하는 묽은 우유같은 알칼리성 액체를 분비하여 요도내부가 소변의 잔재로 인해 산성화되는 것을 중화시키며, 산성인 여성의 질도 중화시켜 정자를 보호한다.

(2) 남성외부생식기

1) 음경(penis)

남성의 생식기관중에 성생활의 실행기관인 음경은 그 내부에 뼈대나 근육구조가 없는 대신 3개의 발기조직, 즉 배측의 좌우네 각각 하나씩 있는 음경해면체와 복측에 있는 1개의 요도해면체가 존재한다

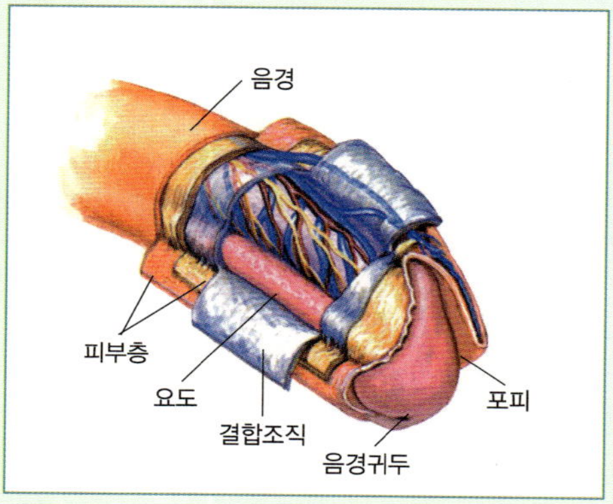

성적으로 흥분하면 발기해면체에 혈액이 모여들어 음경은 딱딱해지고 커지면서 그 크기는 2배 정도이다. 음경은 귀두, 음경체, 음경의 3부분으로 구별된다.[그림 2_14]

그림 2_14
음경의 발기조직

보통 출생 시 음경귀두는 음경꺼풀이라는 여분의 피부로 덮여 있는데 흔히 포경수술을 통하여 포피를 제거하여 음경귀두를 노출시키기도 한다.[그림 2_15]

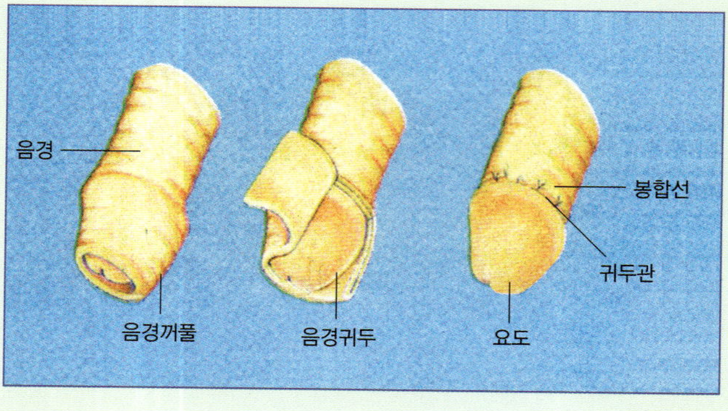

그림 2_15
포경수술 방법

2) 고환(testis)

남성의 고환은 음낭이라는 치부 자루속에 있다. 고환 내의 정상적인 정자형성과정은 체온보다 약간 낮은 온도(1.8-2.2℃)에서 활발히 진행되며 몸 밖으로 나와 있

는 음낭이 고환의 온도조절에 결정적인 역할을 하고 있다. 고환 내에서 남성의 생식세포, 즉 정세포 및 정자가 만들어지고 그 후에 고환이나 부고환의 굽어있는 관조직을 통과하면서 성숙해 진다.[그림 2_16]

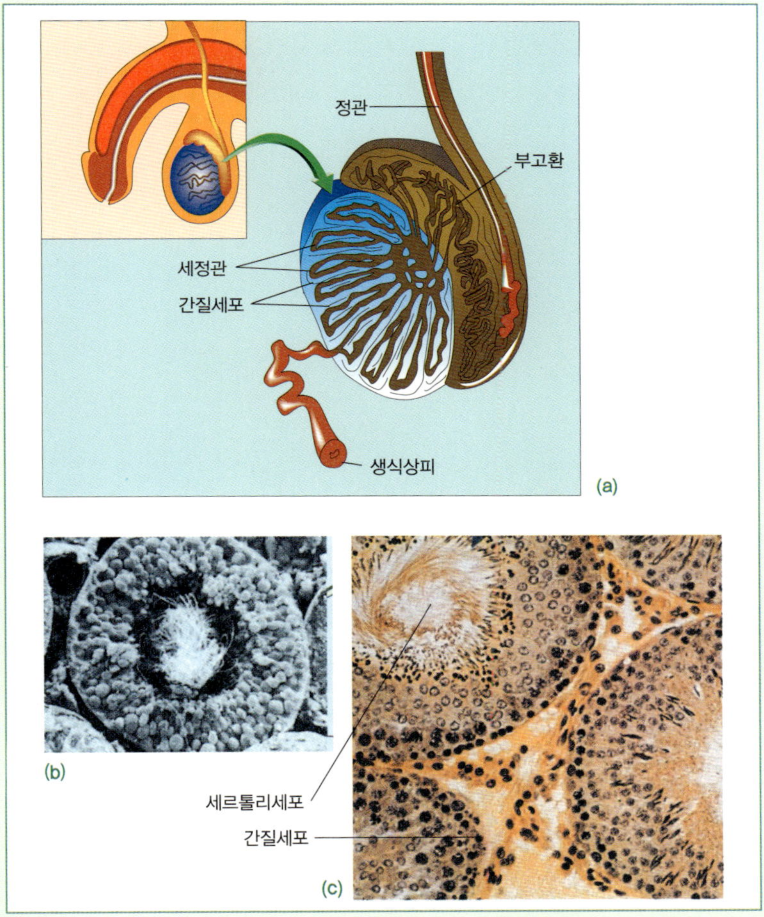

그림 2_16

음경의 발기조직. 고환과 부고환의 구성(a)과 세정관의 단면(b), (c)

건강한 정상 남성의 경우, 정자 만들어지는데에는 약 64-70일 소요. 정소내의 세정관 사이에는 주로 남성호르몬인 안드로겐을 생산하는 세포(레이디히세포 또는 간질세포)가 있다.

3) 부고환(epidydimis)

고환에서 시작된 작은 관들의 집합소로 정자의 저장소 기능을 함. 고환의 후방이나 위쪽으로 부드럽고 긴 관들이 소용돌이 모양으로 말려 있으며 정관으로 연결된다. 부고환은 고환으로부터 정자를 수송하는 통로의 역할을 하는 곳으로 고환에서 만들어진 정자가 12일(3-21일)동안 이곳을 통과하면서 완전히 성숙되고 운동성을 취득하여 수태능력을 갖게 된다.[그림 2_16]

(3) 포경수술

포피부분이 음경귀두를 덮고 있으면 포피나 귀두염증의 원인이 되기도 한다. 또한 포피 절개가 되지 않은 음경은 음경암이나 전립선암에 노출될 확률이 있고, 이들의 성적 대상은 자궁경부암에 걸릴 가능성이 일반인 보다 높다.

4. 성적발달의 이상

성적 발달 장애의 원인은 생식선의 유전자 배열 이상 또는 이상한 호르몬 생산에서 찾을 수 있다. 이러한 요인과 그들의 영향은 성적 역할 형성에 큰 영향을 준다.

정신적으로 빗나가는 성적발달도 이러한 결정요소들과 전혀 무관하다고 할 수는 없다. 정상적인 성으로부터 일탈하는 대부분(동성애)의 성적발달은 유전적, 신체적으로는 정상인 사람들에게도 나타날 수 있다.

성염색체 이상
사람의 성염색체수

성염색체	증 상	염색체 불분리 시기	집단 대 빈도수
XXY	클라인펠터(남성)증후군; 생식능력 없음. 늦은 사춘기, 지능 낮다. 간혹 유방커지고 여성의 신체 특징 보이기도 한다.	난자.정자형성과정 감수분열	1/2000

XYY	장상의 남성; 큰 키.	정자형성과정 감수분열	1/2000
XXX	변형여성; 생식능력 떨어진다.	난자.정자형성과정 감수분열	1/1000
XO	터너증후군; 키가 작고, 2차성징이 발현 되지 않는다. 골격, 순환기, 몸외부의 연약한 부분 많아 전형적인 기형이다	난자.정자형성과정 감수분열	1/5000

(1) 유전에 의한 이상

생식선이나 부신피질의 호르몬 합성 장애는 유전자에 의한 안드로겐이나 에스트로겐의 이상 생산을 초래하며 나아가서는 성적인 발달이 일탈되는 경우도 있다. 유전자 결함은 호르몬 합성의 다른 단계를 조절하는 효소가 결여되어 나타난다. 유전자장애의 예로는 외부생식기에는 정소조직이 나타남에도 불구하고 여성화가 되는 간성상태를 들 수 있다. 이것은 정소성 여성화라고 한다. 한편 성염색체이상에는 생식기 발달의 이상을 초래하는 생식선의 발달장애가 대부분 동반된다. 현재까지 X염색체나 Y염색체의 숫자나 구조적 이상의 약 30여가지 형태가 발견되고 있다 (참조, 위의 테이블)

(2) 호르몬에 의한 이상

성적발달장애는 성호르몬의 과소 및 과다 생산 때문에 생기는 경우도 많다. 호르몬이 너무 조금 생산되면 성적인 발달이 늦어지거나 완전히 사라지기도 한다. 성호르몬 생산이 사춘기 전에 증가하면 사춘기의 발육현상이 빠르게 나타난다. 여성에게 안드로겐, 남성에게 발정호르몬의 생산이 증가하면 각각 남성화 또는 여성화가 되어간다. 여성의 남성화는 안드로겐의 이상 때문이다. 남성의 여성화는 대부분 정소 또는 부신피질의 종양에 의한 것으로 매우 드물게 나타난다.

(3) 반음양

인간의 성에는 해부학적인 성차, 뇌의 성차, 출생 후의 유.소아기에 결정되는 마음의 성차 등 세가지의 요인이 있다. 해부학적으로 남과 여의 양성을 갖는 사람을 반음양자(hermaphrodite)라 한다. 반음양의 의학적 연구는 19세기가 되어서 본격적으로 시작되었다.

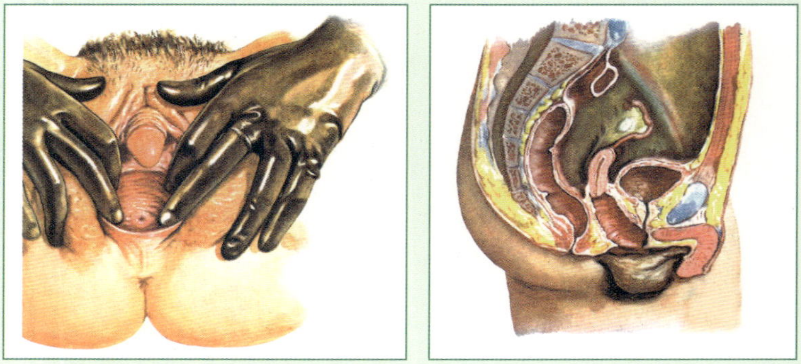

그림 2_17
남성거짓 반음양. 음경은 작고 막힌 질구가 보인다.

반음양을 성샘의 조직학적 소견을 기준으로 분류하면 다음과 같다.

① 참반음양자(truehermaphrodite)

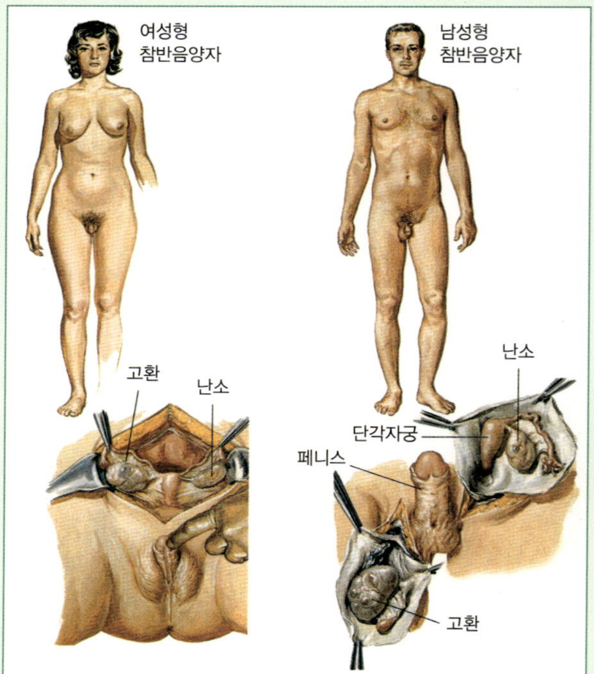

그림 2_18
참반음양자

고환과 난소를 함께 가지고 질, 자궁 그리고 짧은 음경보유. 염색체구성은 46, XX.

② 거짓반음양(pseudohermaphroditism)

- 남성 거짓반음양자(male pseudohermaphrodite)는 염색체구성이 46, XY이며 유전적으로는 남성으로 고환을 가지면서 외부성기는 여성의 형태를 갖는다. 생식경과 생식관의 발달정도에 따라 외부성기와 내부성기는 다양한 간성이 있다. 이 현상은 남성호르몬의 불충분한 생성이나, 생식기조직의 가장 민감한 시기가 지나고 나서 남성호르몬이 생성되거나 해서 발생한다.
- 여성 거짓반음양자(female pseudohermaphrodite)는 염색체구성이 46, XX이며, 유전적으로는 여성으로 난소를 가지면서 외부성기는 남성의 것을 가지고 있다. 여성거짓반음양자는 46, XX의 염색체로 되어 있으며 이들 대부분은 태아 자신의 부신기능이 지나치게 항진되어 생기는 부신성기 증후군이거나 산모가 남성호르몬제를 남용했을 때 생긴다.

③ 고환성 여성화증(testicular feminization)

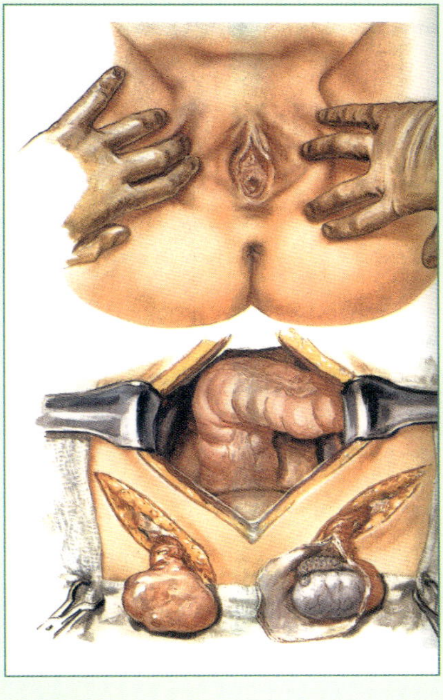

그림 2_19
여성거짓 반음양

고환과 XY성염색체를 가지고 있는데도 정상여성처럼 보인다. 사춘기에는 정상의 유방발육도 일어난다. 정상여성과 같은 내부성기는 없거나 흔적만 남아 있다. 고환은 일반적으로 샅굴내에 있으나 대음순중으로 하강하는 일도 있다.

5. 저해된 성적발달의 정신적, 사회적 측면

성적발달의 이상에 있어서 정신적, 사회적 측면은 아래의 두 경우가 문제가 된다.

① 성적 태도에 장애가 있거나 신체적 성의 발달은 정상적인 경우(예: 동성애나 의장도착증(衣裝倒錯症)환자)

② 신체적 성 발달이 저해된 사람들의 경우, 여기에서 나타나는 문제는 외부생식기가 중간적 발달을 한 사람들의 성의 선택과, 발달이 불충분한 외부생식기를 가진 환자의 불완전한 성적기능과 관계가 있다. 성의 선택은 대부분 출생 직후에 이루어지지만 후에 그 성으로 단정 지어질 것인지 아니면 바꿀 것인지의 문제에 당면하는 일이 때때로 있다.

이러한 경우 태도를 결정하기가 매우 어렵고, 아이가 나이가 들수록 더 어려워진다. 어느 쪽의 경우이든 개별적으로 치료하지 않으면 안된다. 아이의 연령, 불임문제, 수술이나 호르몬에 의한 특수상태의 교정가능성, 아이의 성에 대한 동일시, 주위사람들의 태도 등을 고려하여 선택해야한다. 또한 이러한 결론을 내릴 때 아이가 나중에 무거운 정신적 질환에 걸릴 위험이 있다는 것을 감안 해야 한다.

강의요약

- 성의 생물학적 접근은 성의 결정, 여성의 해부학 및 생리학상의 성, 암성의 해부학 및 생리학상의 성, 성적발달의 이상, 저해된 성적발달의 정신적, 사회적 측면의 접근이 있다.
- 성의 결정은 염색체, 성샘, 호르몬, 뇌의 성분에 영향을 받아 결정된다.
- 성염색체는 46개의 염색체 중 2개가 있는데, 그런 성염색체는 XX 또는 XY가 있으며, XX 는 여성을 결정짓고, XY는 남성을 결정짓는다.
- 성 호르몬의 분비조절은 뇌의 하단부에 위치란 뇌하수체전엽에서 이루어진다. 수정 가능한 생식세포를 만드는 능력은 뇌하수체가 분비하는 성샘자극 호르몬에 의해 사춘기에 이루어진다.
- 뇌의 성분화는 고환에서 분비되는 남성호르몬인 안드로겐이 정상보다 많으면 여성 태아일지라도 뇌는 남성화되고 반대로 안드로겐의 분비가 적으면 남성의 태아라도 뇌의 여성화 된다.
- 여성의 생식기의 발생은 비뇨기와 생식기는 발생과정부터 서로 밀접한 관계가 있다.
- 여성의 내부생식기는 난소, 난관, 자궁, 질, 처녀막으로 구성되어있다. 여성의 외부생식기는 치구, 소음순, 대음순, 질전정, 음핵, 유방이 있다.
- 남성의 생식계는 정소, 여러관, 정낭, 전립선, 쿠퍼선이 있다. 남성의 내부생식기는 정소, 사정관, 정낭, 쿠퍼선, 전립선이 있으며, 외부생식기는 음경, 고환, 부고환이 있다.
- 성적발달의 이상은 유전에 의한 이상과 호르몬에 의한 이상이 있으며, 인간의 성에서 해부학적으로 남과 여의 양성을 갖는 사람을 '반음양자'라 한다.
- 성적발달의 이상에 있어서 정신적, 사회적 측면은 성적태도에 장애가 있거나 신체적 성의 발달은 정상적인 경우와 신체적 성 발달이 저해된 사람들의 경우의 두 가지 경우가 문제가 된다.

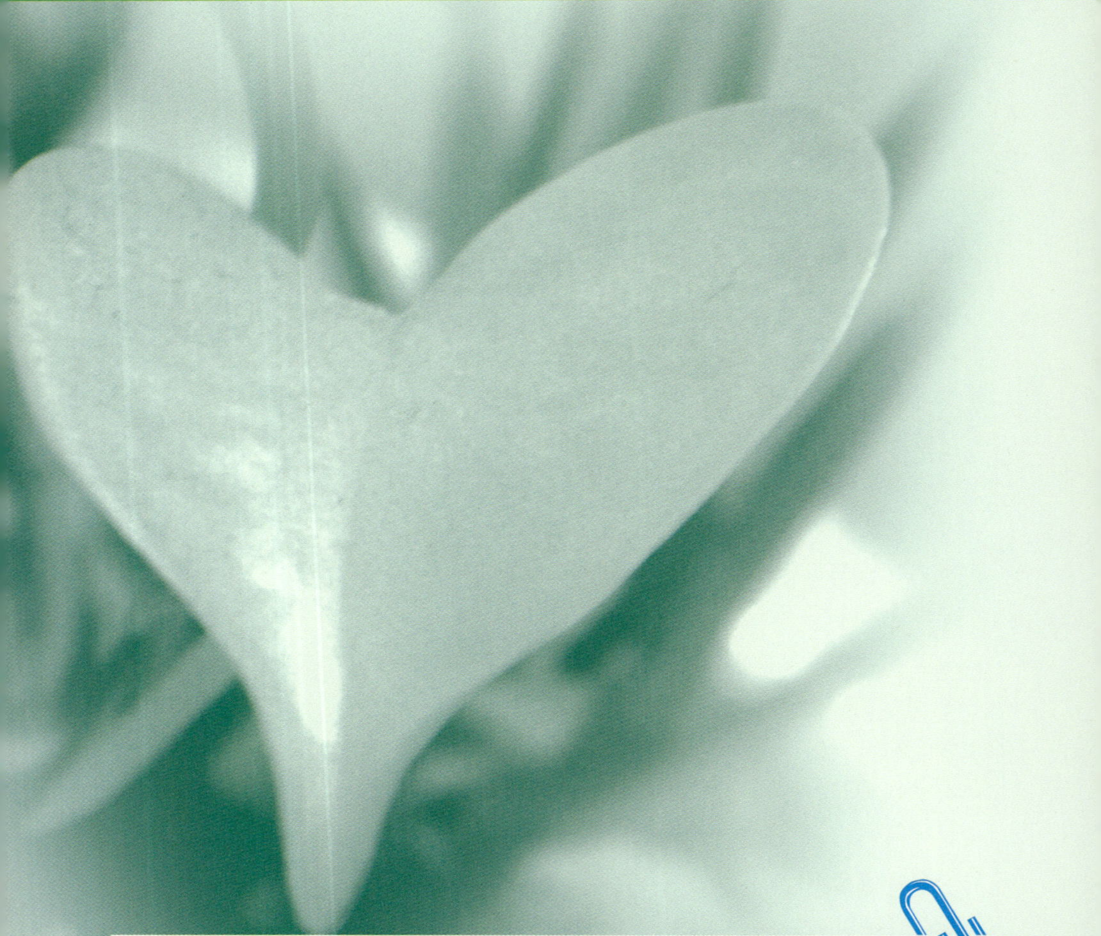

참 고 자 료

1. 신경향 성의 과학 (월드사이언스) 저자: 추영국외
2. 여성건강 간호학 (현문사)
3. 아름다운 신혼을 위하여 (도서출판 남희)
4. 성과사랑 (정문각) 저자: 이종우
5. 성의과학 (아카데미서적) 저자: 하재청외

제 3 장

성교

학 습 목 표

여성과 남성의 성교생리학 및 불감증을 이해한다.

1. 여성과 남성의 성반응의 공통점과 차이점은?
2. 불감증(不感症)의 종류와 원인 및 예방대책은?
3. 매매춘(賣賣春)의 기원과 현실태는 어떠한가?
4. 포르노란 무엇이며 어떤 영향을 미치는가?

1. 성교의 생리학

인간의 성반응을 과학적 방법으로 연구한지는 불과 30-40년 전이다.
오늘날까지 성교전이나 성교중의 생리적반응에 대하여 발표된 많은 문헌 가운데 가장 많이 인용되는 것은 미국의 세인트루이스에 있는 워싱턴대학의 생식생물학 연구재단에서 10여년에 걸쳐 조사, 분석한 내용을 담은 "인간의 성반응"이라는 책으로서 저자는 마스터스(Masters)와 존슨(Johnson)이다. 이들은 대상자들이 직접 성적자극을 받아 오르가즘에 도달했을때의 생리적 변화를 관찰하기 위해 3가지 면을 중점적으로 다루었다.

① 피조사자가 자기 자극, 즉 자위를 하여 오르가즘에 도달하였을때의 생리적 반응 조사.

② 이성애 성교를 통하여 나타나는 반응을 관찰, 기록.

③ 여성의 반응 유형을 연구하기 위해 촬영기가 내장되어 있는 모조 페니스에 의한 인공적 성요법을 고안하여 시도. 따라서 이들의 조사는 확실히 성 반응분야에서 가장 기본적이고 신중한 연구로 평가받고 있다.

(1) 여성의 성반응 패턴

자세히 보기

흥분기

- 흥분기는 생리적 성자극과 정신적 성자극 또는 그 밖의 다른 자극에 의하여 일어난다.
- 이 단계에서는 질강(膣腔)의 내부 2/3에 신장과 확장이 일어남과 동시에 질벽으로부터 질 점액이 분비된다.
- 말기에 유방전체에 걸쳐 피부에 점모양의 얼룩이 보인다.

평탄기

- 긴장된 성교반응이 나타나는데 유방이나 음순과 질 등이 부풀어 오른다.
- 클리토리스나 소음순에도 동일한 생리적 변화가 일어나며 질점액의 분비량도 증가한다

오르가즘기

- 이 시기는 짧고 폭발적이며 3-10초 정도 계속 된다.
- 성교에 의한 오르가즘의 강도가 자기자극보다도 훨씬 강렬하게 나타난다.
- 여성은 한번 오르가즘에 도달하고 나서 평탄기로 되돌아가고 난 후 다시 오르가즘을 느낄수 있다.
- 오르가즘기는 질강의 외부 3분의 1에서 일어나는 규칙적인 수축과 항문 괄약근이나 경직 된 아래쪽의 복근 조직을 포함한 전골반상의 불수의적 수축에 의해서 인지된다.

쇠퇴기

- 질은 정상적인 크기로 복원되며 자궁은 하강한다.
- 남성과 여성의 성적반응패턴에는 3가지 형태가 있다.

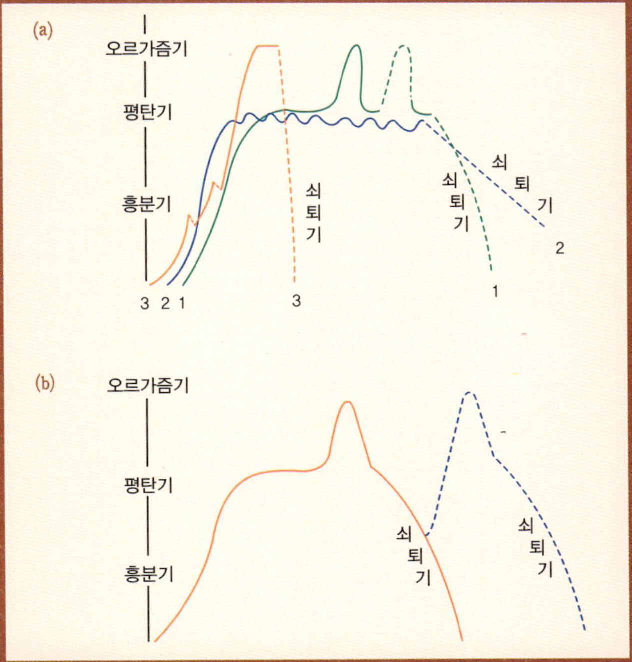

그림 3_1
여성과 남성의 성적 반응주기
(a) 여성성반응 (b) 남성성반응

1) 유방의 생리적 변화

흥분기에는 유두의 발기가 일어나지만 반드시 양쪽에서 동시에 일어나는 것은 아니며, 발기(發起)의 결과 유두가 1-1.5cm정도 신장한다. 흥분기에서 평탄기로 이행되는 마지막 시기에 유방전체에 걸쳐 피부에 점모양의 붉은 얼룩이 나타난다. 쇠퇴기의 변화는 피부의 붉은 얼룩이 없어지는 것이다.

마스터즈와 존슨은 칼라필름촬영을 통하여 얻은 결과에서 피부의 온도가 상승하였을 때 나타나는 피부상 점 모양의 붉은 얼룩을 특히 강조하여 이 혈관 반응이 성적 긴장도의 지침이라고 주장하였다(1965).

2) 외부생식기의 생리적 반응

① 클리토리스(음핵)

클리토리스의 반응은 매우 천천히 일어나며 성적자극의 장소에 따라 그 반응이 달라진다. 클리토리스의 발기는 일반적인 반응이 아닌데, 한 예로서 여성 피조사자들 중 다수의 경우 오르가즘을 느낄 때, 음핵(陰核)귀두의 부풀어오름은 인지되지 않았기 때문이다. 클리토리스의 직접적인 자극에 의하여 성적 반응은 한층더 일찍 일어난다.

연구자들에 의해 클리토리스의 직접적인 신체적 접촉은 여성 상위시에 남녀의 치골(恥骨)부위의 밀착을 통하여 일어난다는 사실이 확인 되었다.

② 대음순: 별다른 반응이 없다

③ 소음순: 흥분기에 소음순은 비자극시 크기의 2배로 부풀어 오르는 동시에 선홍색을 띤다. 평탄기의 색체는 심홍색으로 변한다. 쇠퇴기에는 오르가즘 후 90-120초 이내에 급속히 엷은 분홍색으로 엷어진다.[그림 3_2]

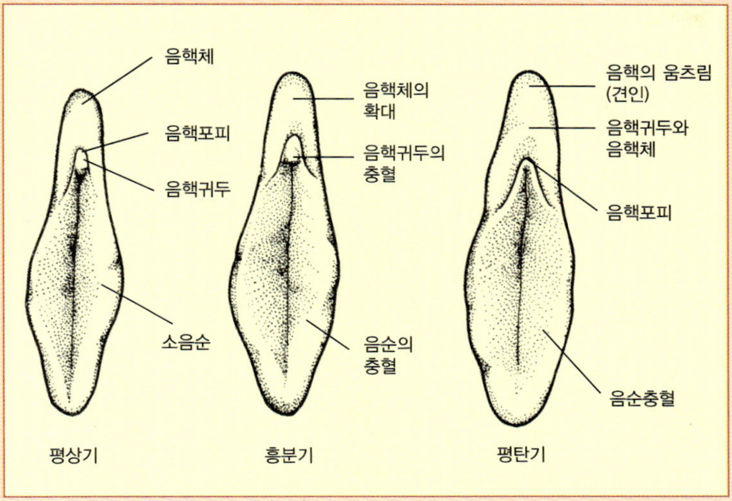

그림 3_2

여성 성반응주기 중의 음핵과 음순의 변화

3) 바르톨린선

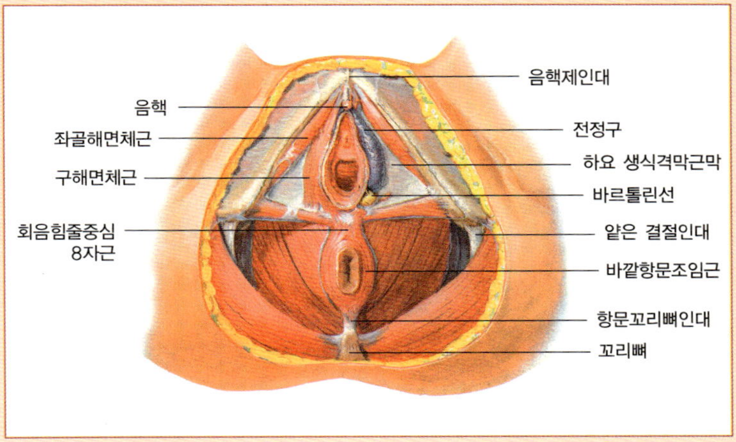

그림 3_3

여성의 외부 성기의 구조

바르톨린선으로부터 소량의 분비물이 평탄기에 처음으로 나오기 시작한다. 가장 본질적인 윤활화, 즉 성적 자극에 의해 바로 분비되는 분비물들은 모두 질벽으로부터 나오는 것이다.[그림 3_3]

4) 질의 생리적 변화

초기의 직접적인 반응으로는 점액분비를 들수 있는데, 이는 신체적 자극뿐만 아니라 포르노를 읽는 등의 심리적 자극을 받아도 일어난다. 연구자들은 점액의 분비를 성적 흥분의 최초 징후로 해석하고 있다. 마스터즈와 존슨은 점액분비가 질을 둘러싼 다른 혈관의 확장 결과라고 말하고 있다(1965).

출산 경험이 없는 여성의 경우 성적으로 자극 받지 않은 상태에서의 질의 길이는 약 7-8cm이고 지름은 약 2cm이다. 성적 자극을 받은 후에는 질의 전체 길이가 9.5-10.5cm로 늘어나고 지름도 5.75-6.25cm로 확장된다.

이와같은 변화는 그림(a)에서 확인 할수 있다.[그림 3_4] 오르가즘기에는 제일 먼저 질강의 외부 1/3부위에 변화가 나타나는데,규칙적인 수축이 반복되어 일어난다.

쇠퇴기에는 역행적 변화가 질의 외부 1/3 부위에서 시작된다.

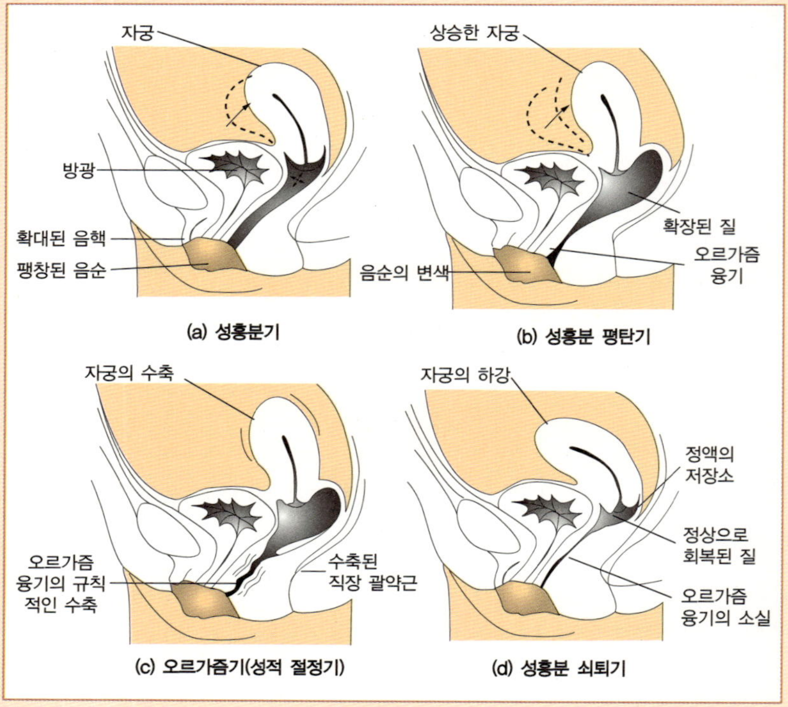

그림 3_4

여성의 성반응주기에서 내부생식기와 외부생식기의 변화

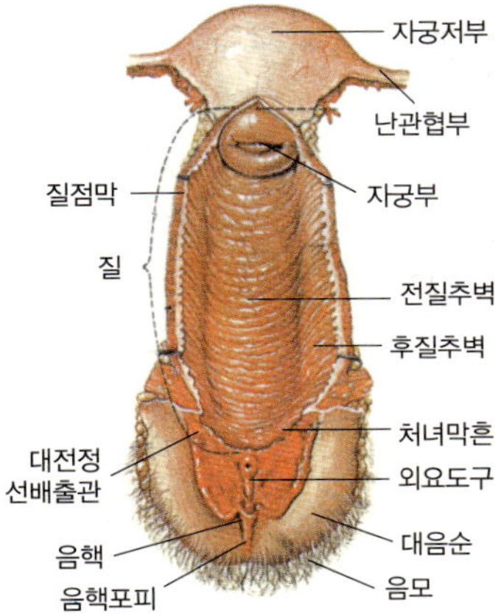

5) 자궁경부의 반응

오르가즘기에는 자궁경부의 해부학적 반응, 즉 외부자궁구가 조금 열리는 현상이 일어난다.

그림 3_5

경산부의 자궁, 질 및 외부생식기

(2) 남성의 성반응 패턴

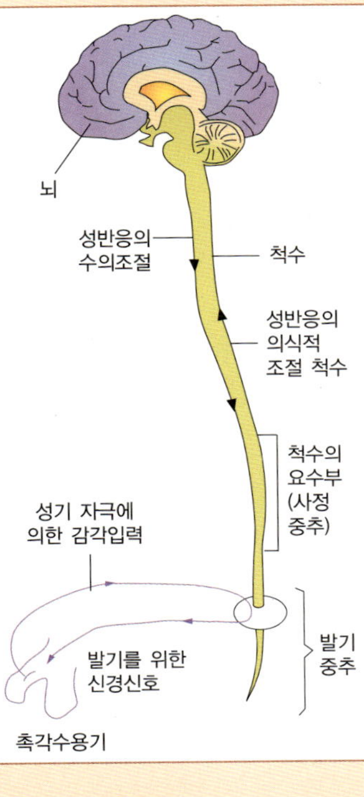

그림 3_6

남성의 발기와 사정 중추

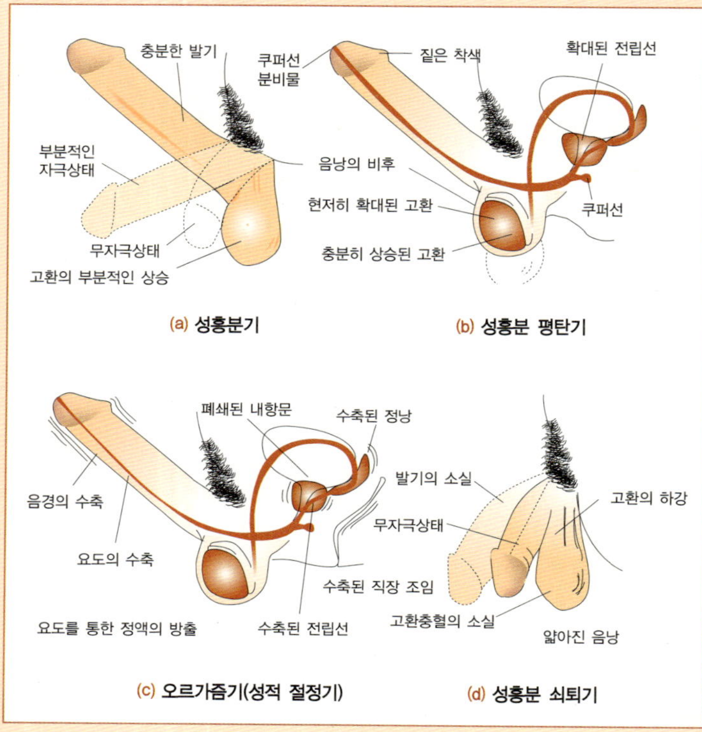

그림 3_7
남성 성반응주기에 있어서 내 · 외 생식기의 변화

(3) 연령에 따른 생리적 정력 발전상

- 성별에 따른 성교 능력, 즉 정력의 감응(感應)도는 남자의 경우 20대에 최고에 달해서 30대까지 그 정도를 유지하다가 40대부터 감퇴하기 시작하는 반면 여자는 30대에 그 능력이 최고조에 달하여 40대까지 유지되다가 점차 감퇴되는 경향을 보이기는 하지만 50대까지는 성감도가 높은 수준으로 지속된다.

  따라서 성교 능력면만을 살펴보면 남녀간에는 10년 정도의 차이가 나타난다.
- 남녀의 성교능력을 지배하는 것은 성호르몬이다.

  남성의 성호르몬은 테스토스테론(testosterone)으로 대표되는 안드로겐(androgen)이며, 여성의 성호르몬은 에스트로겐(estrogen)과 프로게스테론(progesterone)이다.

남자와 여자의 성호르몬은 뇌하수체에서 분비되는 성선자극호르몬(gonadotropin)의 영향을 받아 생식소에서 생산된 후 정상적으로 분비된다.

• 이 밖에도 성교 횟수에 영향을 미치는 요인으로 체력, 소질, 습관, 직업, 환경, 식이 등을 들 수 있다.
이상적인 성교횟수의 기준은? 다음날 아침에 일어났을 때 피로감을 느끼지 않은 상태로 잡아야 한다.

성교시간의 분포를 보면 3분이하가 24%, 3-10분이 45%, 10-20분이 18%, 20분 이상이 18%정도의 분포를 보인다. 일반적으로 성교시간은 젊은 사람이 짧고 나이가 들수록 길어진다. 재발기 시간도 청년은 30분 중년은 1-2시간, 노년은 12-24시간 정도 소요된다.

(4) 성감대

성감은 시각, 청각, 미각, 후각, 평형감각, 피부감각등의 감각 중 어떤 하나의 감각수용기가 자극을 받아 생기는 것이 아니라, 감각수용기의 자극과 함께 신경, 호르몬, 혈관 및 뇌의 작용에 의한 심리적요인이 합쳐진 복합작용의 결과이다. 피부감각은 감각 중에서도 촉각이 변형된 것으로 볼 수 있다.

시각도 성감에 도움을 주는데 에로틱한 장면을 통하여 흥분을 느낄뿐만 아니라 성행위 도중의 눈과 눈의 접촉, 즉 시선도 매우 중요한 요소로 작용한다. 감각수용기가 자극을 받으면 그 정보가 신경을 통하여 뇌와 척수의 중추부로 전달되어 그곳에서 쾌감을 느끼게 된다.

한편 성감대는 접촉에 의해서 직접 자극을 느끼는 성기부분인 1차 성감대와 성기 이외의 부분임에도 성적자극을 쉽게 느끼는 2차 성감대로 구별한다.

· 남성의 1차성감대: 음경(陰莖), 음낭(陰囊), 정소(精巢)
· 여성의 1차성감대: 음핵, 소음순, 대음순, 질전정, 질, 유방
· 2차성감대(주로 여성에 해당): 입술, 항문, 회음, 귀, 겨드랑이, 대퇴등

1) 남성의 1차 성감대

주로 음경을 통하여 느끼며 그중 음경귀두부와 그 주위 그리고 아래에 위치한 띠모양의 음경 소대 부위이다.
음경의 크기와 여성의 만족도 사이에는 상관관계가 없음

2) 여성의 성감대

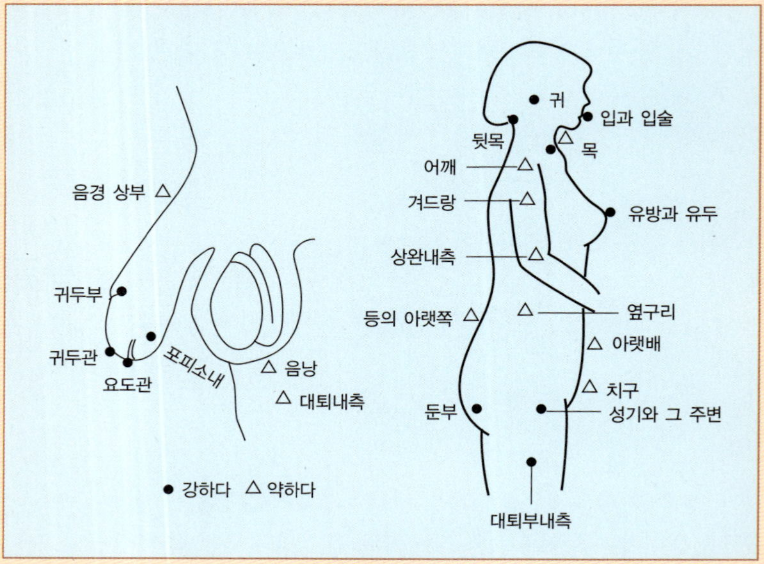

그림 3_8
남녀의 성감대

2. 불감증

성기능의 이상을 성기능 부전이라 하고, 불감증은 성교로 인한 쾌감을 수용하는 능력이 저하된 상태를 의미한다.

(1) 남성의 성기능 부전

남성의 주요 성기능부전은 발기부전, 조루증, 그리고 사정부전의 3가지로 정리할 수 있다.

(2) 여성의 불감증

1) 불감증의 원인

불감증의 영문표현은 frigidity로서 이는 "춥다", "냉담하다"는 의미의 라틴어인 frigidus에서 유래한다.

성의 과학 에서는 불감의 개념을 이성간의 성교로 완전한 성적만족에 도달하지 못하는 능력의 저하로 한정하고 있다. 이때 완전한 성적만족이란 성교에서의 오르가즘을 뜻한다. 스웨덴의 세타벨리의 조사에 의하면 많은 남성은 사랑하지 않는 우연히 만난 파트너와도 만족한 체험을 할 수 있지만, 여성은 성실한 파트너와의 관계에서 만족을 느낄 수 있다는 중요한 사상이 밝혀졌다.

2) 예방대책

현대사회는 여성의 사회적 위치가 높아짐에 따라 호의적이든 비호의적이든 성문제를 공표하는 문제에 대해 관대해지고 있는데 이러한 사회적 변천이 만족스런 성적체험을 느낄 수 있는 여성의 숫적 증가에 영향을 주었을 것으로 생각된다. 어린이들 장래의 생활에서 일어날 수 있는 성교곤란이나 정상적인 부부관계의 어려움을 예방하는 데는 부모의 교양이나 교육이 본질적인 역할을 담당한다. 그 밖에도 부모의 처치나 어린이들의 예방대책은 서로 유사한점이 많은데, 특히 결혼전의 충고 중 이성관계에 대해서 그러하다. 당사자들에게는 전에 성적체험이 있었다고 해도 부모의 충고가 도움이 되는 경우가 많다. 충고가 필요한 이유중의 하나는 가장 좋은 피임용구나 약품선택에 있어서 이들 대부분, 즉 페서리, P정제, 자궁 내 피임기구들이 사용 전에 산부인과 의사의 도움이 필요하다는 사실을 들 수 있다.

3) 치료

불감증은 범위, 지속시간, 강도 등이 개인에 따라 다를 뿐만 아니라 가장 유동적인 원인을 배경으로 갖는다고 보여진다. 따라서 불감증에 대한 처치는 각 경우에 맞추어 달라져야 하지만, 현재는 아래와 같은 일반적인 치료지침만을 제안할 수 밖에 없다.

① 생식 해부학과 생리학에 관한 지식

↳ 치료법의 일부가 되어야 하는 남성과 여성 생식기의 구조나 기능에 대하여

당사자들의 눈을 뜨게 하기 위해서 해부학 도표집, 비디오 등을 이용한 시각적 방법이 가장 도움이 된다.

② 개인적 사정에 직접 결부되지 않은 일반적 성지식
↳ 당사자들의 적응기에 특히 개인적 변화의 폭이나 욕구가 강조되어야 한다.

③ 현실적인 성적 입장의 근본적 검토.
↳ 의사는 당사자들 자신이 중요한 대책을 구체화 할 수 있도록 한다.

④ 수태 태도
↳ 모든 사정을 고려한 피임법에 관한 편견없는 충고는 불감증을 치료하는데 큰 도움을 준다.

⑤ 결혼생활에 있어서 정서적, 사회적, 경제적 문제 등에 대한 논의

⑥ 일반적 또는 특수한 부인과적 신체 증상을 위한 치료

⑦ 개인 문제에 관련된 적절한 문헌의 추천

(3) 성교통(性交痛)과 질구 교착(絞搾)

성교통이란 일반적으로 여성이 반복적 또는 지속적으로 성교전이나 도중 그리고 후에 성기의 고통을 기억하는 상태를 의미한다. 질구 교착은 페니스의 삽입에 의하여 질구가 압박을 받게되고 그 결과 골반 바닥의 근육계에 본의가 아닌 발작적 교착이 일어나는 것을 뜻한다.

- 바이스와 잉글리쉬는 불감증을 정도에 따라 아래와 같이 6단계로 나뉘었다(1949).

① 때때로 오르가즘을 느끼지 못한다.

② 때때로 오르가즘을 느낀다.

③ 만족한 성교지만 오르가즘을 느끼지는 못한다.

④ 성교 혐오가 없는 질 무통(膣無痛).

⑤ 성교 혐오가 있는 질 무통.

⑥ 성교통과 질구 교착.

(4) 발기 장애

현재 평균적 성생활에 적응하지 못하는 경우가 점점 늘어나고 있는데, 이는 각종 사고로 인한 신경 손상, 골반장기의 수술로 인한 신경장애, 성인용 치료 약물의 부작용 등을 그 원인으로 들 수 있으며 그 외 직장등 사회생활에서 겪는 각종 스트레스 때문이기도 하다. 대체로 남자 45세에서는 10%, 50대에서는 20%, 60대에서는 30%, 70대에서는 50% 가 성기능 장애가 있다.

발기장애의 원인을 정신적 원인과 기질적 요인의 관점에서 본다면 종래에는 정신적원인이 90% 이상인 것으로 알려졌으나 근래에 와서는 진단법의 발달로 기질적 요인의 발견이 늘어나서 전체원인의 40%이상이 기질적 요인 때문인 것으로 보고되고 있다.

3. 매매춘

매매춘은 성을 파는 쪽의 역할자를 정신적으로나 신체적으로 황폐화시키며, 그들의 상대자인 손님들 입장에서도 만족을 위한 본질적 해결책은 될 수 없다.

(1) 매매춘의 시작

기원전 18세기경 바빌로니아의 함무라비법전에는 모든 여성이 일생동안 한번은 미리타(Venus)신전에서 성직자나 참배자들에게 몸을 바쳐야 한다고 기록되어 있다. 신을 대신하고 있는 성직자에게 여성들이 헌신함으로써 신들을 위로하여 풍작과 다산 그리고 건강을 기원하는것이었다. 이러한 행위를 통해 신과 가까워질 수 있다고 실제로 믿었지만 수적으로 한정된 성직자들만으로는 모든 여성을 상대하기가 힘들었다.

그래서 성직자 대신 다시 만날 일이 없는 낯선 여행자가 그 대상으로 선택되기도 하였다. 이러한 이유로 신전에 봉사하는 여성들은 매춘부라는 직업을 부끄럽게 여기지 않았으며, 그들의 수입 또한 시전에 바쳐졌다.

고대 그리스에서 매춘부는 4가지 부류로 나뉘어 진다.

① 고급 히티어리어: 이들은 문학과 정치를 논하고 풍류에도 뛰어난 재능을 지닌다.

② 콘크비네스: 주인을 위하여 시중을 들고 성적 쾌락을 제공하는 첩.

③ 아우레트리데스: 전문적인 매춘을 업으로하는 고급 매춘부.

④ 리크테리아데스: 하급 매춘부로 이들은 근교 공장지대에서 일했다.

우리나라에서는 신라시대에 이미 창녀가 존재하였다.

신라의 원화 및 화랑제도는 사회 교육제도인 동시에 매매춘의 기능도 가졌던 것으로 알려지고 있다.

그리고 기생이라는 단어는 조선시대에 생겨났으며 의약, 침술등을 익혀 나라에 유용하게 사용할 수 있는 특별한 기능을 가진 여성을 가르켰다. 이들 기생들은 천민계급이었으며 뿌리깊은 유교사상으로 남녀가 만나기 어려운 조선시대에 남성들에게 접근할 수 있는 유일한 여성들이었다.

한편 조선시대의 매매춘에 관련되었던 부류는 다음과 같다.

① 기생 : 기생은 관청에 소속되어 있으면서 연회가 있을 때에는 관청에 필수적으로 불려가는 여성으로 가무를 익혀 남성들의 흥을 돋우는 일을 업으로 하는 사람이다. 30세가 되면 기계에서 물러나야함.

② 은근자 : 비합법적으로 은밀하게 정조를 파는 여성들로 대부분의 기생출신여성들로 기생보다는 수준이 낮다.

③ 다반모리 : 노래와 춤으로 손님을 접대하는 일반적인 창부. 기생들처럼 가무는 할 수 없었음.

④ 화랑유녀 : 절(寺)과 관계하는 유녀.

⑤ 여사당패(女寺堂牌) : 꼭두각시를 하는 창녀들.

⑥ 작부 : 술을 마시는 남자들의 시중을 드는 사람들로 요즘에는 보통 술집아가씨라고 부르는데 이들도 매춘부의 이미지를 지닌다.

〈근대의 성매매업소에 종사하는 매춘부들의 유형〉

① 콜걸 : 비교적 잘 갖춘 아파트에 살면서 전화로 손님과 약속하여 상대하는 여성

② 독립집단거주 매춘부: 일정한 장소에 독립적으로 집단을 이루어 거주하는 매춘부들(house prostitutes)

③ 밤거리 여인 : 밤거리를 거니는 여인들(streetwalkers)로서 이들은 콜걸처럼 독립적인 생활을 하고 있지만 사회적 접촉을 할 수 있는 능력이 없어 간혹 낮에도 나서고 있음.

④ 안마시술소 종사 여성 : 합법적으로 치료적 안마를 제공하면서 손님들의 요구에 따라 성매매를 하는 여성들

⑤ 술집종사 매춘부: 단순히 작부의 역할을 하면서 몸을 파는 여성들만 이에 해당하는 것이 아니라 더 많은 매상수익을 올리기 위하여 옷을 벗고 춤을 추는 여성들도 이에 해당됨

⑥ 남창 : 여성들을 대상으로 금전을 받고 자신의 몸을 파는 남성들. 근래 우리나라에서도 문제가 되었던 호스트바도 이러한 성격을 띠고 있는데, 이 분야는 잘 알려져 있지 않아서 사회과학자들에게 연구의 맹점 되고 있음.

⑦ 동성애 매춘부 : 남성은 남자 동성애자, 여성은 여자 동성애자를 상대로 돈을 벌어 들임.

(2) 상품으로서의 성욕

대다수의 매춘부는 성교의 금전적 가치를 알고 있으므로 성행위에 대해서 조금이라도 돈을 버는 수단 이외에 다른 마음을 갖는 사람은 극히 드물다. 즉 일반 남성들이 기대하는것과는 상당한 거리가 있다. 매매춘이 왜 나쁜지는 너무나 명료한데, 그 이유

는 인간을 물질적 가치로 계산하기 때문이다. 인간의 어떤 부분을 금전으로 환산하는 순간 이미 인간의 존엄성은 땅에 떨어지고 만다. 매매춘 사업을 묵인하는 사회는 주로 후진국이며 그 구매자는 대부분 선진국 남성들이라는 사실을 직시하면 국제적인 힘과 경쟁력을 키워야 할 것이다.

(3) 포주

매춘문제의 근본적인 해결을 위해서는 사창가의 부산물인 포주, 기둥서방, 펨프의 존재를 무시해서는 안된다.

이들 실체에 관한 조명없이 매춘부들이 직면하고 있는 현실을 정확히 파악하고 있다고 단언할 수 없다.

그만큼 매춘부와 이들과의 관계는 매우 밀착되어 있기 때문이다.

포주의 일반적인 성격을 요약하면 다음과 같다.

① 나이는 대부분이 40대, 50대이다.

② 서울출신이 많고 영등포역 주변에서 오랫동안 살아온 사람들.

③ 대체로 고졸이하의 학력.

④ 거의 정상적인 가족형태를 갖추고 있으며, 보통 부인으로부터 도움(포주업 수행)을 받고 있다.

⑤ 매춘업소가 포주자신의 소유이고 이 밖에 부동산을 소유하고 있는등 경제적으로 유복한 사람도 있다.

⑥ 포주들이 숙식시키고 있는 매춘부의 수는 일정치 않아서 보통 3-20명 정도이다.

(4) 기둥서방과 펨프

매춘부의 피를 빨아먹는 인면수심의 매춘사회 부산물로 포주외에 기둥서방을 들 수 있다. 기둥서방은 대부분 20대 내지 30대의 주먹패로 매춘부가 처음 매춘업소에 들어올 때 그곳의 주먹패가 소위 "개시"를 하기 마련이고 이때 매춘부는 자의반 타의반 그 주먹패를 기둥서방으로 두게 된다. 기둥서방의 역할은 매춘부가 손님과 싸울 때 보호하거나 화대를 받지 못할 때는 대신 받아주는 것이 전부이다.

펨프는 포주나 기둥서방에 비해 보완적인 공생관계에 속한다. 미국의 경우 펨프는 대부분 흑인 남자들이지만 우리나라에서는 중년 아주머니들이다. 펨프의 역할은 경찰단속으로부터 매춘부를 보호해주기도 하고 고객을 끌어다 주는 역할을 한다. 그리고 그 대가로 화대의 10% 정도를 받는다.

(5) 손님

왜 남성들은 돈을 지불하면서까지 성관계를 원하는 것일까? 남성들은 자신의 남성다움을 과시하기 위해서 또는 가정에서 얻을 수 없는 것을 얻기 때문에, 사랑이 결핍된 냉담한 결혼으로부터 피난처를 찾기위해서 매춘부를 찾는다고 한다. 그러나 대부분의 남성들은 얄팍한 호기심과, 정서적이고 낭만적인 관계에 얽매이지 않은 상태에서 안전한 성관계를 원하기 때문에 매춘업소를 방문한다.

(6) 법률

우리나라는 1961년 11월 9일 윤락행위등방지법을 제정하고 그 후 1999년 2월 8일 윤락행위등방지법을 최종 개정하게 되었다. 이법에서 사용하는 용어에는 ①"윤락행위"는(라 함은) 불특인을 상대로 하여 금품등 기타 재산상의 이익을 받거나 받을 것을 약속하고 성행위를 하는 것을 말다. ②"요보호자"라함은 상습적으로 윤락행위를 하는자와 환경이나 성향으로 보아 윤락행위를 할 우려가 있는자를 말한다.
이 법률에서 금지하고 있는 행위는 아래의 다섯가지이다.

① 윤락행위.

② 윤락행위를 하도록 권유, 유인, 알선 또는 강요하거나 그 상대자가 되도록 권유, 유인, 알선 또는 강요하는 행위.

③ 윤락행위의 상대자가 되는 행위.

④ 윤락행위의 장소를 제공하는 행위.

⑤ 윤락행위를 한자 또는 윤락행위의 상대자에게 금품 등 기타 재산상의 이익을 요구하는 것과, 실제로 받거나 받을 것을 약속하는 행위.

4. 포르노

일반적으로 포르노가 성생활에서 차지하는 비중이 약하기 때문에 이 문제를 성의 과학적 입장에서 하나의 장으로 다루어야 할 이유가 없다고 생각했지만 현실적으로 포르노가 성의식을 위험 수위까지 올려 놓을 만큼 터무니 없이 나돌기 때문에 간과 할 수 없다고 결론지었다.

(1) 포르노란 무엇인가

포르노그라피라는 단어는 희랍어의 "매춘부(porne, 여자포로)"와 "묘사(graphy, 그리는 것)"라는 단어의 합성어이다. 원래는 성애를 다룬 예술을 의미하였으나 시대가 변하면서 순수한 예술성은 퇴색하고 성에 대한 음란한 표현물로 발달하면서 사회적 지탄의 대상이 되었음은 물론, 외설물이라는 오명을 쓰게 되었다. 그러나 포르노의 정의 또한 다소 복잡한 문제이다. 책 또는 잡지가 포르노인지의 여부를 결정하는 문제는 대단히 복잡한 문제이다. 1957년 미국 대법원의 로스(Roth)판례에서 규정된 지침이 일반적으로 받아들여지고 있다(고든&스나이드,1986).

이 지침에는 3가지의 기준이 있는데 그것은 아래와 같다.

① 보통사람들이 자료의 주된 주제들로부터 성에 대한 사회규범을 명백하게 위반하는 것.

② 문제의 자료가 현재의 성에 대한 사회규범을 명백하게 위반하는 것.

③ 자료가 사회적 가치를 되찾아 줄 수 없는 것.

(2) 포르노 문학

포르노그라피는 인류역사의 시작과 함께 출현하였다고 보아도 무난하다.

현재까지 전해지는 초창기 작품들은 로마의 시인 오이디푸스(BC 43-AD 17)가 쓴 『사랑의 예술』과 힌두 문화권의 『카마수트라』등이 유명하다. 『사랑의 예술』은 여자를 유혹하여 밀통하는 방법과 관능을 자극하는 기법을 다루어 포르노의 고전이라 불린다. 『카마수트라』에는 성교의 감각적 쾌락을 증진시키는 체위나 기술등이 언급되었는데, 19세기 후반 영어로 번역되기도 했다. 성에 관한 표현은 어떤 시기에는 제약을 받는데 어떤 나라와 장소에서는 별다른 제제 없이 보급되기도 한다. 우리나라의 경우, 장정일씨의 소설 『내게 거짓말을 해봐』, 이현세씨의 만화 『천국의 신화』의 음란성 여부가 논란의 대상이 되었던 적이 있다. 청소년 보호법에는 "청소년 유해 매체물"을 청소년을 대상으로 판매, 대여, 배포하거나 시청, 관람, 이용에 제공하는 행위는 3년이하의 징역 또는 2천만원 이하의 벌금에 처하도록 하고 있다.

여기서 "청소년 유해 매체물"이라 함은 아래와 같다.

① 청소년에게 성적욕구를 자극하는 선정적인 것이거나 음란한 것.

② 청소년에게 포악성이나 범죄의 충동을 일으킬 수 있는 것.

③ 성폭력을 포함한 각종형태의 폭력행사와 약물남용을 자극 또는 미화하는 것.

④ 청소년의 건전한 인격과 시민의식의 형성을 저해하는 반사회적 비윤리적인 것.

⑤ 기타 청소년의 정신적, 신체적 건강에 명백히 해를 끼칠 수 있는 것.

즉 "청소년 유해 매체물"이라함은 음란성과 폭력성이 있는 매체물(음반, 비디오물, 신문, 잡지, 전자출판물, 음성정보, 영상정보, 광고 선전물 등을 포함)을 말한다.

(3) 포르노 그림

그림 포르노는 그림 예술과 마찬가지로 상당히 오래되었다.

인간의 성교를 묘사한 포르노 중 가장 오래된 것은 기원전 3000년경의 메소포타미아 벽화이다.

고대사회의 작품은 거의 대부분 주술적이고 종교적인 색체를 띤다. 시대가 변하면서 포르노가 지닌 순수한 예술성이 퇴색되어 예술적 가치를 인정받지 못하고 오히려 성을 쾌락적으로 표현한다하여 사회적 지탄의 대상이 되었다. 포르노는 개인을 자극시키는 노출 정도에 따라 경성 포르노 영화(hardcore, 소위XXX급), 성교 장면을 위장해서 묘사하는 것을 연성 포르노 영화(softcore pornography, 소위 X급)라고 부른다. 또한 포르노 영화나 비디오의 제작 목적에 따라 상업용과 교육용 포르노로 규정지을 수 있다. 최근에는 포르노 내용에 폭력성 수반 여부에 따라 폭력성 포르노 영화

(violent pornography)와 비폭력성 포르노 영화(degraded or dehumanizing pornography)도 한 종류로서 구분된다. 한편 인터넷의 발달로 인해 포르노 산업은 연간 수억달러의 세수로 평가되는 사이버 공간에서 3번째로 큰 시장으로 자리잡고 있다. 현재 우리나라에서도 인터넷 인구가 2,000만 명을 넘어섰고 그들 대부분은 e메일을 사용하고 있기 때문에 그 피해가 우려된다. 그 중 특히 게시판에 인터넷 이용자가 올려놓은 e메일주소를 쉽게 찾는 기계까지 있어 스팸메일 문제가 심각하다. 여기에서 성인사이트 광고는 나이를 막론하고 무차별적으로 보내져 큰 문제이다. 불특정 다수에게 음란성 메일 등을 대량으로 살포하는 스팸메일을 추방하기 위해 민간단체와 정통부의 노력이 있어야 될 시점이다.

(4) 포르노는 어떻게 이용되는가

코팬하겐의 조사에 의하면 남성의 20%와 여성의 5%는 자위를 할때 일반적으로 또는 때때로 포르노를 이용한다. 또한 남성의 37%와 여성의 53%는 자위행위를 하지 않는다고 한다. 그 외 남성의 6%와 여성의 10%는 성행위를 할때도 가끔씩 포르노를 이용하는 것으로 밝혀졌다.

(5) 포르노 이용자는 누구일까

잡지, 책, 그림등 모든 포르노 매체 이용자는 여성보다 남성이 현저히 많다. 남성은 여성보다 시각적으로 더 민감하기 때문이다. 포르노를 가장 많이 이용하는 집단은 12 - 17세 사이의 소년들이라고 포르노그라피에 대한 변호사협회의 최종보고서(1986)는 규정하고 있다. 포르노의 큰 소비집단의 특색은 어떤 이유이든 사회에서 성적 만족을 얻을 기회가 없거나 적은 반면 성적 충동은 강한 사람으로 판단된다.

(6) 포르노의 영향

보통 포르노가 도덕적으로 유해한 영향을 끼치고 성도착과 성범죄를 범하게 하는 것으로 간주되고 있다.

포르노의 유해한 영향에 관한 견해는 두가지가 있다. 하나는 나체, 생식기, 성적행위를 묘사하는 사실자체를 비난하는 것이고, 또 하나는 포르노의 부도덕적 측면인데 이 두가지는 상호 관계가 있다.

유년기에 포르노그라피 사진에 의해 자극을 받은 경우 청년기에도 포르노 사진에 의해 자극이 고조된다. 일단 이러한 상관관계가 반복되면 영구히 계속될 가능성이 높다. 그러한 사람들은 결국 원만한 인간관계를 유지하는데 어려움을 겪게 된다.

(7) 포르노와 성범죄

포르노와 성범죄의 관계에 대해서는 3가지 견해가 있다.

① 포르노가 직접 성범죄를 범하게 할 수 있다고 보는 것이다. 포르노는 가학적 또는 피학적 변태행위, 성폭력, 여성비하, 미성년 추행, 근친상간, 그룹섹스, 관음증, 수간, 시간, 페티시즘 같은 반사회적 유형의 성행위를 묘사한다.

② 포르노는 성적충동의 배출구 역할을 하기 때문에 오히려 성범죄를 예방한다.

③ 포르노가 어떤 방법으로든 영향력을 미치지 않는다는 즉, 포르노와 성범죄와는 아무런 상관 관계도 없다는 주장이다. 여기에서 포르노로 인해 성범죄가 감소한다는 견해가 나온 것은 포르노가 성범죄를 줄이는데 일조했기 때문이라기보다는 이것의 영향으로 성범죄 사건을 불친절하고, 불성실하게 다루기 때문에 경찰에 신고 하고 싶지 않게 만들기 때문이라고 보여진다. 폭력적인 포르노를 자주 관람한 사람들은 조사에서 다음과 같은 생각을 하는 경향이 있다고 밝혀졌다(에드워드 도너스타인, 1983)

- 여성들에게도 강간을 막지 못한 책임이 있다.
- 강간자들을 사혹하게 처벌해서는 안된다.
- 여성은 진정으로 강간에 저항하지 않는다.

이러한 사실을 통해 폭력적 성표현물에 대한 노출은 강간이 정상적이라는 믿음과 상당한 연관성이 있음을 알 수 있다.

강의요약

- 여성의 성반응 패턴-유방의 생리적 변화, 외부생식기의 생리적 반응, 바르톨리선, 질의 생리적 변화,자궁경부의 반응
- 남성의 성호르몬-테스토스테론으로 대표되는 안드로겐
- 여성의 성호르몬-에스트로겐, 프로게스테론
- 남자와 여자의 성호르몬은 뇌하수체에서 분비되는 성선자극호르몬의 영향을 받아 생식소에서 생산된 후 정상적으로 분비
- 성교횟수에 영향을 미치는 요인-체력, 소질, 습관, 직업, 환경, 시기
- 성기능의 이상으로 생긴 성기능 부전, 불감증은 성교로 인한 쾌감을 수용하는 능력이 저하된 상태
- 남성의 성기능부전-발기부전,조루증,사정부전
- 성교통-일반적으로 여성이 반복적 또는 지속적으로 성교전이나 도중 그리고 후에 성기의 고통을 기하는 상태
- 질구 교착-페니스의 삽입에 의하여 질구가 압박을 받게 되고 그 결과 골반 바닥의 근육계에 본의가 아닌 발작적 교착이 일어나는 것
- 매매춘의 시작-기원전 18세기경 바빌로니아의 함무라비법전에서 볼 수있다.
- 우리나라에서는 신라시대의 원화 및 화랑제도에서 볼 수있다.
- 우리나라에서의 법률-1961년 11월 9일 윤락행위등방지법을 제정하고 그 후 1999년 2월 8일 윤락행위 등 방지법을 최종 개정
- 포르노-성애를 다룬 예술을 의미하였으나 시대가 변하면서 순수한 예술성은 퇴색하고 성에 대한 음란한 표현물로 발달하면서 사회적 지탄의 대상은 물론,외설물이라는 오명을 쓰게 되었다.
- 고대사회의 포르노 그림-대부분 주술적이고 종교적인 색채를 띄고 있었다. 시대

가 변하면서 포르노가 지닌 순수한 예술성이 퇴색되어 예술적 가치를 인정받지 못하고 오히려 성을 쾌락적으로 표현한다하여 사회적 지탄의 대상이 되고 있다.

- 유년기에 포르노에 자극을 받은 경우와 포르노에 의한 자극이 반복되거나 계속될 가능성이 높으면 그러한 사람은 결국 원만한 인간관계를 유지하는데 어려움은 겪게 된다.
- 포르노의 피해- 가학적 또는 피학적 변태행위, 성폭력, 여성비하, 미성년 추행, 근친상간, 그룹섹스, 관음증, 수간, 페티시즘 같은 반사회적 유형의 성행위를 범할 수 있다.

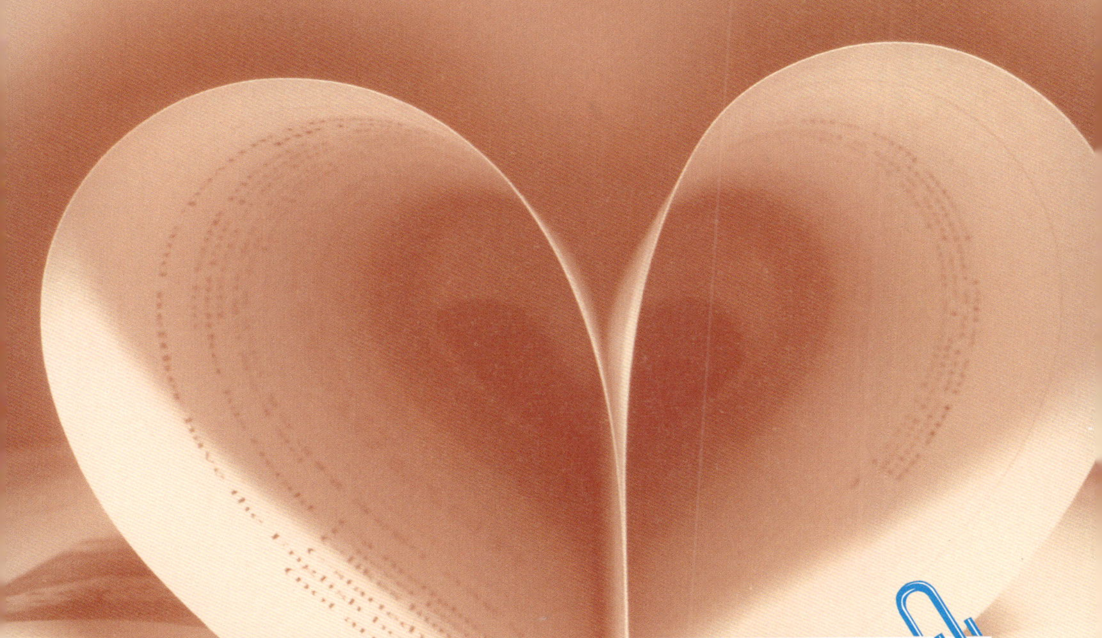

참 고 자 료

1. 신경향 성의 과학 (월드사이언스) 저자: 추영국외
2. 여성건강 간호학 (현문사)
3. 아름다운 신혼을 위하여 (도서출판 남희)
4. 성과사랑 (정문각) 저자: 이종우
5. 성의과학 (아카데미서적) 저자: 하재청외

제 4 장

결혼과 임신

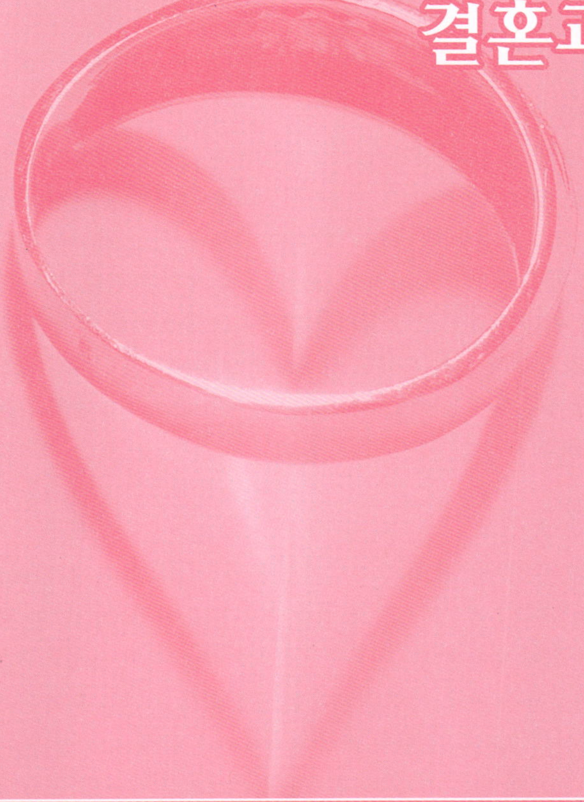

학 습 목 표

결혼의 본질과 임신의 과정을 이해한다.

1. 바람직한 결혼이란 ?
2. 임신의 과정은 어떠한가?
3. 태아는 어떻게 발생하는가?
4. 자궁외 임신이란 무엇인가?
5. 성을 결정 짓는 방법에는 어떠한 것이 알려져 있는가?

1. 결혼과 임신

(1) 결혼

1) 결혼초기의 적응

결혼생활에서 발생할 수 있는 성격이나 성적인 문제 그리고 사회적 문제의 조절은 결혼 초기에 해결해야 한다. 그리고 양가의 부모를 동등하게 모시는 조화 있는 관계를 유지할 수 있도록 준비하는 시기가 되어야한다. 또한 가정을 운영해 나갈 수 있는 재정적 기반을 다지고 장기적인 자금계획을 세워야 한다. 부부는 서로 협조하여 금전 취급에 대한 체계적인 방법을 강구하고 저축계획 등을 세워 살림이 풍요로워지는 과정과 함께 하는 자세로 성실하게 노력한다면 신혼의 즐거움은 더 커질 것이다. 각자 배우자가 용납 못하는 나쁜 버릇은 버려서 상대의 기분을 배려하는 아량도 필요하다.

2) 신혼의 성생활

대부분의 신혼부부는 성지식의 부족과 무지로 원활한 성생활에 실패하는 경우가 많다. 초기의 성적장애는 남성의 발기부전증과 여성의 거절이 원인인 경우가 많다. 여성의 경우 자신이 수용할 수 없는 정도 이상의 자극적인 성적요구가 혐오감을 불러 일으켜 거부하게 된다. 특별한 경우는 전문의의 조언을 요하지만 부부가 대화를 통하여 자신의 의사를 표현하고 상대에게 자신의 처지와 상황을 이해 시킬 수 있다면 쉽게 치료를 할 수가 있고, 행복한 결혼생활을 영위할 수 있다.

(2) 임신

여성이 임신을 하게되면 느끼는 감정도 다양하다. 아주 황홀한 기쁨에서부터 더러는 심각한 우울증세까지 반응이 천차만별이다. 심리적으로도 여성은 임신을 남편과 기타 가족과의 관계를 더욱 긴밀하고 돈독하게 하는 계기로 만들어야 한다.

1) 수정과 난할

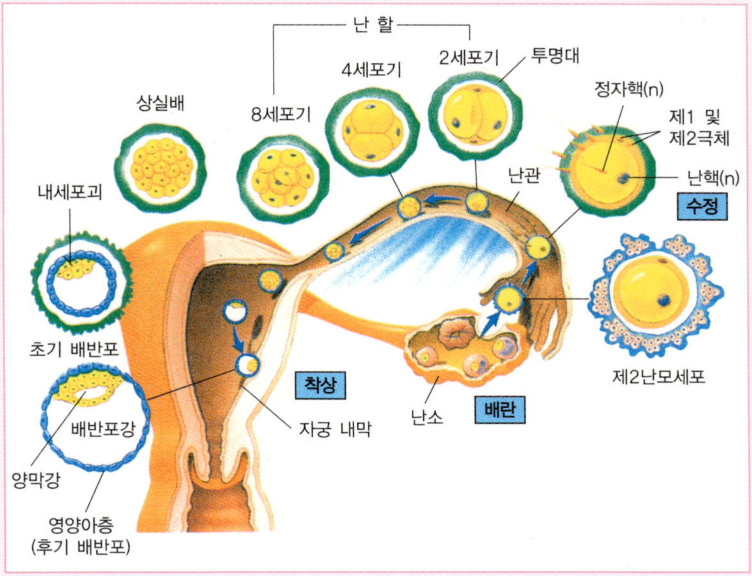

그림 4_1

수정 부위, 수정란의 이동과 발생 및 배반포의 착상

난자의 수명은 보통 8~24시간 정도이므로 수태가 이루어지려면 난자의 배란 직후 곧바로 수정(受精)이 되어야 한다. 이에 비해 정자는 생존기간이 약 48시간 정도지만 매우 드물게 약1주일동안 살아 있는 경우도 있다.

수정(fertilization) 이란 정자와 난자가 만나서 서로 합쳐지는 현상으로 난관(卵管)끝에서부터 약 1/3지점에서 일어난다. 정자는 사정후 2~3시간 만에 난관의 채관부까지 이른다. 이때 정자의 운동속도는 1~4mm/sec이며, 난관의 총 길이는 약15cm이므로 정자는 사정 후 최소 약 40분이면 난관 끝에 도달 할 수 있다. 여성의 생식기관내에서 정자와 난자가 융합하기 위해서는 난관내에 있는 정자가 먼저 활성화되어야

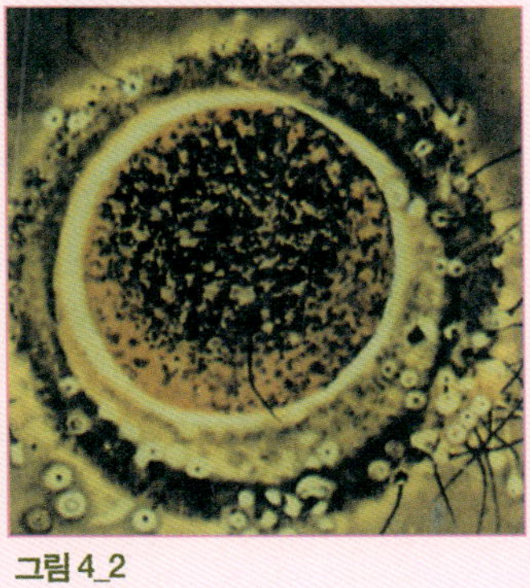

그림 4_2

난자 주변에 응집해 있는 정자들

한다.예를 들면 질내의 pH(수소이온농도)와 Ca^{2+}, Na^{+}등과 같은 이온들에 의해 정자가 완전한 수정능력을 갖게 된다. 그리고 정자들은 난자피막에서 분비된 수정소에 의해 난자쪽으로 유도되어 난자 주위에 응집현상이 일어난다.

2) 착상

수정란은 수정후 약 30시간만에 2개의 딸세포로 분열되는데, 그 후 매 10~15시간마다 분열을 거듭하여 수정란이 자궁에 도달할 무렵에는 세포수는 16개 또는 32개의 상실기 배아상태이다. 그러니까 초기 배시기의 일정 기간 동안 모체의 자궁내에서 산소와 영양을 공급 받으며 성장하기 위해 상실기 다음단계인 배반포가 자궁벽에 묻히는 과정을 **착상(implantation)**이라 한다. 배반포의 주변 세포들과 모체 자궁내 조직일부가 서로 합쳐져 **태반(placenta)**이 형성된다.

태반은 ① 태아를 위해 모체로부터 산소와 영양공급을 받고 ② 대사산물인 노폐물을 모체의 혈관계로 전달해 주며 또한 ③ 외부의 자극이나 충격으로부터 태아를 보호하는 역할을 한다.

3) 임신의 징후

임신의 징후는 아래와 같다.

① 무월경현상

② 구토가 있다

③ 유방이 팽팽히 커지고 쉽게 피로를 느끼고 수면량이 늘어난다

④ 하복부가 볼록해지면서 자궁에 변화가 나타난다

⑤ 4개월에 접어들면 태아의 움직임인 태동이나 심장의 박동을 감지한다.

※ 대부분의 경우 월경을 한번 하지 않으면 임신테스트를 받아보게 된다.

이 테스트는 수정이 되고난 후 약 14일째부터 분비되는 융모성 성샘자극 호르몬의 유무를 소변을 통해 알아보는 방법으로 산부인과에서 구할 수 있는 시약에 소량의 소변을 떨어뜨려 결과를 쉽고 신속하게 판정 할 수 있다.

4) 임신 기간의 3단계

임신기간은 산모의 몸에 나타나는 변화에 따라 삼분기(trimester)로 나뉜다.

제1삼분기 (first trimester)	최종 월경 시작일 ~ 임신 16주까지가 해당된다. 1개월(1-4주째)때는 임신 사실을 모르고 지내기 쉽다. 대부분의 산모는 2개월(5~8주)부터 월경이 없고 구토를 동반한 입덧증세가 나타나며 쉽게 피로해짐. 3개월(9~12)이 되면 자궁이 주먹크기 정도로 커지고, 태아도 사람 모습을 갖추기 시작하며 4개월(13~16주)에는 태아의 성별을 외관상 알 수 있으며, 태반과 융모막도 완성됨. 여행 등을 피하고 충분한 수면 취하고, 부부생활자제할 시기.
제2삼분기 (second trimester)	임신 17주에서 28주까지가 해당된다. 임신 기간 중 가장 안정된 기간. 5개월(17~20)이 되면 태아는 얼굴이 형성되고 손, 발을 움직이기 시작하기 때문에 모체는 태동을 느낌. 초임부는 20주, 경산부는 18주경이면 태동을 느낄 수 있고 산모가 태아의 상태를 평가하는 중요한 지표가 됨. 7개월(25~28주)경부터는 유방도 커지고 초유가 나오는 일도 있음. 태아는 모체 및 모체 밖의 소리와 빛을 감지하기 시작하며 모체를 통한 산모의 음성의 특색을 인지하여 각인하게 됨.
제3삼분기 (third trimester)	임신29주에서 40주까지이다. 산모가 쉽게 피로를 느끼며 태아의 성장에 따라 압박감을 느끼기도 하고, 손과 발이 심하게 붓기도 함. 이시기에는 부종 등 임신중독 예방에 신경을 쓰고, 염분은 줄이고 단백질을 증가 시키는 식생활을 해야 하며, 충분한 휴식을 취해야 함. 9개월(33~36주)이 되면 태아의 피부는 장미색으로 붉어지고, 머리카락도 자라나며, 남녀 모두 성기가 완성됨.조산 및 세균감염의 예방을 위해 부부생활과 여행은 자제하는 것이 바람직함. 특히 조기 파수를 주의하고, 출산준비 확인함.

5) 임신중의 성관계

임신초기단계에 있는 여성의 경우 대부분 성적욕구의 감퇴현상을 보인다.

임신중의 성교는 실제로 태아에게 아무런 영향을 미치지 않는다. 제2삼분기에는 오히려 여성의 성욕이나 성감이 증가하기도 한다. 따라서 성교시의 체위를 약간씩 변화시킨다면 임신의 마지막 주까지도 성관계는 가능할 수 있다.

임신기간별 성교 요령

임신 5-8개월

성교 횟수 늘려도 좋으나 너무 격한 것은 피한다

임신 8개월

1-2회 가능하나 되도록 금함

임신 9개월

조산과 감염예방위해 sex엄금

출산 後 1개월

출산후에 여성의 질이 이완되어 남편이 불만족한 경우도 있어나 이때는 두사람의 정신적 유대로 만족도를 높일 수 있음.

5-1) 임신시기에 따른 신체의 변화 및 태아의 성장

① 임신 3개월 : 마지막 월경 시작 일부터 12주가 되면 태아의 머리에서 엉덩이까지 (태아두둔) 길이가 6-7cm 정도 된다. 이 시기에는 태아의 손톱과 발톱이 형성되고, 외음부가 분화되어 성감별이 가능하게 된다.

② 임신 4개월 : 임신 16주가 되면 태아 두둔의 길이가 12cm, 태아의 체중은 100g 정도가 된다.

③ 임신 5개월: 임신 20주가 되면 태아두둔의 길이가 16cm, 태아의 체중은 약 300g 정도가 된다. 태아의 피부는 투명도가 줄어들고, 솜털과 같은 체모가 온몸을 덮고, 머리에는 모발이 나타난다. 이때부터 대부분의 임산부는 태동을 느낄 수 있게 된다.

④ 임신 6개월 : 임신 24주가 되면 태아두둔의 길이는 21cm, 태아의 체중은 630g 정도에 이른다. 태아의 피부는 주름이 잡히고 하부에 지방조직이 축적되며 눈썹과 속눈썹이 생긴다. 내이의 형성으로 태아는 소리를 감지하게 된다.

이때 태어난 아기는 스스로 호흡을 시도하기는 하지만 대개 태어남과 동시에 거의 사망한다.

⑤ 임신 7개월 : 임신 28주가 되면 태아두둔의 길이가 25cm, 태아의 체중은 1.1kg 정도 된다.

태아의 피부는 붉은 색깔을 나타내며, 태아의 눈에 있는 동공막이 사라진다. 이때 태어난 아기는 전문적인 처치를 하면 생존할 수 있으며, 제법 활발하게 사지를 움직이며 약하게 울기도 한다.

⑥ 임신 8개월 : 임신 32주가 되면 태아두둔의 길이는 28cm, 태아의 체중은 1.8kg 정도에 이른다.

태아의 피부 표면은 아직 붉은 빛을 띠고 주름이 있다. 이때 태어난 아기는 적절한 조치를 해주면 대부분 생존할 수 있다.

⑦ 임신 9개월 : 임신 36주가 되면 태아두둔의 길이가 32cm, 태아의 체중은 2.5kg 이 된다.

피하 지방조직이 축적되어 살이 찌며 얼굴의 주름이 사라진다. 이 시기에 태어난 아기는 생존 가능성이 아주 높다.

⑧ 임신 10개월 : 임신 40주가 되면 태아두둔의 길이는 36cm, 신장은 50cm, 체중은 3.4kg 정도에 이른다.

태아는 완전히 발육한 상태이며 신생아의 모습을 갖춘다.

(3) 태아의 발생

1) 출생전의 태아

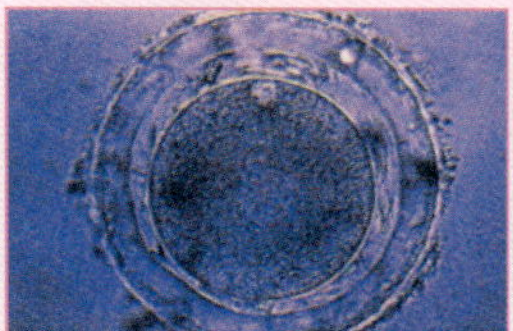

(a) 수정란

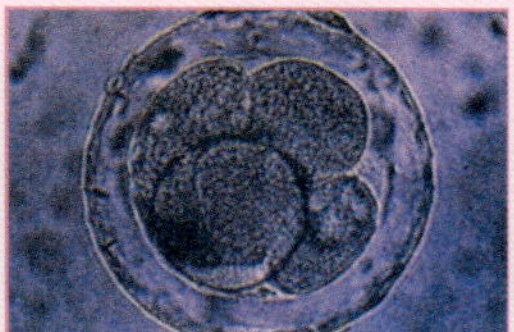

(b) 4세포기

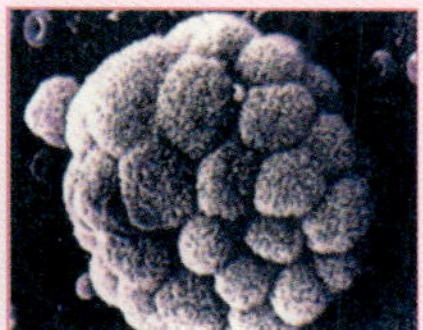

(c) 상실배

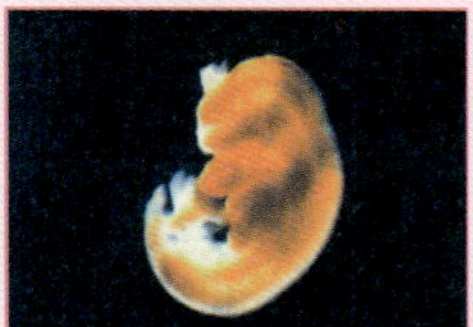

(d) 4-6주

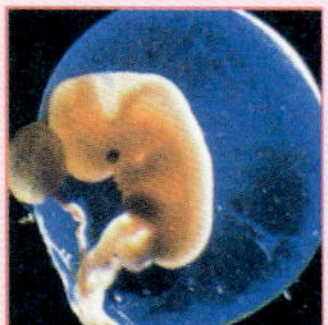

(e) 6-7주

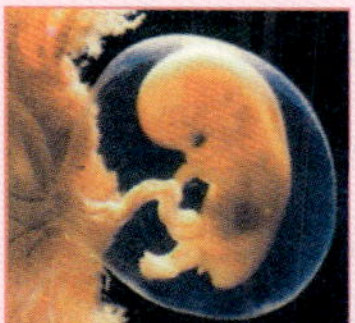

(f) 9주

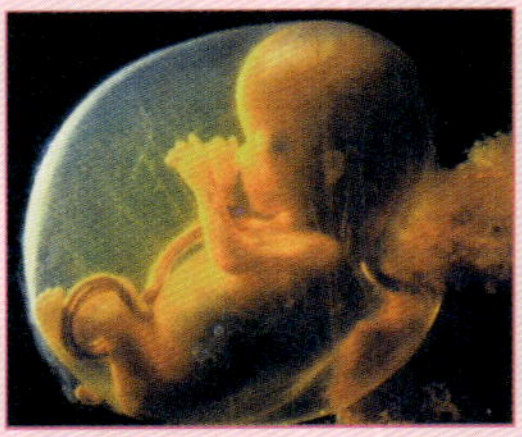

(g) 3개월

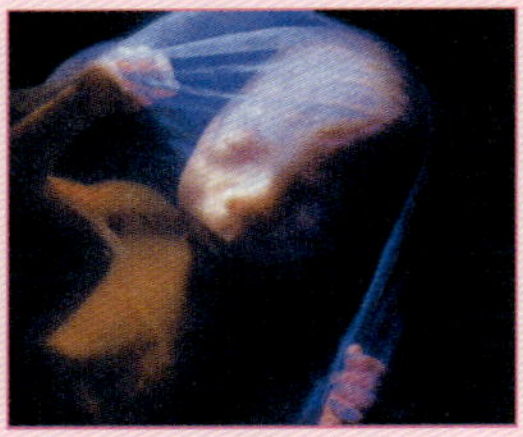

(h) 4개월

그림 4_3
태아의 발생 과정

일반적으로 출생전의 발생기는 전배자기, 배자기 그리고 태아기의 3단계로 나눈다

· 전배자기는 수정후부터 2주까지
· 배자기는 전배자기 이후 6주동안
· 태아기는 수정 후 9주째부터 출생할 때 까지

2) 쌍생아(twins)의 발생

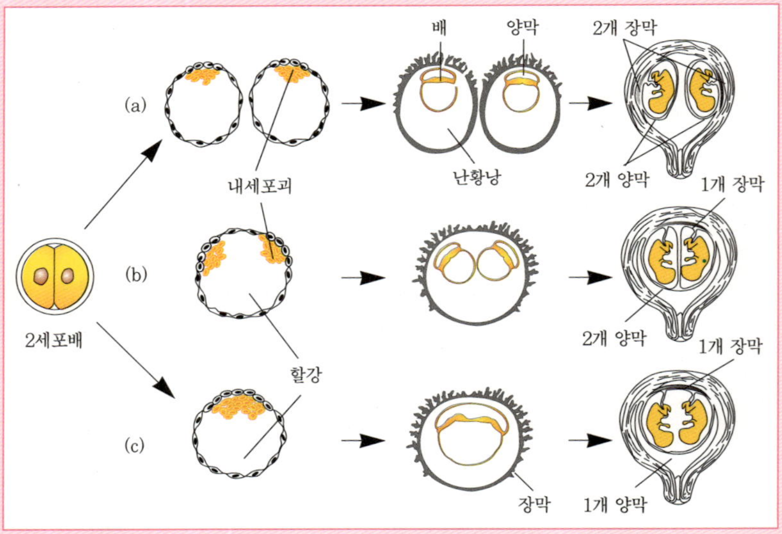

그림 4_4
사람의 일란성 쌍생아 발생의 3가지 경우를 배외막인 장막과 양막의 형성 차이 비교

사람의 쌍생아 발생은 크게 2가지의 경우, 즉 **이란성 쌍생아(dizygotic twins)**와 **일란성 쌍생아(monozygotic twins)**로 나눌 수 있다.

◈ 이란성 쌍생아는 서로 다른 2개의 난자가 각각 수정되어 2개의 배가 발생되는 경우이고, 일란성 쌍생아는 수정된 1개의 난자가 난할 과정중 2개의 배가 성장하는 경우를 말한다.

◈ 일란성 쌍생아의 출생률은 약 0.25%정도인데, 일란성 쌍생아의 약 33%는 수정 후 5일경배의 영양외배엽이 형성되기 전에 분리되어 서로 다른 2개의 장막내에서 성장하는 경우이다(a). 두번째는 67%의 일란성 쌍생아는 영양외배엽이 만들어 진 후 내세포괴가 양분되어 1개의 장막내에서 2개의 배가 성장하는 경우이다.

이것은 수정후 5일에서 양막이 형성되는 9일 사이에 배가 분리되면 하나의 장막내에 2개의 양막을 갖는 경우인데 일란성 쌍생아의 2/3가 이런 경우이다(b). 세 번째는 배발생 9일 이후에 배가 분리되는 경우인데 이때는 샴쌍둥이(siamese twins)로 출생할 위험이 크다(c).

(4) 자궁외 임신

자궁이외의 곳에 착상이 일어나는 것을 **자궁외 임신(extrauterine pregnancy)**또는 **이소 임신(ectopic pregnancy)**이라 한다.

- 이소임신의 원인
  자궁관염, 선천성 자궁기형, 전에 수술을 한 경우, 종양이나 월경역류 등 수정란이 자궁강으로 가지 못하는 경우 피임용인 자궁내장치를 사용한 여성에게서도 일어날 수 있는데 자궁내장치는 배반포가 자궁내막에 착상하는 것은 막지만 자궁관에서 난자가 수정되는 것은 막지 못한다.

- 자궁외임신의 대표적인 종류는 5가지 이다.
  ① 자궁관 임신: 총자궁외 임신의 90%.
  총임신의 1/80. 난관팽대부 및 깔데기에서 일아남. 난관파열시 치명적임.

② 복강임신: 간혹 정상분만 가능하나 예후가 좋지 않다.

③ 난소임신: 난소의 지질에 착상. 대개 초기에 파열됨.

④ 자궁목부임신: 드물다. 자궁절개하는 경우가 많다.

⑤ 자궁내외 동시임신 : 자궁외 임신은 정상임신에 지장을 주지 않고 진행될 수 도 있다.

(5) 성의 결정

만월에 성교를 하면 아들을 낳는다는 이야기가 있으나 생물학적으로는 아무런 근거가 없다.

태아의 성을 조절하려는 의도에서 1960년대에 한 학자에 의해 정자의 염색체와 관련된 학설이 발표되었는데 이것을 바탕으로 태아의 성을 선택적으로 수태할 수 있는 방법이 제안되었다.

- 아들을 원하는 경우의 가능성에 대한 방법으로는

① Y염색체를 갖춘 정자의 생존력은 낮고 운동력이 높다는 것을 감안하여 여성의 월경주기를 정확히 계산하여 가능한 정확한 배란시기에 맞추어 성교를 한다.

② Y염색체를 갖춘 정자는 여성의 질내의 자연적(정상적) 상태인 약산성 환경에 불리하다는 사실을 감안하여 성교 전에 소다수 등에서 질의 내부를 세척하여 산도를 낮추어 중성화시켜 주면 Y를 갖춘 정자의 활동이 활발해질 것이라는 의견도 있다.

③ 남편이 사정을 하기 전에 부인이 먼저 오르가즘에 도달하는 방법이 있다. 여성이 절정기에 이를 때는 질내에서 알칼리성 액체가 분비되므로 산도가 낮아져 Y염색체를 갖춘 정자에게 유리한 조건이 된다고 한다.

④ 성기를 깊게 삽입하여 사정을 하면 정자가 헤엄쳐 운동하는 거리가 짧아지므로 정자가 질내에서 보내는 시간을 단축시킨다는 것이다.

⑤ 여성의 배란기에 맞추어 수일 전부터 금욕을 하고 있다가 배란기에 이르러 성교를 하면 배출되는 정액 속에 포함된 정자의 수가 충분해진다는 의견도 있다.

- 반대로 딸을 원하는 경우에는 다음과 같은 방법이 제안된다.
  X염색체를 갖춘 정자가 Y염색체를 갖춘 정자보다 질내에서의 생존력이 더 길다는 사실을 감안하여 배란 2-3일 전에 성교를 하면 배란이 되었을 때까지 살아남아 수정이 가능한 정자의 대부분이 X염색체를 가진 정자일 가능성이 높다는 것이다.

〈임신 주수에 따른 임산부의 진찰 및 일반, 특수 산전검사 종류〉

임신 시기	내원	일반검사	일반 산전 검사	특수 산전 검사
12주 이전	2주간격	① 문진 ② 혈압 ③ 몸무게 ④ 내진 ⑤ 태아심음 ⑥ 복부진찰	① 자국경부암 검사 ② 초기 산전검사 · 혈색소, 헤마토크리트, 적혈구, 백혈구, 혈수판 · 간 및 신장 기능검사 · 뇨 검사(당, 단백, 케톤, 세균) · 혈액형 · 풍진 항체 · 매독 혈청 검사 · B형 간염 항원, 항체 ③ 질식 초음파로 태아상태 확인	① 절밀 초음파 검사(12주) ② 융모막 샘플링법에 의한 염색체 검사 ③ 갑상선 검사
12주-27주	4주간격		① 기형아 예측 혈청 검사(16-18주) ② 정밀 초음파 검사(20주 전후) ③ 입체 초음파 검사(25주-27주) ④ 당 부하검사(24주-26주)	① 양수천자에 의한 염색체 검사 ② 풍진 검사 재검
28주-36주	2주간격		① 초음파 검사(32-34주) ② 임신 후기 검사(32-34주경) · 혈색소, 헤마토크리트 · 임질과 매독 재검 ③ 뇨의 당/단백	① 흉부 방사선 촬영 ② B형 간염 재검
37주-분만	1주간격		① 내진에 의한 골반 계측: 분만 방법 ② 입원 시 분만 준비 검사	

강의요약

- 결혼-한 남자와 한 여자가 서로의 육체적,정신적 욕구를 만족시키기 위해 이루어지는 문화적, 사회적 보장제도.
- 수정-정자와 난자가 만나서 서로 합쳐지는 현상.
- 착상-배반포가 자궁벽에 묻히는 과정.
- 태반의 역할
  - · 태아를 위해 모체로부터 산소와 영양공급을 받는다.
  - · 대사산물인 노폐물을 모체의 혈관계로 전달.
  - · 외부의 자극이나 충격으로부터 태아를 보호하는 역할.
- 임신기간의 3단계
  - · 제 1삼분기-최종월경시작일 ~ 임신 16주까지.
  - · 제 2삼분기-임신17주에서 28주까지.
  - · 제 3삼분기-임신29주에서 40주까지.
- 사람의 쌍생아 발생은 크게 2가지로 나눌 수 있다
  - · 이란성 쌍생아-서로 다른 2개의 난자가 각각 수정되어 2개의 배가 발생되는 경우.
  - · 일란성 쌍생아-수정된 1개의 난자가 난할 과정중 2개의 배가 성장하는 경우.
- 자궁이외의 곳에 착상이 일어난 것-자궁외임신 또는 이소임신.
- 자궁외임신의 종류
  - 자궁관 임신, 복강임신, 난소임신, 자궁목부임신, 자궁내외 동시임신.

참고자료

1. 신경향 성의 과학 (월드사이언스) 저자: 추영국외
2. 여성건강 간호학 (현문사)
3. 아름다운 신혼을 위하여 (도서출판 남희)
4. 성과사랑 (정문각) 저자: 이종우
5. 생명과학(라이프사이언스) 저자 김명원

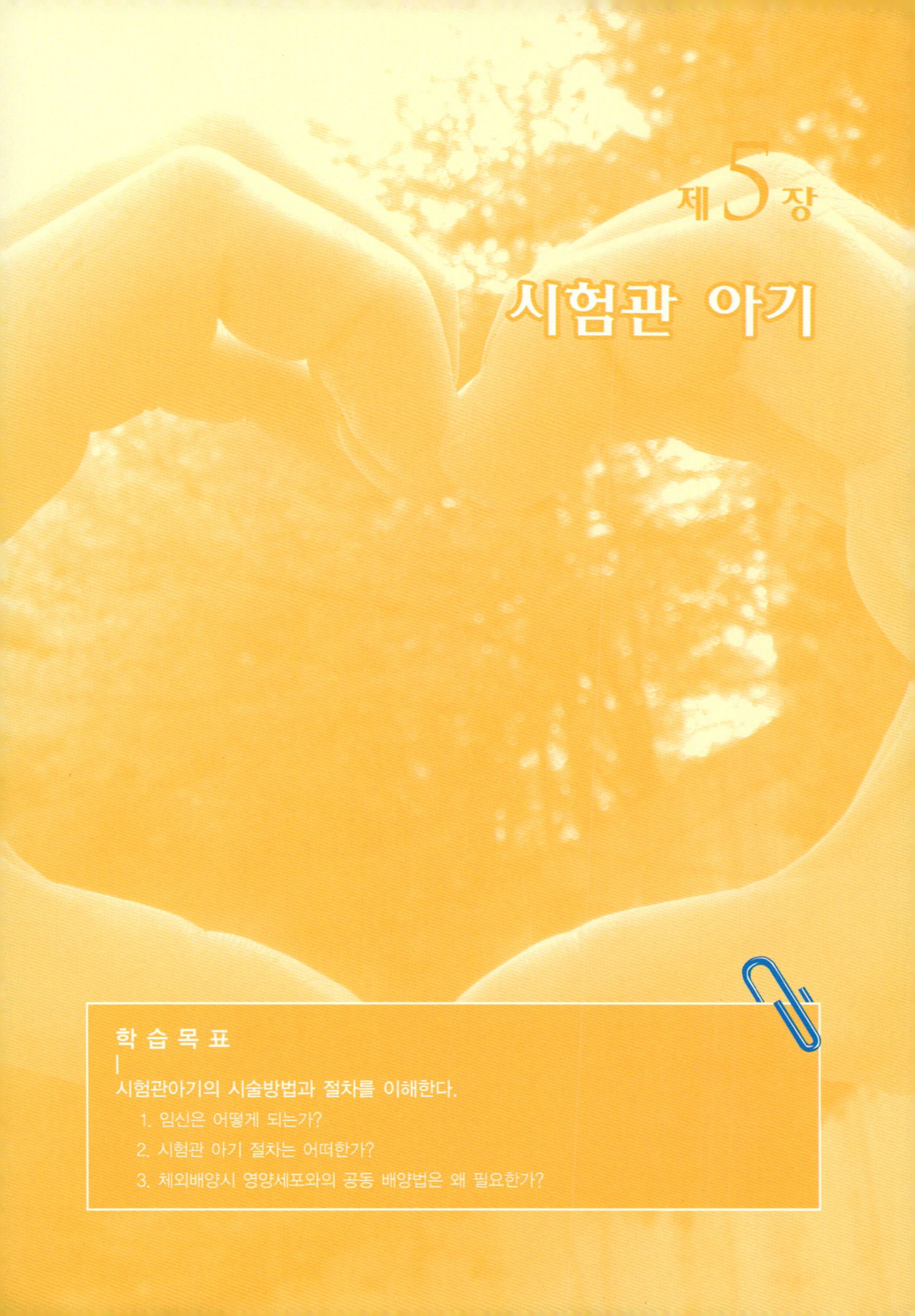

제 5 장

시험관 아기

학 습 목 표

시험관아기의 시술방법과 절차를 이해한다.

1. 임신은 어떻게 되는가?
2. 시험관 아기 절차는 어떠한가?
3. 체외배양시 영양세포와의 공동 배양법은 왜 필요한가?

1. 여성의 생식기관과 남성의 생식기관

(1) 여성의 생식기관

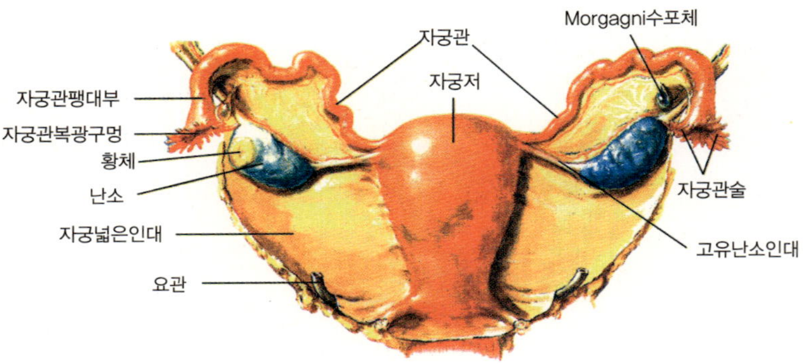

그림 5_1
자궁과 부속기관

여성의 생식기관은 크게 자궁과 난소로 나누고 이 자궁과 난소를 연결해 주는 것이 나팔관(喇叭管)으로 자궁은 1개 난소와 나팔관은 자궁의 양쪽에 각각1 개씩 2개가 있다. 아랫배 가운데에 배 모양으로 생긴 어른 주먹만한 자궁은 아기가 10달 동안 자라는 장소이고 자궁의 양쪽에 각각 위치한 작은 밤 크기의 난소에서는 한 달에 한번씩 난자(卵子)를 배출하게 된다. 자궁의 양쪽으로 나오는 것이 나팔관인데 나팔관은 정자와 난자가 만나서 수정이 일어나고 수정이 된 수정란이 자궁으로 이동하게 되는 다리의 역할을 한다.[그림 5_1] 자궁의 아랫부분에는 질부가 있는데 이곳은 외부에서 자궁으로 들어가는 현관과 같은 곳이다. 창자속에 대장균이 살 듯이 질속에도 낙산균이라는 균이 살고 있다. 질부는 부부관계 후 사정된 정자가 여성생식기내에 처음 놓이게 되는 곳이다.

(2) 남성의 생식기관

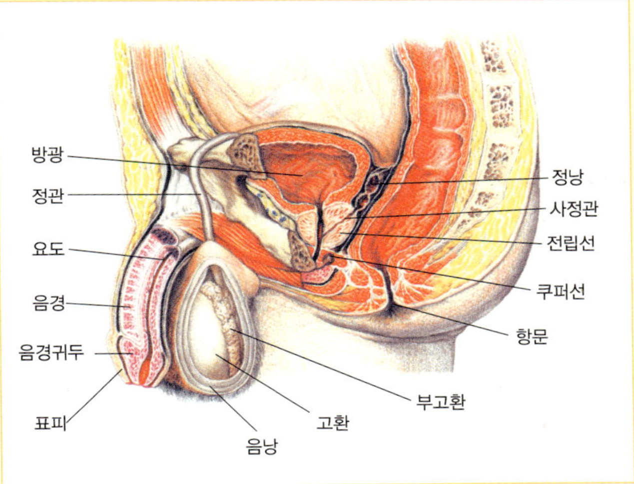

그림 5_2
남성 생식기관

정자가 만들어지는 고환은 우리가 밖에서 만져 볼 수 있는 2개의 음낭이라는 주머니에 싸여 있다. 이곳에서 약 70 일 걸려 정자가 만들어진다. 이렇게 만들어진 정자는 부고환을 거쳐 정관으로 나오게 되는데 이 정관의 끝 부분에 전립선과 정낭이 달려 있고 아랫쪽으로 방광에서 나오는 요도와 길이 합쳐진다. 전립선과 정낭은 각각 전립선액으르 분비하여 정액을 만들고 이러한 정액은 정자를 보호하고 정자에게 영양을 공급한다.[그림 5_2]

2. 임신은 어떻게 되는가?

난자의 공장인 난소에서는 매달 배란이 일어난다. 월경이 시작되면 난자는 배란이 되기 전 성숙과정을 거쳐야 한다. 난자는 난포라는 주머니속에 들어 있는데 난자가 들어 있는 난포는 점점 그 크기가 커진다. 난포가 커지는 것은 초음파 기계로 측정할 수가 있다. 크기는 약 2cm 정도로 크면 배란이 된다. 배란이 되는 날짜는 대개 월경 시작 일로부터 보름 정도 되었을 때이다. 난자가 배란이 되면 배란된 난자는 나팔관으로 들어가 정자를 기다리게 된다.

한편 정자는 약 70일 전부터 정자의 공장인 고환에서 만들어져 약 보름전도 부터 고환과 정관을 거치면서 운동성이 활발해 지고 또한 정자는 여성의 질부에 놓이게 되어 약 20분간 정액은 묵과 같이 굳은 상태를 보이다가 물 같이 풀어진다. 그 후 정자는 경부를 거쳐 자궁강내를 통과하여 나팔관 끝쪽에 있는 난자를 만난 후 먼길을 온 정자는 온 힘을 다해 뚫고 들어가 수정을 일으킨다. 수정된 수정란은 세포분열을 하면서 나팔관에서 자궁쪽으로 이동하게 되고, 자궁으로 들어간 수정란은 알껍질(투명대)을 벗고 자궁내막에 자리를 잡는데 이것을 **착상**이라고 한다. 수정이 되어 착상이 될 때까지는 약 4 5일 이 걸린다.[그림 5_3]

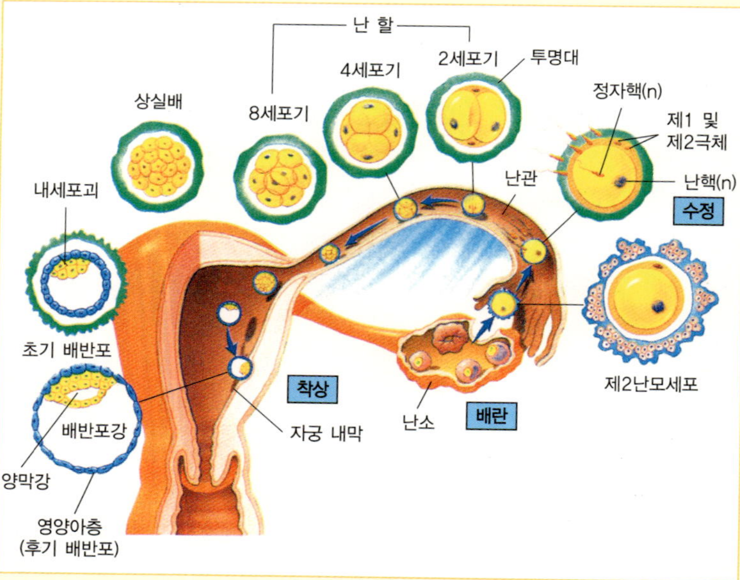

그림 5_3

수정된 수정란이 나팔관에서 자궁으로 이동하는 모습

3. 시험관 아기 절차(test tube baby)

임신보조시술 (ART : assiste reproductive technology)에 있어서 가장 기본이 되는 것이 시험관아기이다.

시험관 아기는 10 달 동안 시험관에서 아기를 키우는 것이 아니고 수정 초기에 2, 3일 간만 시험관에서 키워 엄마의 몸속에 이식하는 것을 말한다. 따라서, 시험관 아기의 원래의 이름은 **체외 수정 및 배아 이식(IVF-ET:In Vitro Fertilization and Embryo Transfer)**이다. 시험관 아기 시술에 의해서 많은 불임 부부가 임신을 하게 됐다.

다음의 내용은 시험관 아기 시술이 어떻게 진행되는지 전반적인 과정을 소개한 것으로서 이 시술에 대한 이해에 도움이 될 것이다. 시험관 아기 시술은 월경 시작 일이 기준이 된다. 따라서, 시술을 받고자 하시는 분은 월경 때에 병원에 오시면 그 달이나 다음달에 시술이 가능하다.

시험관 아기는 다음과 같은 과정으로 진행된다.[표 1_1]

시험관 아기 (Test Tube Baby)
시험관 아기 원래 이름 : 체외수정 및 배아이식
(IVF-ET: In Vitro Fertilization and Embryo Transfer)

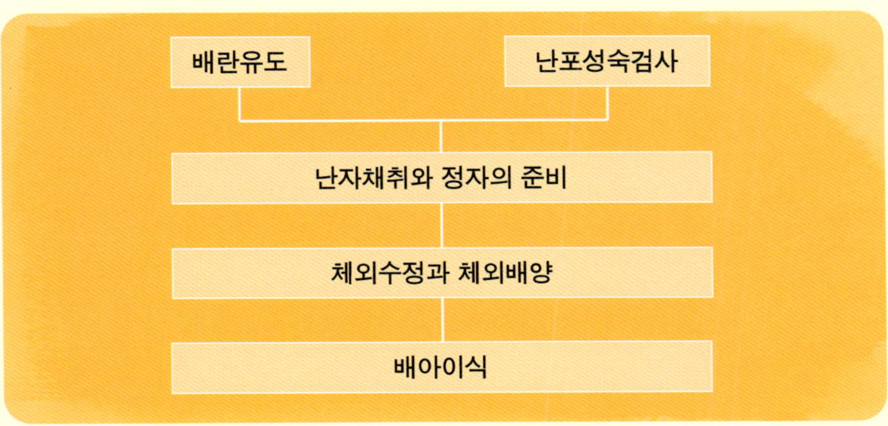

표 5_1
시험관 아기의 절차

각 과정 과정이 모두 중요하고, 또한 모든 과정이 잘 진행되었을 때에 임신은 성공하게 된다.

시험관 아기 시술 대상자	
1. 나팔관 원인에 의한 불임	나팔관 막힘, 골반유착, 나팔관 성형수술 실패후, 나팔관 절제 후
2. 면역학적 불임	
3. 원인미상의 불임	모든 불임 검사에 이상이 없는데도 임신이 안 되는 경우
4. 인공수정, 배란유도와 인공수정시술에 여러 번 실패한 경우	

표 5_2
시험관 아기 시술 대상자

(1) 배란유도

자연배란에서는 한 주기에 1개의 난자가 만들어지지만 시험관 아기 시술에서는 임신율을 높이기 위해 다수의 난자가 필요하다. 이 다수의 난자를 얻기 위하여 호르몬제제를 투여하게 되는데 이를 과배란 유도라고 한다.

과배란 유도의 방법에는 여러가지가 있으나 장기요법이 가장 많이 이용되며, 환자의 특성에 따라 단기요법, 초단기요법이나, 자연배란주기법이 이용되기도 한다. 최근에는 미성숙난자를 이용한 시험관아기 시술법이 개발되기도 하였다. 먼저 난자를 성숙시키기 위해서는 난자가 둘러 있는 주머니인 난포를 키우는 주사를 매일 맞게 되고 난포들이 잘 자라는지 보기 위해 초음파로 난포의 크기를 매일 측정하게 되며 매일 여성 호르몬을 측정하여 난자채취의 날짜를 정하게 된다. 배란유도의 과정은 1주일에서 10일 정도 소요된다. 배란 유도제는 월경시작 3일째부터 시작해서 7일에서 10일 동안 사용된다. 이때 쓰는 약제는 hCG(상품명 퍼고날, 휴메곤)와 FSH(상품명 메트로딘)이며 이 약제의 용량은 난포발달 상태에 따라 또는 개인에 따라 다를 수 있다. 이 약제들은 우리 몸의 뇌에서 나오는 난소 자극 호르몬이다. 본 약제의 효과를 높이고 우리 몸에서 나오는 자체 호르몬 분비를 억제해야 좋은 난자를 많이 얻을 수 있다. 따라서 , 배란유도 전부터 혹은 배란유도 시작 때부터GnRH-agonist(상품명 : 부썰린, 루프론, 데카펩틴, 시나렐, 졸라덱스)라는 약제를 사용하여 우리 몸 자체의 호르몬 분비를 억제하게 된다.

(2) 난포성숙 검사(배란 검사)

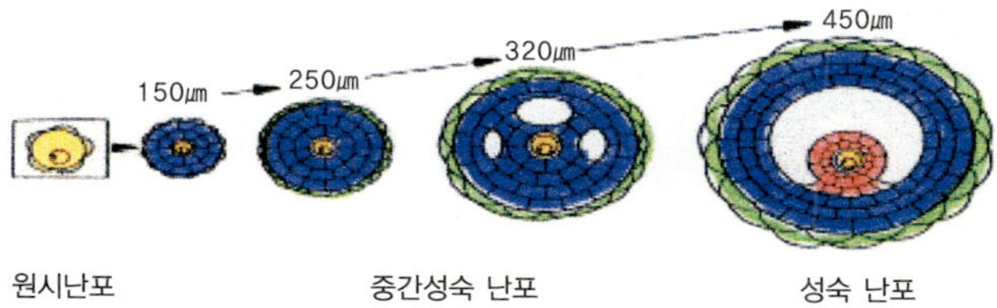

배란유도제에 의한 난포의 발달

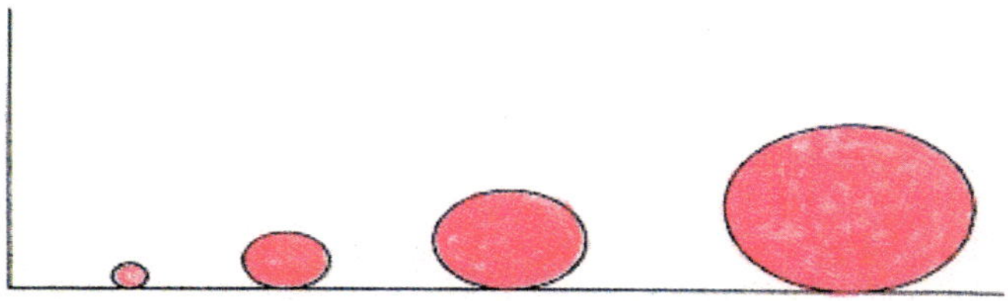

초음파에서 보여진 난포 크기의 증가

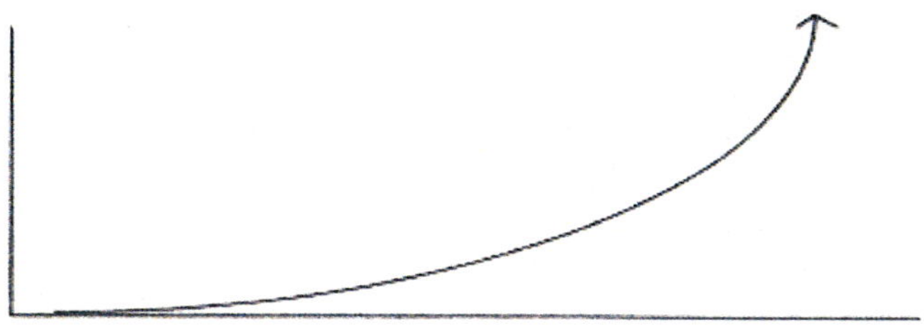

난포호르몬의 증가

그림 5_4
난포성숙 과정

난포의 성장 정도는 초음파 검사와 혈액 검사를 통하여 이루어지는데 초음파 검사는 난소에서 난포의 성장과정을 형태학적으로 관찰하는 것이고[그림 5_4] 혈액 검사는 난포 성장에 따른 난자의 성숙정도를 혈중 호르몬 농도의 상승을 측정함으로써 추정하는 검사이다. 배란유도와 같이 매일 초음파 검사와 호르몬 검사를 하게 되고 그 기간은 5일에서 10일 사이이다.

(3) 난자채취

난포가 성숙이 되면 난자 채취를 하게 된다.

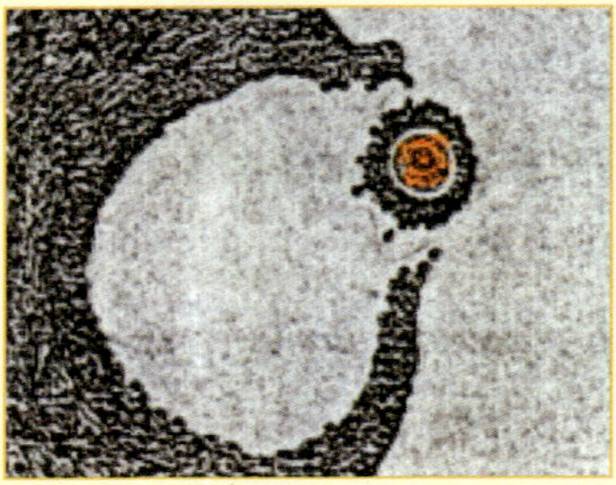

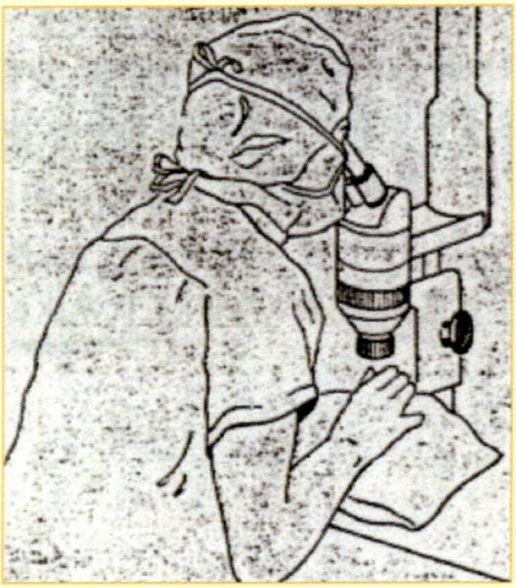

그림 5_5

난포에서 배란이 되는 모습과 채취한 난포액에서 난자 찾는 모습.

난자채취는 질식초음파(질강내로 넣어서 하는 초음파)에 바늘을 달아 채취하게 된다.[그림 5_6] 시간은 약 15분 정도 걸리게 된다. 난자 채취 당일날 환자는 공복으로 오게 되며 시술시 가벼운 마취 상태에 들어간다. 너무 깊은 곳에 난포가 있는 경우 질식초음파에 의해 채취가 안될 수 있는데 이때에는 복강경으로 난자를 뽑게 된다.

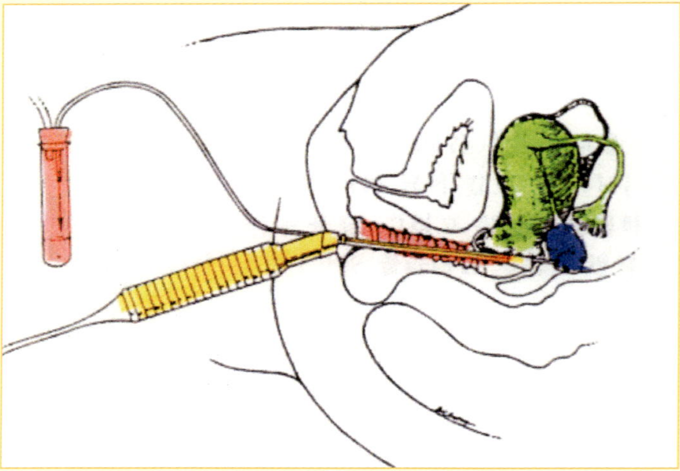

그림 5_6

질식 초음파의 바늘을 부착하여 난소에서 난자를 채취하는 모습.

(4) 정자의 준비

채취시기 : 난자 채취후 2-3시간 후로, 난자의 상태에 따라 정액받는 시간이 결정됨.

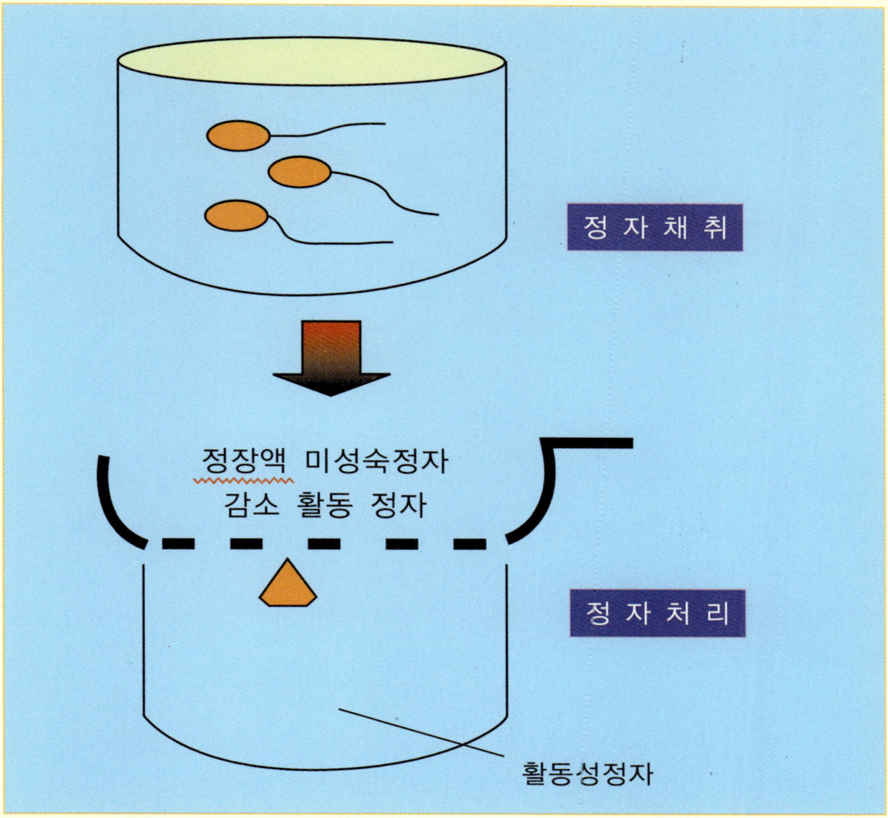

그림 5_7
정자의 준비과정

난자채취 당일에 남편의 정액도 받게 된다.

남편은 시술 3일 전부터 금욕을 해야 하며 난자 채취 후 2 3시간 후에 정액을 받게 된다. 병원에서 정액을 받을 수 있는 쾌적한 장소가 있다. 난자 채취 후 난자의 상태에 따라 정액을 받는 시간을 결정하게 된다. 대개 난자채취 후 2 3시간 후에 정액을 받게 된다. 사정이된 정액은 무균 상태가 아니라 균이 있고 여러 가지 미성숙 정자와 운동성이 없는 정자, 자궁을 수축시키는 물질, 그리고 수정을 방해하는 물질도 있다. 따라서 활동이 강한 정상의 정자만을 골라내는 방법이 정액의 준비 과정인 것이다.[그림 5_7][표 5_3]

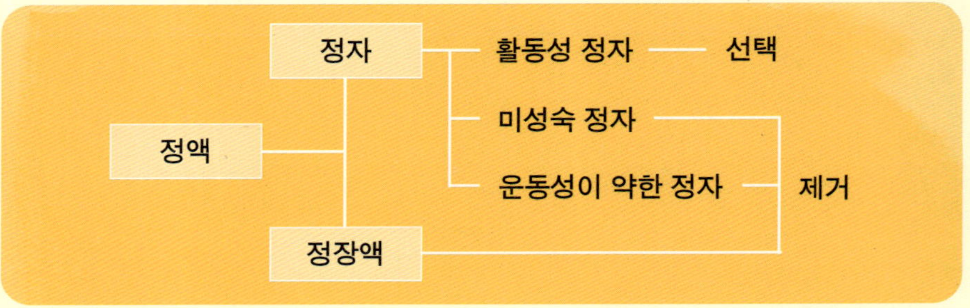

표 5_3
활동 성장자의 선택

(5) 체외수정과 체외배양 그리고 이식

위의 과정을 마치게 되면 정자와 난자를 시험관내에 혼합하여 수정을 시키게 된다. 약 17시간이 지나고 나면 수정란이 형성된 것을 현미경으로 확인하게 된다. 수정을 시키기 위해 넣어 주었던 정자중에 하나만이 난자속으로 들어가게 되고 나머지 정자들은 죽게 된다.

따라서 새로 준비된 배양액으로 수정란을 옮기게 되며 새로운 배양액에는 영양분이 풍부하다. 이렇게 시험관내에서 약 2일에서 3일간 머물게 되며 이 동안에 배아(수정란)는 세포분열이 일어나면서 2세포기, 4세포기, 8세포기로 점점 분열하게 된다.

(6) 배아 이식

초기 시험관 아기 프로그램에서 수정 후 2일째 배아이식을 하였지만 배양기술의 발달로 현재 여러 센터에서 2~5일 사이에 배아이식을 하고 있다. 배아이식 때에는 마취를 하지 않으며, 배아이식 후 3~4시간동안(오후2시경) 누워 있다가 귀가하면 된다.정상적인 일상생활을 해도 되며, 댁이 먼 경우에도 당일 귀가가 가능하다.

보편적으로 4세포기(2일후)나 8세포기(3일후)때에 자궁내로 이식하게 된다.

(a)

(b)

(c)

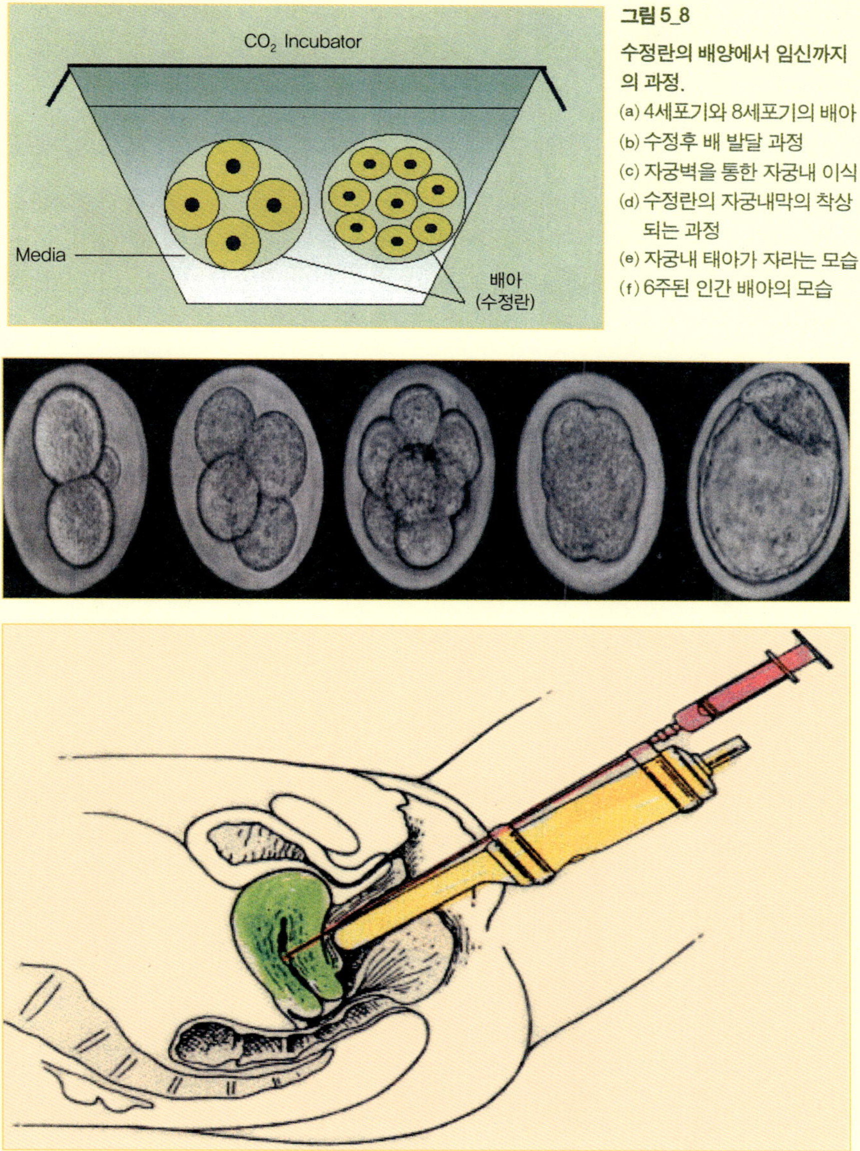

그림 5_8

수정란의 배양에서 임신까지의 과정.

(a) 4세포기와 8세포기의 배아
(b) 수정후 배 발달 과정
(c) 자궁벽을 통한 자궁내 이식
(d) 수정란의 자궁내막의 착상되는 과정
(e) 자궁내 태아가 자라는 모습
(f) 6주된 인간 배아의 모습

이식된 배아는 이후 착상이라는 과정을 거쳐 태아로 발생한다.

(d)

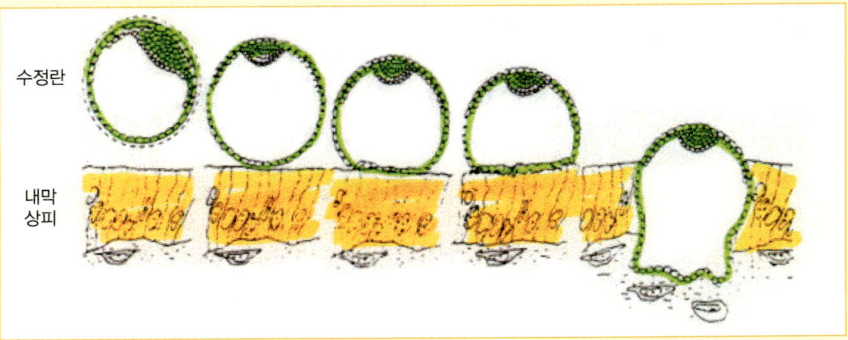

(e)

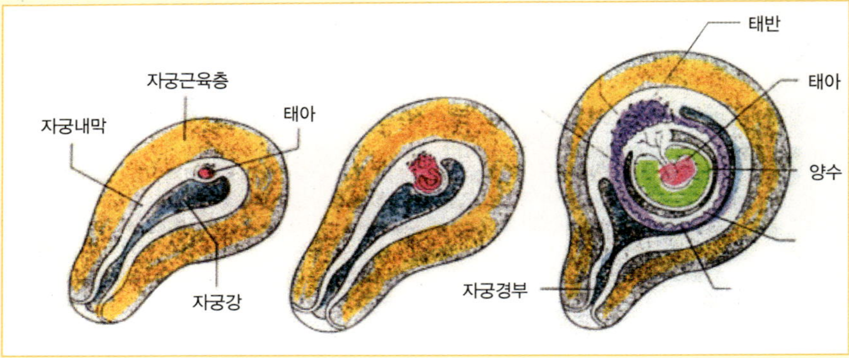

(f)

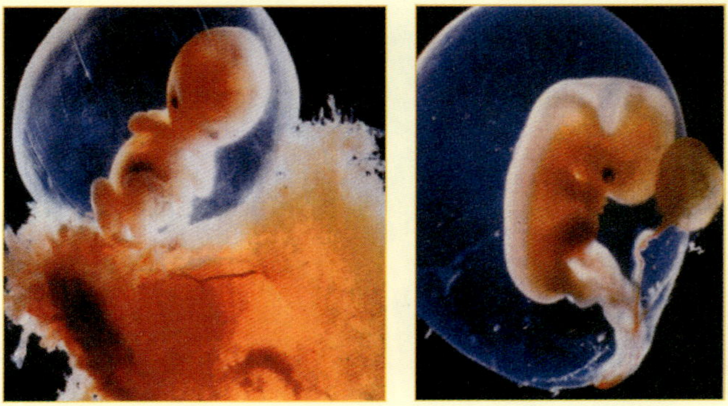

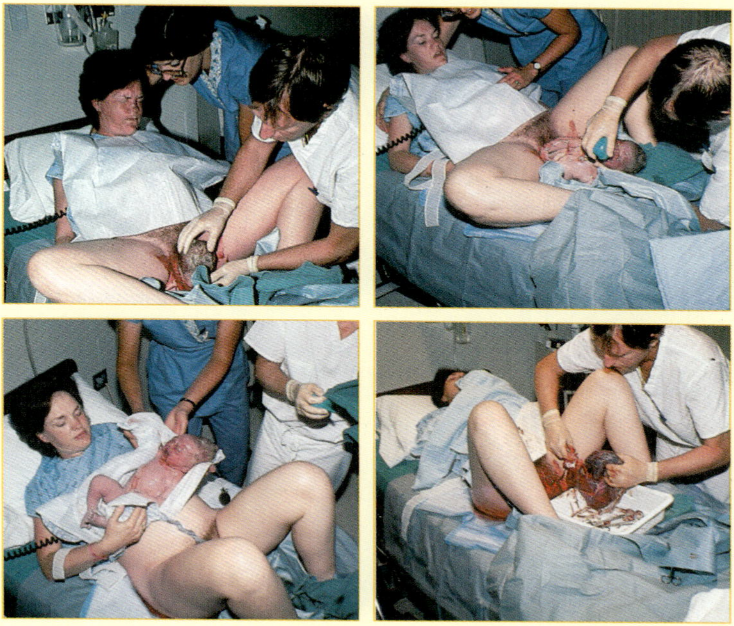

그림 5_9
분만의 실제 모습

4. 좋은 배아란?

배아(수정란)가 계속 세포분열을 함에 따라 조그만 세포로 나누어지게 되는데 이 작은 세포 하나를 할구라고 한다. 할구가 항상 똑같은 크기로 분열이 되는 배아(수정란)는 좋은 배아이며 할구의 크기가 균일하지 않고 크기에 차이가 있거나 또는 파편조각이 배아 안에 섞여 있는가에 따라 배아의 좋고 나쁨을 정하게 된다. 배아의 상태가 좋은 것은 임신과 직결이 된다. 즉, 양질의 좋은 수정란은 임신이 될 수 있는 가능성이 매우 높다.

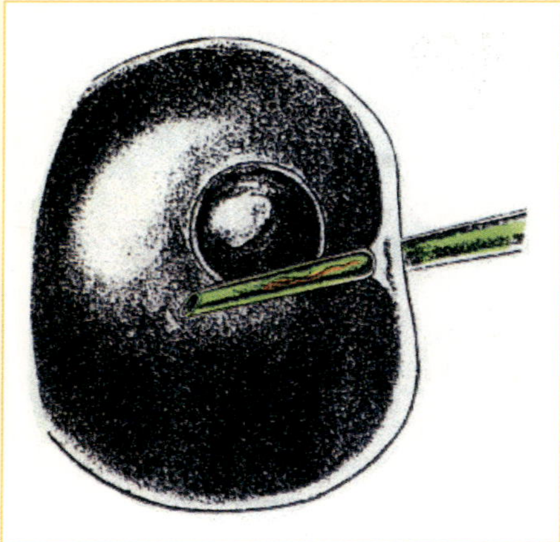

그림 5_10

ICSI (난자내 정자의 직접주입)

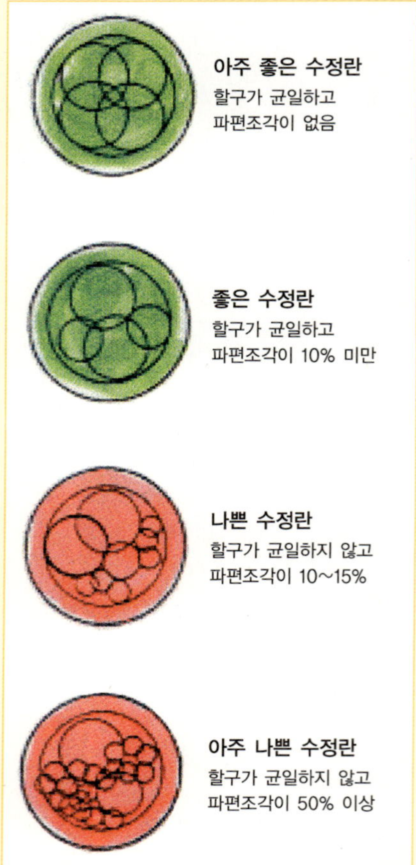

그림 5_11

좋은 배아와 나쁜 배아의 구별 방법

5. 체외배양시 영양세포의 공동배양

양질의 배아를 만들기 위한 노력은 끝없이 진행되고 있다.

배양액내에 난관세포나 자궁내막 세포를 같이 공동배양 시킴으로써 난관이나 자궁내막에서 분비되는 여러 가지 물질을 배양액내에 만들어내게 된다. 이러한 물질들은 배아의 발달을 돕게 된다.

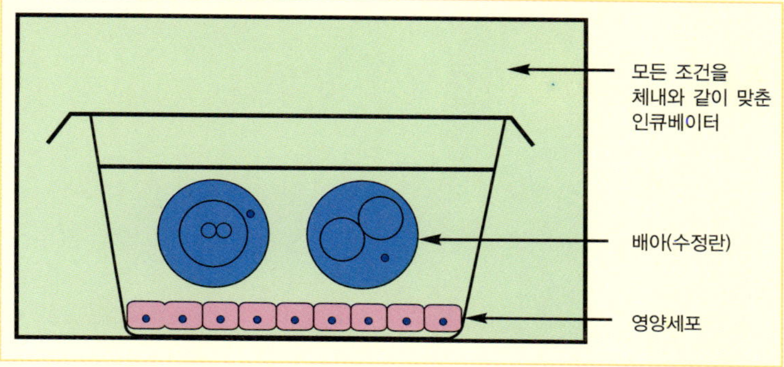

그림 5_12

배아를 영양세포와 같이 배양하는 모습

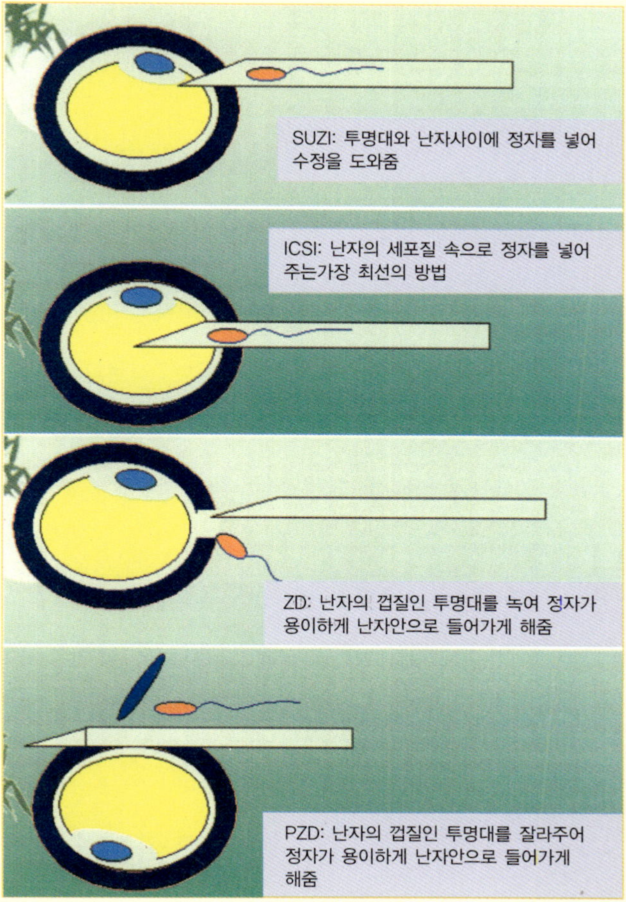

그림 5_13

수정을 도와주는 여러 가지 방법들

6. 수정을 도와주는 여러가지 방법들

정자와 난자를 합쳤을 때 수정이 일어나게 되는데 수정이 일어나지 않는 경우에는 수정을 돕는 여러 가지 방법들이 있다. 그림에서와 같이 가는 유리관으로 알껍질(투명대)를 녹여 주거나 제거해 주어 정자를 난자 주위에 접근시키거나 직접 정자를 난자내로 주입시키는 방법들이 수정을 도와주는 방법들이다. 최근에는 정자를 난자의 세포질에 직접 주입하는 ICSI라는 방법을 사용하고 있다.[표 5_4와 5_5]

<table>
<tr><td>ICSI</td><td>난자내 정자의 직접 주입(ICSI)을 하는 경우
1. 정자의 숫자가 아주 적은 경우
2. 선천성 수정관 결손
3. 염증이나 감염에 의한 폐쇄성 무정자증
4. 정관 복원수술에 실패한 경우
5. 난자의 껍질이 너무 두터워 수정이 안 되는 경우</td></tr>
<tr><td>MESA</td><td>정자가 나오는 정관이 없거나 막혀서 수술이 불가능한 경우 부고환이나 고환에서 직접 정자세포를 얻어서 직접 난자내에 주입하게 된다.
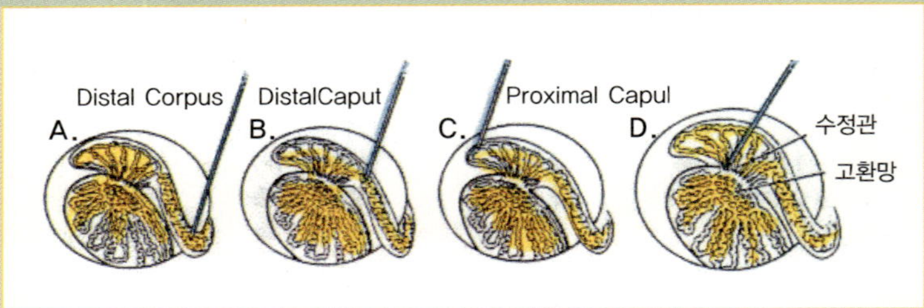
미세수술에 의한 부고환내 정자 흡입(MESA)을 하는 경우
1. 선천성 수정관 결손
2. 염증이나 감염에 의한 폐쇄성 무정자증
3. 정관 복원수술에 실패한 경우</td></tr>
</table>

표 5_4

수정을 도와주는 대표적방법인 ICSI와 MESA법.

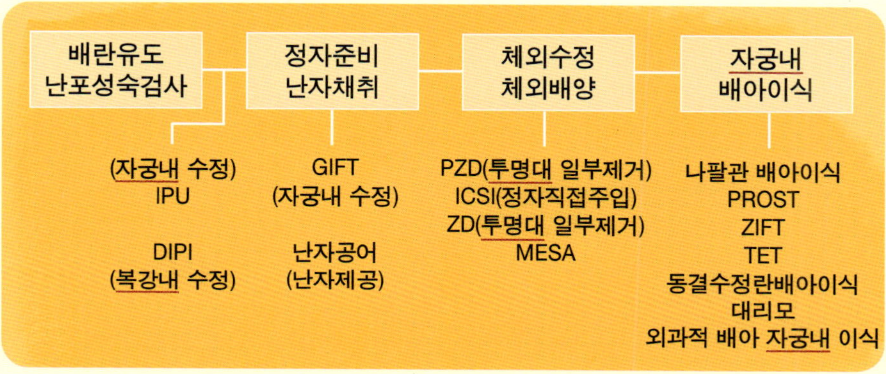

표 5_5

다양한 임신보조시술

[참고]

- 현재 정부지원 (불임부부지원)사업 신청대상자의 자격 (08년 기준)
- 법적 혼인상태에 있는 불임 부부로서, 체외수정시술을 요하는 의사진단서 제출자
  - 여성요인인 경우는 산부인과 전문의, 남성요인인 경우 비뇨기과 전문의 진단서 첨부
- 접수일 현재 부인의 연령이 만 44세 이하인자
- 도시근로자가구 월 평균소득 130% 이하인자
- 문의: 보건소, 보건복지부콜센터 (국번없이 129)

강의요약

- 여성의 생식기관은 크게 자궁과 난소로 나누고 이 자궁과 난소를 연결해 주는 것이 나팔관으로 자궁은 1개, 난소와 나팔관은 자궁의 양쪽에 각각 1개씩 2개가 있다.
- 남성의 생식기관에서 정자가 만들어지는 고환은 우리가 밖에서 만져 볼 수 있는 2개의 음낭이라는 주머니에 싸여 있다. 이곳에서 약 70일 걸려 정자가 만들어진다.

- 시험관 아기는 10달 동안 시험관에서 아기를 키우는 것이 아니고 수정 초기에 2~3 일 간만 시험관에서 키워 엄마의 몸속에 이식하는 것을 말한다.
- 시험관 아기의 원래 이름은 체외 수정 및 배아 이식(IVF- ET : In Vitro Fertilization and Embryo Transfer)이다.
- 시험관 아기 시술 대상자는 나팔관 원인에 의한 불임, 면역학적 불임, 원인미상의 불임, 인공수정, 배란유도와 인공수정시술에 여러번 실패한 경우에 의해 불임이 되는 사람들이다.
- 자연배란에서는 한 주기에 1개의 난자가 만들어지지만 시험관 아기 시술에서는 그 임신율을 높이기 위해 다수의 난자가 필요하다. 이 다수의 난자를 얻기 위하여 호르몬 제를 투여하게 되는데 이를 과배란 유도라고 한다.
- 과배란 유도의 방법에는 장기요법, 단기요법, 초단기요법, 자연배란주기법이 있다.
- 배아(수정란)가 계속 세포분열을 함에 따라 조그만 세포로 나누어지게 되는데 이 작은 세포 하나를 할구라고 한다. 할구가 항상 똑같은 크기로 분열이 되는 배아(수정란)가 좋은 배아이다.

참 고 자 료

1. 신경향 성의 과학 (월드사이언스) 저자: 추영국외
2. 여성건강 간호학(현문사)
4. 성과사랑 (정문각) 저자: 이종우
5. 생명과학(라이프사이언스) 저자 김명원
6. http://www.chaimc.co.kr/
7. http://www.ivfkorea.co.kr/

제 6 장

분만과 낙태

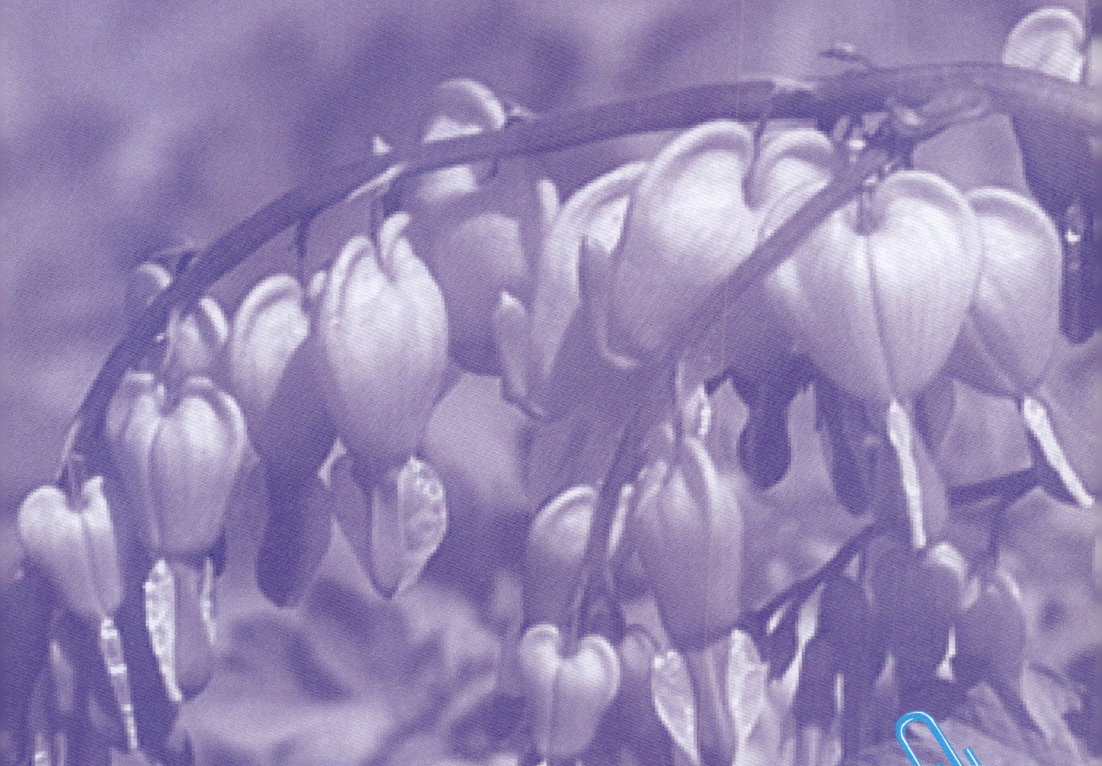

학 습 목 표

분만의 과정과 낙태법 및 부작용을 이해한다.

1. 분만의 단계와 새로운 출산법에는 어떤 것이 있는가 ?
2. 낙태의 실정과 부작용에는 어떠한 것이 알려져 있는가?

1. 분만

(1) 진통과 출산

분만이 가까워 지면 산모는 분만의 시작을 알리는 가진통(interim contraction)을 느끼기 시작한다.

처음에는 자궁수축이 그리 심하지 않은 불규칙적인 진통이지만, 점차 수축이 심한 규칙적인 진통으로 바뀌고 마침내 주기적인 진통의 패턴이 나타나게 된다. 분만을 할 때에는 자궁 경부(cervix)가 확장되어 태아가 산도(birth canal)를 따라 나오게 된다.

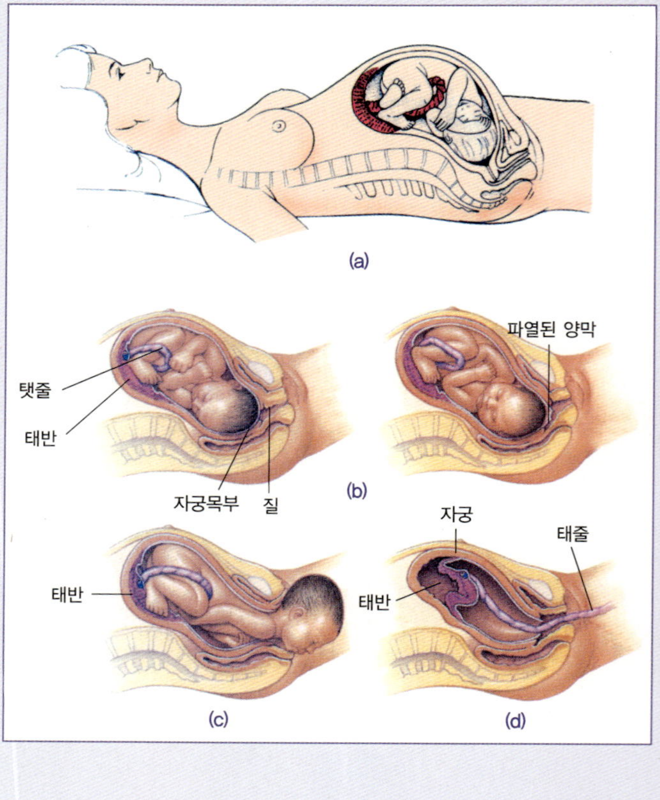

그림 6_1
진통과 분만시 태아의 이동
(a) 분만시 태아의 위치
(b) 확장기
(c) 만출기
(d) 태반기

● 분만의 과정은 3단계로 나뉜다.

1) 분만 제1기	◈ 자궁목부가 열릴 때까지 계속. 제일 긴시기. ◈ 초산시 8시간(12시간 이상도 있음)정도 이고 둘째 이후는 5시간 정도 소요된다. ◈ 혈액섞인 분비물나오(전징후 현상)고 양막 파열 된 후 양수가 나온다.(파수현상)
2) 분만 제2기	◈ 자궁목이 완전히 열려 태아가 완전히 빠져 나오는 시기. ◈ 잘 안빠져 나오면 회음부를 조금 찢는 수술을 한다.
3) 분만 제3기〔산후기〕	◈ 태반, 양막, 탯줄등이 배출될때 까지의 기간. ◈ 배가 고프거나 갈증난다.

◆ 양수란?

생명을 양육하는 신비한 온수. 약 알칼리성 액체.
바닷물에 가까움.
임신 16주: 100-200ml , 말기: 700-1000ml.
역할: ① 태아의 산도 통과시 윤활유 역할
② 임신부 넘어졌을 때 쿠션 역할
③ 태아에게 정상적인 온도 유지
④ 신체의 기관성장 도움
⑤ 세균성장 방해

(2) 산욕기와 모유

산욕기(puerperium)는 출산 후부터 여성의 생식기관이 임신 전의 위치와 상태로 돌아가는 약 6주 동안의 기간을 말한다. 산모는 이 기간 동안 신체적 변화뿐만 아니라 정신적 측면에서도 새로운 환경에 적응해야 한다.

미국의 경우 60%이상의 여성이 모유를 수유하고 있다. 특히 대학 졸업이상의 여성은 80% 이상이 모유 수유를 선호하고 있다. 모유 수유를 하는 산모가 신생아에 대한 긍정적인 사랑과 애착이 훨씬 강한 것으로 나타난다.

마스터즈와 존슨의 실험에서 모유를 수유하는 여성은 그렇지 않은 여성에 비하여 성감이 훨씬 발달되어 남편과의 성 생활을 활발하게 즐기는 것으로 밝혀졌다.

(3) 새로운 출산 방법

최근의 많은 부부들이 출산을 지극히 사적이고 개인적인 경험으로 받아들이고 싶어 하고, 병원측의 비인간적이고 상업적인 처우를 싫어하게 되면서 새로운 자연분만법 3가지가 인기를 끌고 있다.

1) 리드방법	1953년 영국의 의사인 리드(Read)에 의해 개발된 방법. **정의** : 진통의 두려움으로부터 벗어나 출산의 고통을 국소화 시키다는 것으로 즉, 진통에 의한 고통이 바로 출산의 중요한 경험 그 자체이므로 어떤 종류의 의학적인 조치도 필요하지 않다는 주장이다.
2) 라마즈 분만법 (자연 무통분만법)	**정의** : 라마즈 분만은 원래 파블로프의 조건 반사에 근거하여 러시아 의사들에 의하여 고안되었다. 이 분만법은 호흡법, 이완법, 연상의 방법으로 진통 중인 산모의 통증을 완화시키는 방법이다. 이 분만법의 주된 목적은 진통 및 분만 시의 고통을 경감시키고 분만이 보다 즐겁고 좋은 추억이 될 수 있도록 하는 것이다. 소리나 빛, 혹은 촉각 등의 감각도 경우에 따라 강도가 다르게 느껴질 수 있고, 고통에 대한 감수성도 피곤할 때와 기분이 좋을 때 다르듯이 정신 예방적인 훈련, 다시 말해서 호흡법 및 이완법을 사용하고 연상법을 이용하여 통증에 대한 감각을 훨씬 완화시키는 것이 라마즈 분만법이다. 라마즈 분만법의 또 다른 특징은 미래의 아버지가 적극적으로 분만과 진통에 참여하는 것이다. 그러므로서 임산부에게 남편의 따뜻한 보살핌으로 위안과 안정감을 주고 아버지에게는 한 가장으로서의 책임과 긍지를 심어 주는 것이다. 정신신체 운동과 특수호흡법을 이용하여 산모의 진통을 분산, 이완시켜 보다 편하게 분만하는 방법이다.
3) 수중분만법	**정의**: 심한 환경변화에 따른 신생아의 스트레스를 줄이기 위해 자궁환경과 비슷한 상태에서 분만하기위해 물속에서 분만하는 것. 이상과 같은 자연분만의 경우 남편도 분만과정에 적극 참여하는 것을 권한다. 모든 분만과정을 남편이 지켜봄으로써 함께 가족이라는 개념을 다시 한번 생각할 수 있는 기회를 갖는게 바람직하다.

보충학습

라마즈 분만법

목 적	진통 및 분만시의 고통을 경감시키고, 분만이 보다 즐겁고 좋은 추억이 되도록 하는데 있다.
특 징	수술에 의해서 인위적으로 고통을 줄이는 무통분만과는 달리 산모의 노력에 의해서 고통을 줄인다.(감통 분만법) 출산중의 진통을 모두 없앨 수는 없지만 마음과 신체를 능동적으로 활용하여 진통 중의 통증을 경감시킨다.(정신예방분만법)
구 성 요 소	[연상법] 기분 좋은 때를 연상하여 endorphin(;엔돌핀-morphine과 비슷한 물질로써 체내에서 분비되며, 보통 임신말기가 되면 뇌에서 분비되는 양이 증가)의 분비를 증가시켜 통증에 대한 감응 수준을 훨씬 높이는 것이다. 연상소재 (기분 좋은 연상)가 정적인 것이어야 한다. ex) 한적한 바닷가에 앉아 파도를 감상하는 장면, 신혼여행의 즐거움, 부부가 함께 자장가를 부른다. 평소에 연상하는 습관을 기르는 것이 중요하다. [이완법] 온몸의 긴장을 풀어서 진통 전기간 동안의 에너지 소비를 줄이고 몸에 relaxin(릴락신)을 분비함으로 endorphin(엔돌핀) 생성을 도모, 통증에 대한 감응 수준을 높인다. • 방법 : 머리에서 발끝까지 힘을 뺀다. • 요령 : 관절을 움직이는 방향대로 이완시킨다. ① 전기 (자궁문의 2~3cm 개대시) 준비기(분만 전기)에는 자궁구가 0~3cm 정도 열리고 진통은 약 5분 간격으로 오며 30초 정도 지속된다. 소요시간은 6~7시간이다. 먼저 깊은 호흡을 한다. 그 다음 기본 호흡을 하는데 코로 깊이 들이 쉬면서 〈하나 둘〉, 입술을 오므리고 천천히 내쉬면서 〈하나 둘〉하고 속으로 되뇌이면서 완만하게 숨을 쉰다. 30초에 여섯번 반복하고 마지막에 깊게 심호흡 한다.② 중기(자궁문이7~8cm개대시) 자궁구는 3~8cm 정도 열리고 진통은 보통 2~3분 간격으로 1분 정도 지속된다. 이때는 진통의 주기를 타기 어려우므로 비교적 얕고 빠른 호흡을 한다. 속도는 1초동안 들이 쉬고 1초동안 가볍게 입을 벌리고 호흡한다. 진통이 너무 강하게 오면 리듬을 잠시 깨뜨리고 심호흡을 해도 된다. * 호흡수 1.5 * 향수향을 맡듯이 (과호흡에 주의) * 진통이 시작되면 심호흡을 크게 한 뒤 빠른 흉식 호흡

③ 후기 호흡 (자궁문이 완전 개대시)

진통의 극기에 자궁구는 8~10cm으로 벌어진다. 진통은 1~2분 간격으로 자주 오고, 강하게 1분 이상 지속된다. 자궁구가 많이 열리고 아기의 위치가 많이 내려오므로 힘을 주고 싶을 때도 있다. 하지만 전개대 (자궁구가 10cm 열리는 것)가 되기 전에는 힘 을 주지 않는 것이 좋다.

그러므로 무리하게 힘이 들어갈 때 이를 극복하기 위해선 짧게 헐떡거리듯 〈히히〉하고 들이쉬었다가 〈후〉하고 내쉬는 호흡을 한다. 이때 허리에 심한 통증을 느낄 수 있으므로 남편이 허리를 눌러 주거나 문질러 주어 통증을 감소 시킨다.

* 중기 호흡과 같다. 3번에 한번씩만 한숨 쉬는 듯한 호흡

* 일명 : 히 - 하 - 후 호흡

④ 만출기 호흡 (힘 주기)

만출기란 자궁구가 완전히 열리고 파수가 되었을 때를 의미한다. 진통은 더 자주 강하게 온다.

진통이 오기 시작하면 코로 깊이 숨을 들이 쉬고 숨을 멈춘 뒤에 대변 보듯이 〈응〉하고 가능한 한 길게 밑으로 힘을 준다. 연습시에는 무리하면 조산의 위험이 있으므로 무리한 연습을 피한다.

* 심호흡을 한 다음 최대한 숨을 들이마시고 화장실에서 대변보는 느낌으로 힘을 준다.

* 한 진통에 3~5회 실시한다.

⑤ 발로기 호흡법(힘빼기)

아기의 머리가 나오기 시작할 때는 힘을 주어서는 안된다.

이때 무리한 힘을 주면 아기가 급히 빠져나와 회음열상이 생기기 쉽다.

아기의 머리가 나오기 시작하면 의사나 간호사가 힘을 빼라고 한다.

이때는 〈하,하,하〉하고 짧고 빠르게 호흡을 하면서 전 신에 힘을 빼야 한다.

그러면 아기는 천천히 자궁 밖으로 밀려나오게 된다.

* 호흡 연습시 유의 사항

1. 입 마름 방지를 위해 입은 다물고 코로 (폐 확장) 호흡한다.
2. 정확한 속도를 익히기 위해 꾸준히 연습한다.
3. 모양, 크기를 감안해서 끝이 둥근 모양의 호흡을 한다.
4. 과호흡은 피한다.

호흡법

호흡법이란?

호흡법은 분만 중에 긴장으로 불규칙해지는 호흡의 리듬을 규칙적으로 바꾸어 분만을 원활하게 할 수 있도록 돕는다.

호흡법에는 흉식호흡과 복식호흡이 있는데 라마즈에서의 호흡법은 흉식호흡을 이용하게 된다.

흉식호흡이란?

흉식호흡은 흉곽을 넓히거나 좁혀서 폐의 용량을 변화시키는 것이다.

	흉식 호흡을 하게 되면 흉골이나 늑골을 움직이기 쉽고 호흡의 횟수도 늘어나므로 분만시에 많은 도움을 준다.
이완법	**이완법이란?** 임산부에게 출산이 닥치면 자연히 긴장하게 되고 이로 인해 자궁 입구의 근육이 긴장하게 되면 아기가 빠져나오기 힘들게 된다. 이완법은 자궁 입구의 수축이나 경직, 긴장을 완화시켜 아기가 안전하게 나올 수 있도록 도와준다. 이 방법은 진통과 진통 사이에 다음 진통을 대비해 몸을 풀어주는 동작을 반복하는 것이다. 이완법에서는 대개 남편이 근육을 풀어주고, 산모 자신도 남편의 도움을 받기 위해 심리적인 준비를 한다. **이완법의 특기사항** 이완은 신체의 특정 부위에서 힘주기와 힘빼기를 연습한다. 이때, 손목, 팔꿈치, 어깨, 발목, 무릎, 고관절, 어깨의 순으로 한다. 특히 고관절은 분만시 중요하므로 특히 신경 쓰도록 한다. **이완법의 연습체위는?** 이완 연습을 할때에는 이완의 기본자세인 심스체위(옆으로 누워 아랫쪽 팔과 다리를 뒤로 빼고 윗쪽 다리를 약간 구부리는 체위)에서 하도록 한다. **심스체위는 이런 점이 좋아요.** 심스체위는 임신 말기에 여러면에서 좋다. 특히 오른쪽 자궁에 자궁혈관이 많으므로 왼쪽으로 눕도록 함으로써 태아에게로 산소 공급을 늘여줄 수 있다. **부위별 이완법** [손목의 이완] 남편이 옆으로 누운 임산부의 앞쪽에 앉는다. 먼저 임산부의 오른쪽 손목을 남편이 왼손으로 받친 상태에서 임산부의 손끝을 잡아 부드럽게 천천히 위 아래로 움직인다. 이때 임산부는 손목의 힘을 뺀다. 이후 동일한 방법으로 왼쪽을 실시한다. [팔꿈치 및 어깨의 이완] 남편이 오른쪽 팔꿈치는 왼손으로, 오른쪽 손목은 오른손으로 받친 후 관절방향으로 오므렸다 폈다 한다. [목의 이완] 바로 누운 상태에서 남편이 임산부의 옆에 무릎을 꿇고 앉는다. 남편은 두손으로 임산부의 목을 받쳐 들고 부드럽게 들어 올렸다 내리기를 반복한다.

〈정상 분만, 좌식분만, 수중분만의 비교〉

		정상분만	좌식분만	수중분만
방법		일반적인 침대에서 진통을 겪고 분만대에서 분만함	공, 띠, 그네 등의 기구를 이용하여 좌식으로 진통을 겪고 분만시에는 분만대나 특수한 좌식분만대에서 분만	체온에 가까운 물에서 좌식으로 진통을 겪고 수중에서 분만을 시행
편리성	의료측면	현대의료적 방식으로 익숙하고 편리하며 의료적 개입이 매우 쉬움	과거의 자연스런 분만 방식이지만 의료인 개입이 어려움	별도의 공간과 복잡한 준비로 인해 번거롭고 의료인 개입이 어려우며 환자의 배설물 처리가 문제
	환자측면	안정감은 있으나 피동적, 의존적이며 역동적이지 못하여 지루함	매우 능동적이고 적극적 분만법이지만 안정감이 없고 통증이 심할 때 지속하기 매우 곤란	안정감이 있고 통증을 경감시키며 지속성이 매우 좋으며 근육이완 효과로 진통시간을 단축
	가족 분만 가족 입회	제한 없이 가능하나 진통과 분만에 부분적 개입 가능	제한없이 가능하나 진통과 분만에 부분적 개입 가능	제한없이 가능하며 진통과 분만에 적극 개입 가능
	무통 분만	시술가능	시술 불가능	시술 불가능
	VBAC	시술가능	시술 불가능	시술 불가능
	분만직후 수유	가능	가능	가능
	남편의 탯줄 절단	가능	불가능	가능
안전성	태아와 산모 상태 지속적 감시	가능	불가능	가능
	분만 1기, 2기의 단축 효과	분만 1기에는 영향이 없으나 분만 2기에는 단축효과 있음	분만 1기, 2기 단축효과 있음	분만 1기 단축효과는 있으나 2기에 대한 효과는 의문시
	태아의 부작용	거의 없음	거의 없음	태아의 질식, 가사상태, 감염 등이 발생 가능함
	질 및 산도 손상	거의 없음	발생 가능	발생 가능
	태아와 산모의 위기 상황 시 대처능력	매우 우수함	보통	매우 좋지 않음

정상분만

	정상분만	제왕절개 수술	VBAC
방법	진통을 겪고 질을 통해 분만	복부와 자궁절개를 통해 분만	과거에 제왕절개 수술을 한 사람에서 진통을 겪고 질을 통해 정상 분만
조건	① 시설: 분만실, 아기방, 회복실 ② 인력: 분만 팀	① 시설: 수술실, 마취기, 아기방, 회복실 ② 인력: 수술, 마취 팀	① 시설: 분만실, 수술실, 마취기, 아기방, 회복실 ② 인력: 분만, 수술, 마취 팀 ③ 전자태아감시를 계속하고 이상 시 5분 안에 수술을 하여 태아를 구출 할 수 있는 시스템 구축
장점	① 진통 시 통증은 있으나 분만 후 통증이 급격히 완화 ② 분만 즉시 활동이 가능하므로 입원기간이 짧음 ③ 수유가 바로 가능함 ④ 수술에 비해 출혈이 적어 산후 건강관리에 장점	① 질과 자궁의 변형을 초래하지 않음으로 방광, 직장의 기능 이상을 초래하지 않으며 자궁의 외번을 초래하지 않음	① 정상 분만과 같음
단점	① 질이 늘어지고 자궁이 하강하여 방광과 직장의 기능에 이상 초래함 ② 자궁경부의 외번을 초래하여 냉이 증가함	① 수술 후에 통증이 수일 지속됨 ② 수술 후에도 입원 및 통원 치료 기간이 연장됨 ③ 많은 경우 수유가 지연되면서 젖의 양이 줄어들 수 있음 ④ 분만에 비해 출혈양이 많고 감염의 기회도 많음	① 제왕절개 수술자리가 벌어져서 생기는 합병증을 막기 위한 시설과 인력이 필요함 ② 통증제거와 가족 분만 등의 제한 ③ 그 외는 정상 분만과 같음
위험성	① 비교적 매우 적음	① 수술과 마취에 따른 출혈, 감염, 혈전, 양수 색전증 등	① 매우 드물지만 일단 제왕절개 수술 자리가 벌어지고 태아가 복강으로 만출되면 산모와 태아 모두 매우 위험

2. 낙태

최근의 의학 기술의 발달로 낙태는 임신 8주에서 12주 사이에 큰 어려움이 없이 실시되고 있는데 가장 많이 사용되는 방법이 MR키트(월경조절기구)를 이용한 진공흡입법(extraction, aspiration)으로 자궁안의 내용물을 진공으로 모두 제거하는 방법이다.

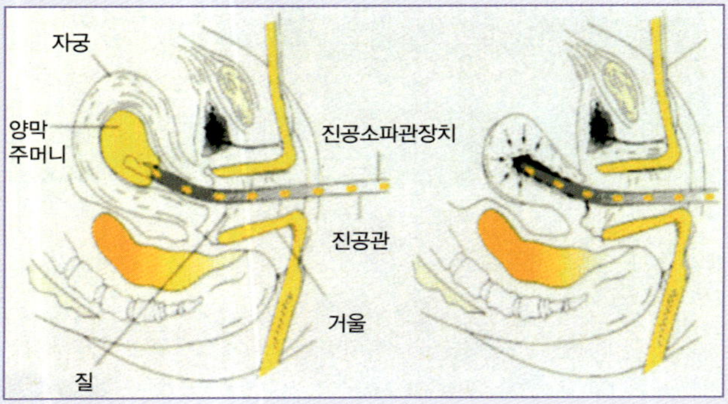

그림 6_2
진공흡입법

일반적으로 시술시간은 약 15분 정도이고 3시간 이내에 회복된다. 만일 임신 3개월이 지나면 태아가 너무 커져서 위의 2가지 방법으로는 수술할 수 없으므로 식염수세척(saline injection)방법을 통하여 양수의 일부를 20-25%의 식염수로 대치시키거나 30-40%요소등의 고장액을 양막내의 양수와 치환시켜 태아를 조기에 유도 분만하는 방법을 택하고 있다.

(1) 낙태에 관한 견해

낙태법의 합법성을 주장하는 사람들의 목적은 여성 스스로 낙태를 선택할 수 있는 권리를 주장하며 원치 않는 출산으로부터 해방시켜 주고, 여러 가지 사회문제를 일으키는 혼인외 출생자의 출생을 막는데 있다.

이에 비해 낙태법을 반대하는 사람들은 낙태가 바로 살인행위라고 규정짓고 생명의 존엄성이라는 명분을 내세운다.

1) 한국의 실정

우리나라의 경우도 낙태는 피임의 한 방법이 아니라 어린생명을 죽이는 명백한 살인이며, 낙태를 요구한 여성뿐만 아니라 낙태시술을 한 사람도 형법상 처벌을 받도록 규정하고 있다(형법 제27장). 그러나 낙태에 관한 견해가 찬반으로 엇갈리고 있으며 피치 못할 상황이라는 것이 제기되고 있다.

그래서 피치 못할 상황을 모자보건법에 제정하여 낙태의 허용한계를 정해 놓고 있다(모자보건법 제 14조).

그러나 모자보건법에 제정되어 있는 피치 못할 상황 때문에 낙태를 하는 사람의 수가 상대적으로 적은 것이 우리의 현실이다. 더구나 일부 산부인과 의사나 돌팔이 의사들이 불법으로 성 감별을 실시하여 여아의 낙태를 유도하고 있다. 1996년 전국 20개 산부인과 병원에서 낙태시술을 한 사람을 대상으로 낙태 이유를 조사한 자료에 따르면 법적으로 허용하지 않은 낙태의 사유(85.5%)로는 다음을 들 수 있다.

① 자녀를 원하지 않기 때문(54.2%)

② 미혼 여성이기 때문(16.3%)

③ 자녀의 나이 터울 조절을 위하여(9.1%)

④ 경제적 어려움(5.9%)등

한편 법적으로 허용하는 낙태 사유로는

① 임신중 약물 사용(7.4%)

② 산모의 건강 악화 우려(4.6%)

③ 방사선 촬영으로 인한 기형아 출산우려(1%)등 이었다.

결과적으로 낙태와 피임은 아주 밀접한 관계가 있는 것으로 보인다.

낙태방지를 위해서는 우선 생명에 대한 경외심과 더불어 인간존중에 관한 정신적 교육이 강화되어야 하며, 낙태의 부작용이 얼마나 심각한지를 인식시켜야 한다. 그런 다음에 피임에 대한 정확한 인식과 피임을 위한 부부상호간의 협조가 이루어져야 한다.

(2) 낙태의 부작용

현재 시행되고 있는 낙태수술은 산모의 자궁속에 기구를 삽입해 태아와 태반이 완전히 제거될 때까지 조금씩 뜯어내는 시술이다. 즉 자궁의 길이를 재는 기구와 의사의 감각에 의해 해당부위를 제거한다.

따라서 수술로 인한 부작용이나 합병증의 위험성이 항상 도사리고 있다.

여성의 자궁경부는 임신하게 되면 본능적으로 생명을 보호하기 위해 굳게 닫혀 있는데, 낙태 수술을 위해 무리하게 열 경우, 자궁경부 열상, 출혈 등으로 다음 임신때 유산 및 조산 할 가능성이 높아진다.

실제로 불임의 원인인 습관성 유산의 절반 이상이 낙태(인공유산)의 부작용 때문인 것으로 우리나라에서 조사 된 바 있다. 낙태 후 여성들은 상실감, 죄책감, 성적장애, 임신에 대한 두려움 같은 정서적 후유증을 겪기도 한다.

강의요약

- 분만이 가까워지면 산모는 분만의 시작을 알리는 가진통(interim contraction)을 느끼며 불규칙적으로 진통이 느껴지다가 마침내 주기적인 진통이 나타나게 된다.
- 분만의 과정은 분만 제1기, 분만 제2기, 분만 제3기의 3단계로 나뉜다.
- 분만 제1기는 목관확장기 라고 하며 자궁목부가 열릴 때까지의 시기를 말한다.
- 분만 제2기는 만출기 라고 하며 자궁목이 완전히 열려 태아가 완전히 빠져 나오는 시기를 말한다.
- 분만 제3기는 산후기 라고 하며 태반, 양막, 탯줄이 배출 될 때까지의 시기를 말한다.
- 산욕기(puerperium)는 출산 후 부터 여성의 생식기관이 임신 전의 위치와 상태로 돌아가는 약 6주 동안의 기간을 말한다.
- 자연분만법은 3가지가 인기를 끌고 있는데 첫 번째는 리드방법이며, 두 번째는 라마즈분만법, 세 번째는 수중 분만법이다.
- 낙태는 최근 의학 기술의 발달로 임신8주에서 12주 사이에 큰 어려움이 없이 실시되고 있는데 가장 많이 사용되는 방법은 MR키트(월경조절기구)를 이용한 진공흡

입법으로 자궁 안의 내용물을 진공으로 모두 제거하는 방법이다.

- 낙태에 대한 부작용은 산모의 자궁속에 기구를 삽입하여 태아와 태반이 완전히 제거될 때까지 조금씩 뜯어내는 시술이기 때문에 자궁경부 열상, 출혈, 유산등이 발생한다. 또한 낙태 후 여성들은 상실감, 죄책감, 성적장애, 임신에 대한 두려움 같은 정서적 후유증을 겪기도 한다.

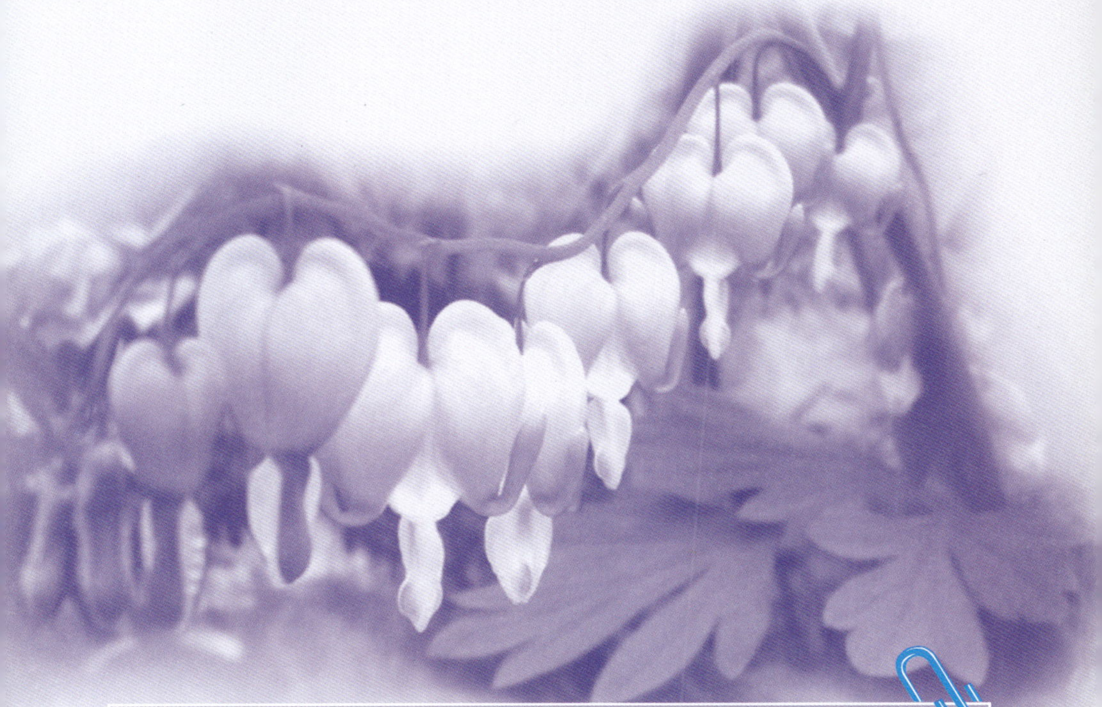

참고자료

1. 신경향 성의 과학 (월드사이언스) 저자: 추영국외
2. 여성건강 간호학(현문사)
4. 성과사랑 (정문각) 저자: 이종우
5. 생명과학(라이프사이언스) 저자 김명원
6. http://www.similac.co.kr/HTML/pregnancy_month1.htm
7. http://www.sangsaeng.org/

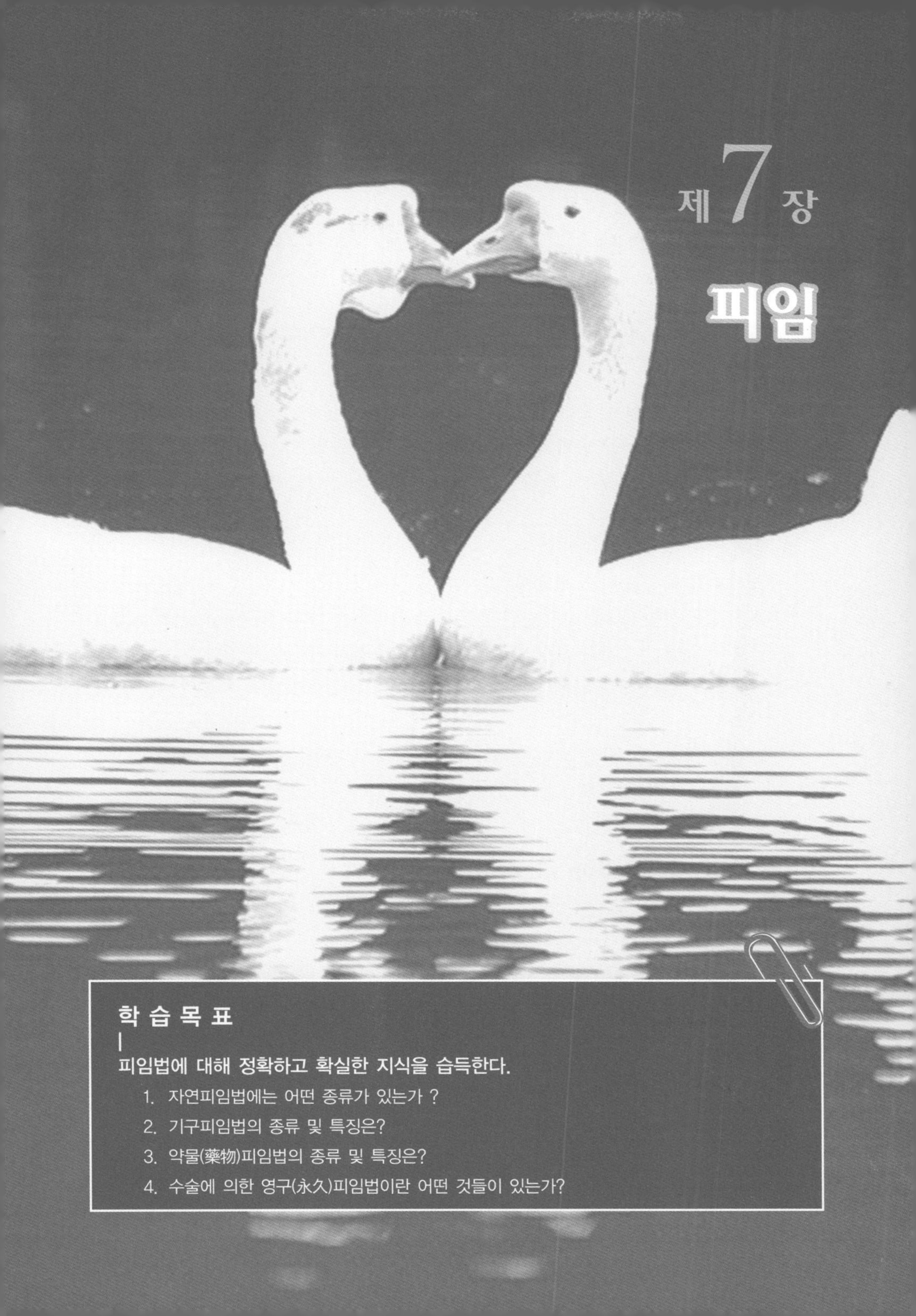

제 7 장

피임

학 습 목 표

피임법에 대해 정확하고 확실한 지식을 습득한다.

1. 자연피임법에는 어떤 종류가 있는가 ?
2. 기구피임법의 종류 및 특징은?
3. 약물(藥物)피임법의 종류 및 특징은?
4. 수술에 의한 영구(永久)피임법이란 어떤 것들이 있는가?

1. 여성의 생식기관과 남성의 생식기관

(1) 성교중단법

1) 원리

이 방법은 정상적인 성교를 하다가 남성이 사정 직전에 질로부터 음경을 빼내어 질 밖에서 사정을 하는 방법이다. 인류가 알고 있는 자연피임법중 가장 오래된 피임법으로 현재 전 세계적으로 많은 남성들이 즐겨 사용하는 방법이기도 하다.

2) 문제점

① 성교시 쾌감을 다소 저해시킬 수 있다

② 전체 남성의 1/4은 사정전의 흥분으로 분비되는 쿠퍼선(Cowper,s grand)을 통해 활발한 정자가 소량 방출 될 수도 있어 임신 가능성이 있다.

③ 만약 임신이 되면 남성은 임신을 인정치 않고 여성의 도덕성을 의심할 소지가 있다.

④ 장기적으로 사용할 경우 남성에게서는 조루와 같은 성기능장애가 나타나기도 하고 여성에게서도 성적장애가 올수 있다.

(2) 리듬 조절법(Rhythm control)

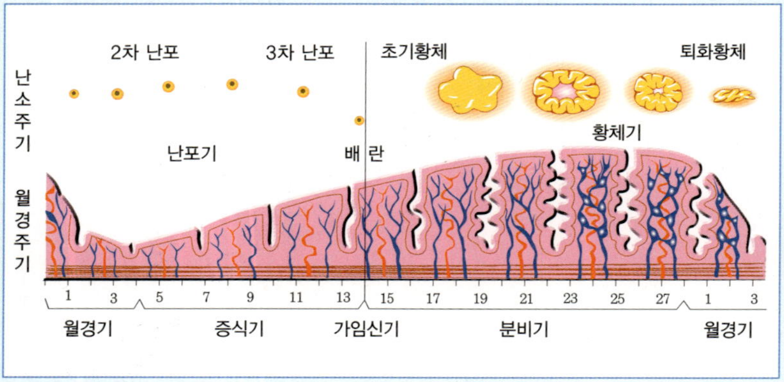

그림 7_1 여성의 난소주기를 이용한 리듬 조절법

1) 원리

로마 가톨릭 교사가 공식적으로 인정하는 유일한 피임법. 리듬조절이란 여성의 배란 기간을 예측하여 이 기간 동안에는 성교를 하지 않는 방법이다. 임신기 즉, 배란일을 전후로 2-3일간을 피하는 원리이다.

2) 문제점

① 여성에 따라 월경주기가 다르고 일정하지 않아 정확한 배란일을 계산해 내기가 어려워 비효과적이다.

② 여성의 자궁이나 난관에서 5-6일 혹은 그 이상 생존 가능한 정자가 있을 수 있다.

(3) 기초 체온법(Basal body temperature: BBT)

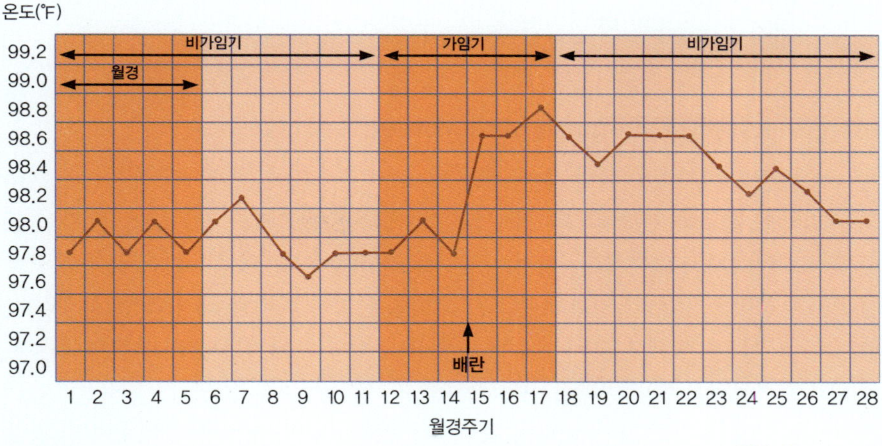

그림 7_2
기초체온법에 의한 그래프

1) 원리

뇌하수체 전엽에서 분비되는 난포자극호르몬(FSH)의 작용으로 난포호르몬이 분비되는 동안 체온이 저온상태로 되고, 난포가 성숙하여 배란이 되면 황체가 형성되어 황체호르몬이 분비되는데 이 호르몬이 시상하부의 체온 조절중추에 작용하여 체온을 0.5℃ 상승시킨다. 고온 상태는 약 2주간 계속되고 배란후 약 2주후에 황체가 퇴화되면 황체호르몬의 분비가 중지되어 체온은 다시 저온 상태로 내려가는 동시에 월경이 시작된다.보통 저온상태의 최종일과 고온 상태의 경계에서 체온이 저온 상태보다 더 떨어지는데 이 날을 "저온 함락일"이라고 한다. 일반적으로 배란은 "저온 함락일"을 기점으로 전후 이틀 사이에 일어난다. 따라서 고온기를 맞이한 4일 이후부터 다음 월경이 시작되기 전까지의 약 10일간이 안정일이라 할 수 있다.

2) 문제점

① 온도차이가 0.5 에 불과하므로 소수점 첫째 자리까지 측정 가능한 온도계를 준비해 야한다.

② 기초체온을 매일 측정해야 하는 인내심이 요구 된다.

③ 감기와 같은 발열성 질병에 걸렸을 때에는 기초체온을 측정하기가 불가능하다.

④ 여성의 기초체온표를 정확히 해석하기가 쉽지 않다.

(4) 경부 점액법(Billings ovulation method)

1974년 빌링스 박사에 의하여 제안된 방법으로 배란주기에 따라 자궁경부에서 분비되는 점액의 탁도와 점도에 의해 배란일을 측정하는 방법으로, 신뢰도가 큰 자연 피임법으로 인식되고 있다. 모든 여성은 월경이 끝난 후부터 몇 일 동안은 점액이 전혀 분비되지 않아 질 내부가 비교적 건조한 상태를 유지하고 배란 되기 몇 일 전부터 점액이 분비되기 시작한다. 초기의 점액은 흰색을 띤 끈끈한 점착성의 물질이나 점차 색깔이 엷어지다가 배란 24시간 전에는 달걀 흰자와 같이 거의 투명하고 미끈거리는 점액으로 변한다. 배란 후에는 다시 흰색으로 변하거나 더 이상 점액이 분비되지 않아 점액이 분비되기 시작하는 날부터 투명한 점액이 분비되는 날 다음부터 3일 정도 성교를 피하면 피임이 가능하다.

1) 문제점

① 남성의 정액과 자궁경부 점액을 구분하기 위해서 건조한 날이 계속 되거나 점액 분비물이 변하지 않을 동안에는 매일 성교를 피한다.

2. 기구피임법

(1) 콘돔(Condom)

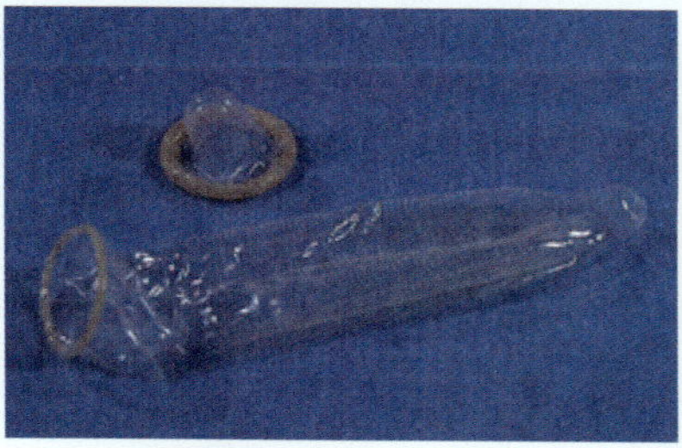

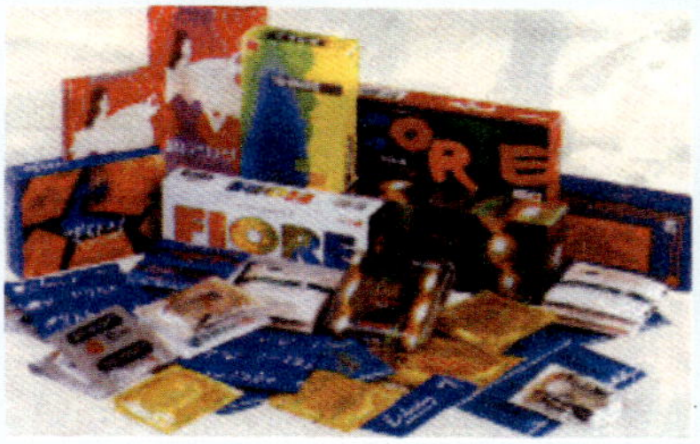

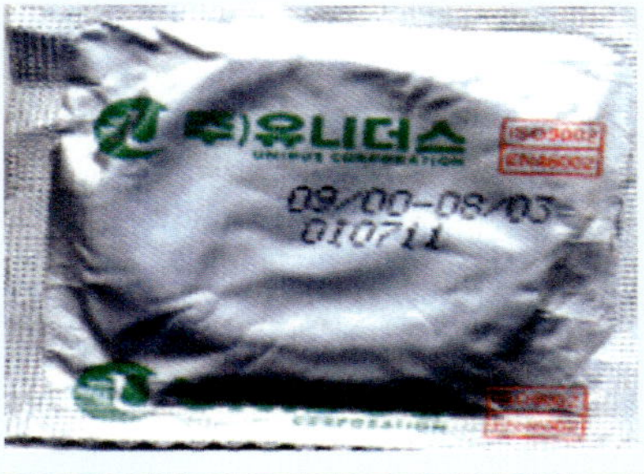

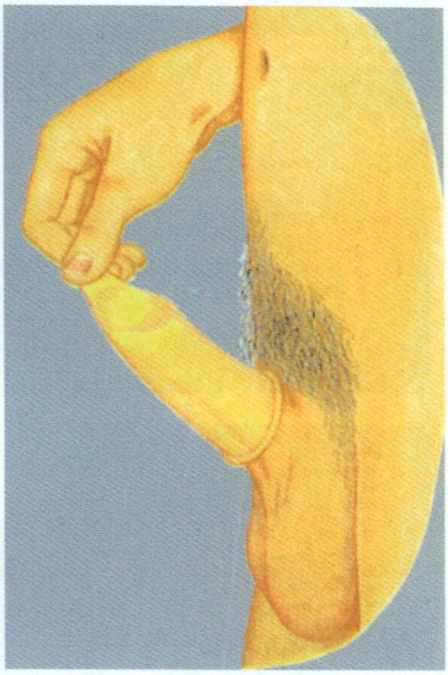

그림 7_3

남성용 콘돔의 형태

콘돔의 역사는 18세기 이탈리아 해부학자 팔로피우스가 사용한 것으로부터 시작되는데, 본래의 목적은 피임보다는 임질과 같은 성병을 예방하기 위해서였다. 현재 사용되는 것은 매우 얇고 질긴 라텍스 고무로 만들어져 있다. 콘돔에는 크게 2종류가 있는데 하나는 끝에 돌출부가 없는 둥근형이고 다른 하나는 끝부분에 정액을 모을수 있도록 작은 돌출부가 있다. 콘돔은 성교전의 전희때 발기한 음경을 덮은 후 풀어내린다.

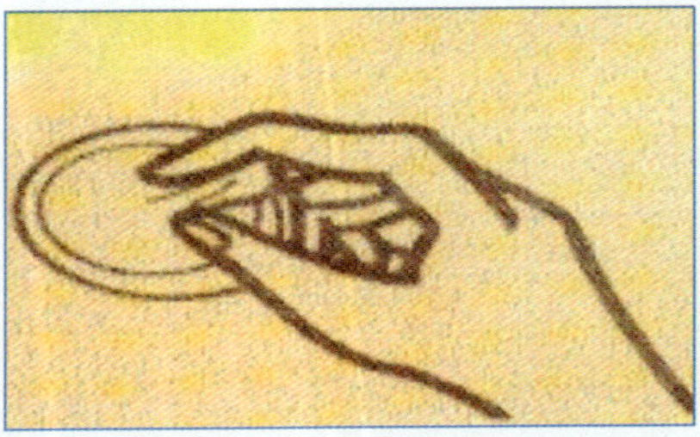

1. 앞 부분을 살짝쥐고 공기를 뺀다

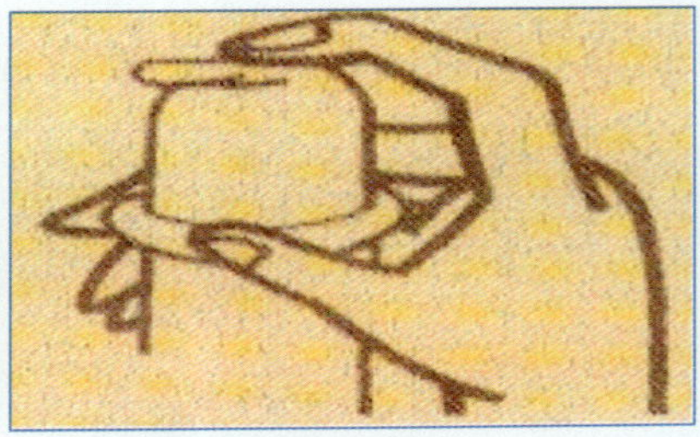

2. 발기한 페니스에 살며시 씌운다

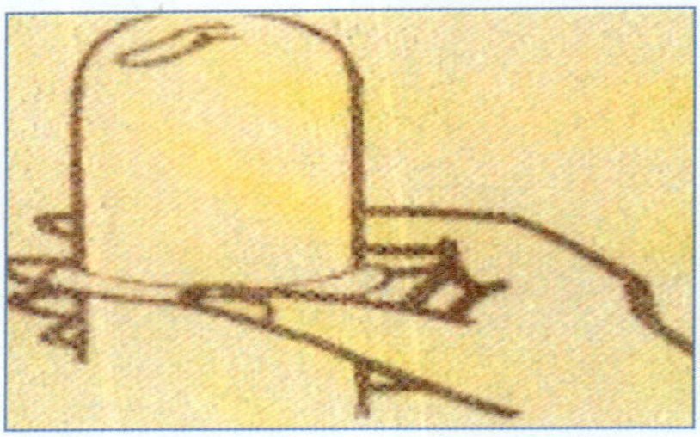

3. 말려있는 부분을 조금씩 끌어당겨 내린다

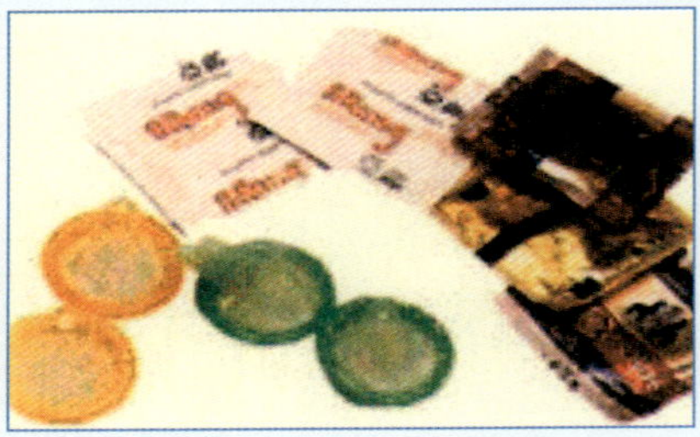

콘돔의 세부 형태

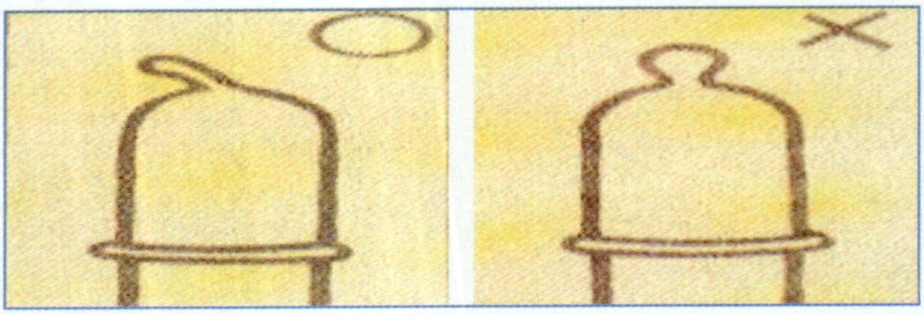

*주의:앞 부분의 공기를 빼내지 않으면 벗겨지기 쉽다.

그림 7_4

콘돔 착용 방법

만일 콘돔이 찢어졌으면 즉각 살정제 거품이나 젤리를 이용하여 질내에 남아 있는 정자를 죽이거나, 모닝 애프터 필이라는 다량의 에스트로겐이 함유된 알약을 약 5일간 복용하면 임신을 막을 수 있다.

1) 문제점

① 성교시 찢어지거나 벗겨지면 피임에 실패할 수 있다.

② 오래되면 재질이 변할 수 있으니 제조일자 필히 확인 해야 한다.

③ 여성의 질 윤활액의 분비가 극히 적을때는 콘돔사용이 어려울 수 있다.

④ 성교시 음경과 질사이의 성적 촉감을 떨어뜨린다.

(2) 페미돔 (Femidom)

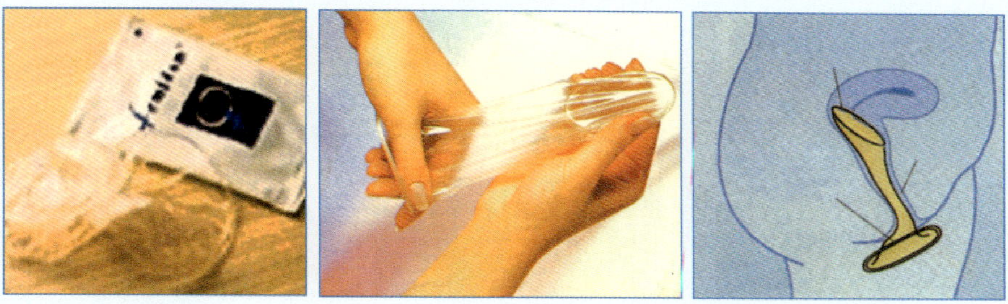

그림 7_5

여성용 콘돔의 형태

특징: 남성용 콘돔에 비해 잘 찢어지고 않고 많은 부분을 덮어주므로 효과가 좋으나 미혼 여성들은 착용이 약간 불편하다.

최근에 등장한 여성용 콘돔으로 일반 남성용 콘돔과는 달리 라텍스 고무가 아닌 폴리우레탄으로 만들어져 재질이 강하고 부드럽다. 둥근 플라스틱 링이 달려 있어 여성의 질 내부를 감싸 정자의 침입과 AIDS나 성병확산을 차단시켜 준다. 여성용콘돔은 성교전에 탐폰처럼 삽입하면 된다.

남성들이 콘돔사용을 기피하는 요인인 조임현상과 사정직후 성교를 중단해야하는 단점을 보완한 것으로 사용 후 남녀의 성만족도를 조사한 결과 70%이상이 평상시와 같았다고 했다. 1995년 첫 시판이후로 그 수요가 날로 확산되고 있다.

그림 7_6

여성용 콘돔(페미돔)의 사용법

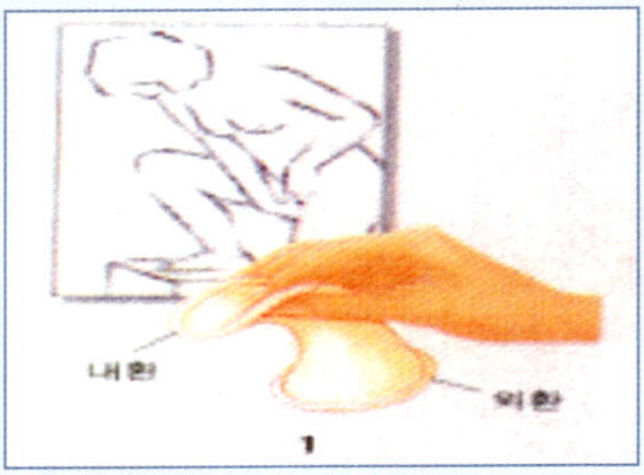

1. 의자에 한쪽발 올린다.

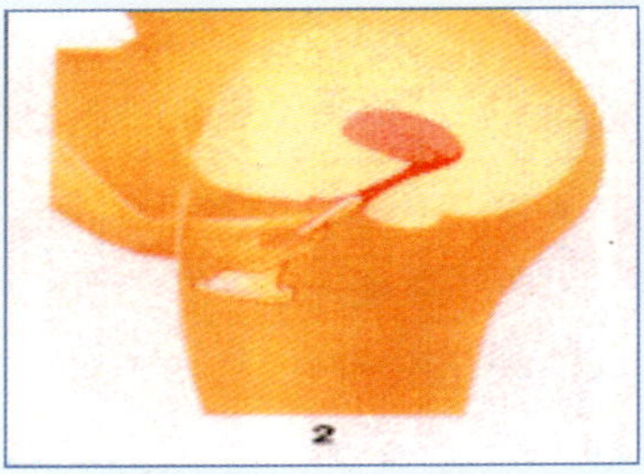

2. 내환을 검지로 지지하면서 엄지와 중지로 꼭 쥔후 삽입.

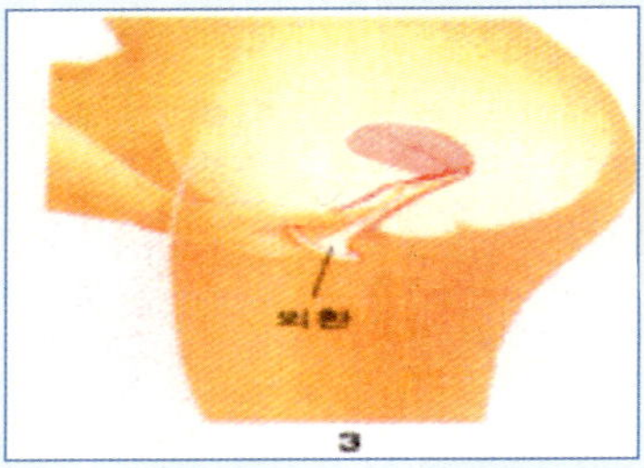

3. 페미돔 안으로 검지를 넣고 내환을 최대한 안쪽으로 민다.

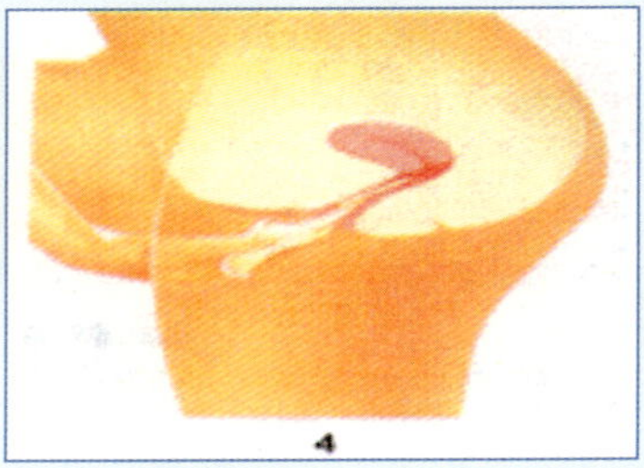

4. 삽입 후 외환의 몸체의 일부가 질 외부에 남는 것은 정상임.

1) 문제점

① 사용방법을 숙지하여 정확히 삽입해야 한다.

② 제거시 정액유출이 없도록 주의 한다.

(3) 피임용 격막(Diaphragm, pessary)

고무로 만든 작은 기구로 질속에 삽입하면 자궁구에 가로막을 형성하여 정자의 진입을 막는다. 자신에게 맞는 size를 골라서 사용한다. 성교 후 최소한 6시간 이후에 빼내야 한다. 사용한 후에는 세척하여 여러번 사용할 수 있다. 값이 싸고 부작용이 없으며 오랫동안 반복 사용할 수 있다. 그러나 정자가 자궁 쪽으로 들어갈 가능성이 있다. 그러한 이유로 의사들은 살정제(spermicide)크림이나 젤리를 함께 사용할 것을 권장하고 있다. 올바르게 사용하면 여성의 피임방법중 경구피임약 다음으로 정확한 피임방법이다.

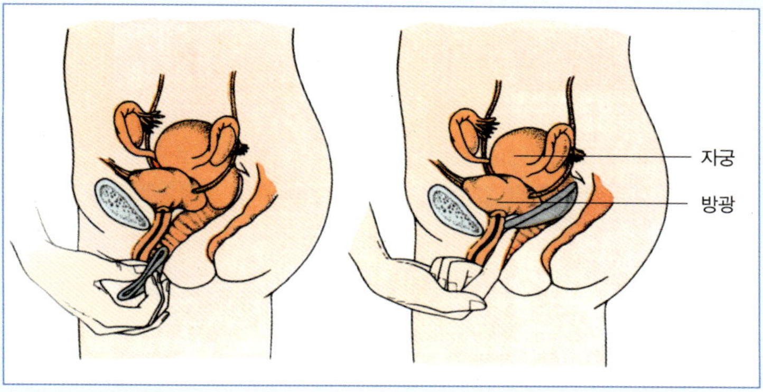

그림 7_7
격막 삽입장치법

1) 문제점

① 산부인과 전문의의 진찰과 사용법에 관한 정확한 숙지가 필요하다

② 격막이 빠질수도 있다.

③ 생리기간에는 사용할 수 없다.

(4) 자궁내 삽입장치(Intrauterine device: IUD)

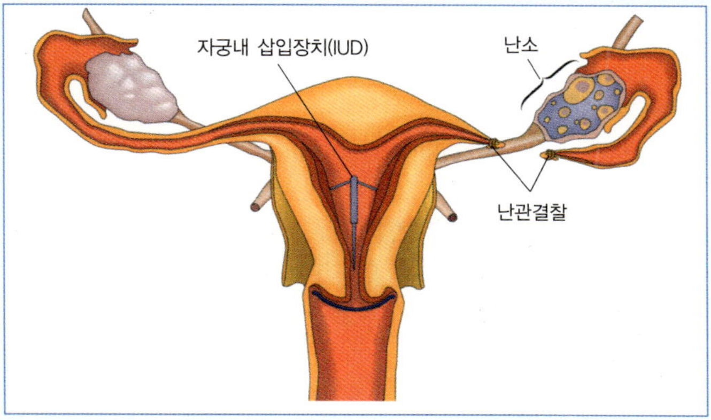

그림 7_8
자궁내 삽입장치(IUD)

현재 자궁내 피임장치는 구리와 플라스틱의 형상기억 합금이나 플라스틱으로만 만든다. 이 장치는 아마도 자궁경부나 자궁근육의 균형이 깨져 난자나 정자가 이동하지 못

하거나 자궁내에서 미세한 염증을 일으켜 수정란의 착상을 방해하는 것으로 추측된다. 자궁내에서 빠지지 않는한 98%의 피임율을 보장하며 남녀 모두 성감을 유지할 수 있다. 최근에는 호르몬 함유 자궁내장치인 미레나가 기존루프의 단점인 과다 생리량을 줄이고 생리통을 없애는 효과가 다소 있는 것으로 나타나서 현재 주목 받고 있다.

1) 문제점

① 월경할 때 빠질 수 있고, 플라스틱 루프는 영구적이나 구리 루프는 2년 후에 교체해야 한다.

② 불규칙적인 하혈이나 하복부 통증등의 부작용이 있으며, 자궁외 임신 가능성도 있다.

③ 골반내 염증성 질환을 유발 할 수 있으며, 의사만이 루프를 삽입 및 제거할 수 있다.

3. 약물 피임법

(1) 살정제(Spermicide)

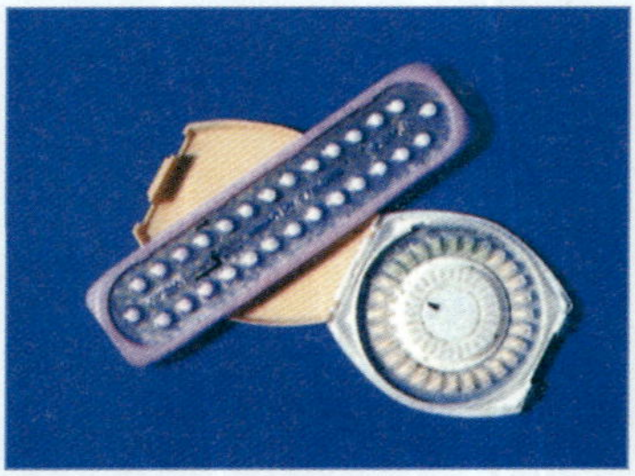

경구 피임약

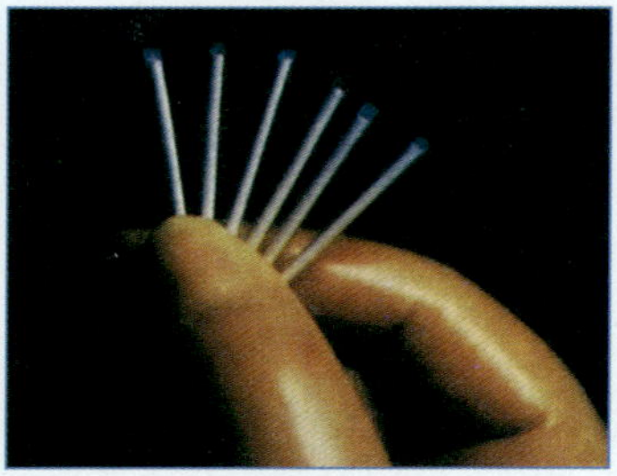

피임 삽입관

그림 7_9

여러가지 피임도구들

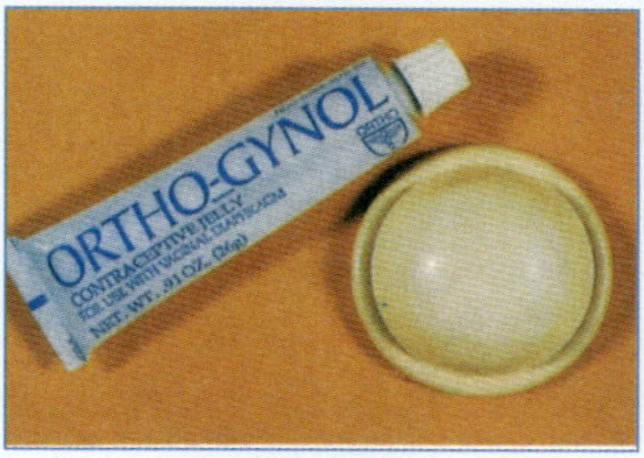

경막과 살정젤리

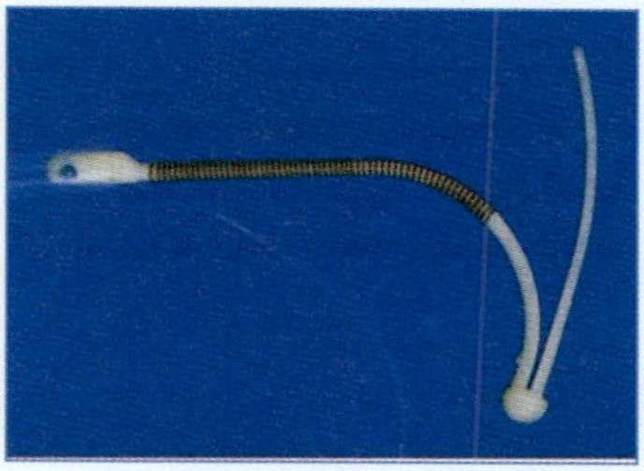

IUD

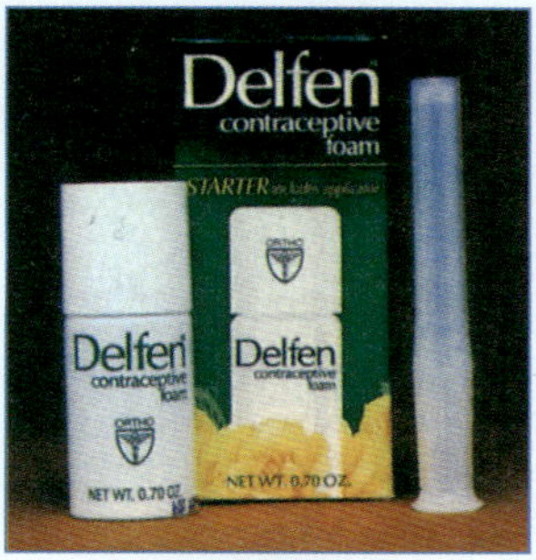

질 살정제

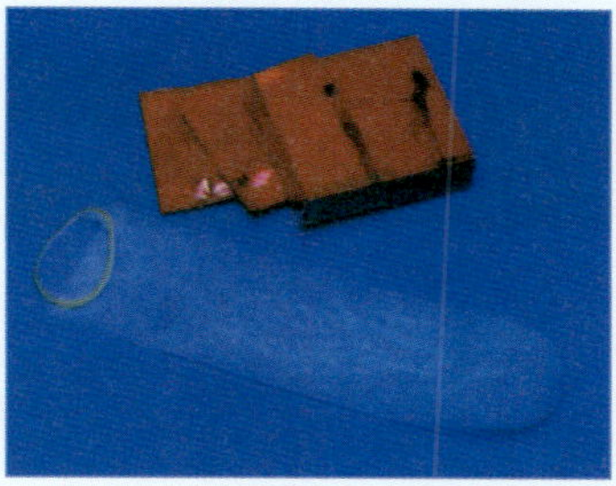

콘돔

거품, 젤리, 크림, 좌약을 성교 직전 질내에 주입하면 정자의 세포막이 분해되어 세포 대사를 저해시켜 정자는 죽게 된다.

1) 문제점

① 피임실패율이 20%정도이다.

② 임신시 기형아 출산 가능에 대한 불안감이 있다.

③ 좌약 삽입후 앉거나 일어서면 약액이 흘러나올 수고 있다.

④ 살정제 주입 후 1시간 이내에 성교를 해야하며 시간이 지나면 약효가 없어지므로 다시 주입해야 한다.

⑤ 질내윤활액이 부족하면 발포성 살정제는 제대로 발포되지 않는다.

⑥ 성교 후 질의 주변은 세척해도 무방하지만 질 내부 세척은 약효가 무효화됨으로 삼간다.

(2) 경구약(Oral pill)

흔히 필이라 부른다.

먹는 피임약은 여성의 몸 안에서 생리 및 임신을 가능케 하는 두 가지 호르몬, 즉, 에스트로겐과 프로게스테론을 함유한 약으로 여성의 배란 및 생리를 조절한다.

일반적으로 시중 약국에서 구입할 수 있으며 마이보라, 미니보라, 머시론 등의 제품이 있다. 호르몬의 혼합 용량을 3단계로 만든 트리퀼라라는 제품은 현재 병, 의원에서만 구입할 수 있다.

피임약은 먹는 방법이 중요하다. 어떤 주기의 피임을 원할 때 그 주기의 월경이 시작되면 시작된 날로부터 5일 이내에 먹기 시작하여 매일 한 알씩 먹어야 한다. 혹시 하루를 잊었을 경우 12시간 내 2알을 먹어야한다. 2일 이상 잊었을 경우에는 피임의 실패율이 높아진다. 한 주기용을 다 먹은 후 기다리면 월경이 시작된다.

피임약의 가장 흔한 부작용은 메스꺼움인데 때로 심한 경우도 있으나 복용 시간을 취침 전으로 하면 대부분 해결된다. 피임약을 먹으면 임신 시와 비슷한 호르몬 상태가 되므로 몸이 붓고 유방이 팽팽해지기도 한다. 여드름이 날 수도 있고 우울감에 빠지는 경우도 있다.

그러나 이런 일이 모두 일어나는 것은 아니며, 복용시작 2-3개월 후면 자연적으로 사라진다. 피임약을 먹다가 끊었을 경우 일시적으로 배란 및 월경이 돌아오지 않는 경우도 있다. 그러나 90%는 3개월 이내에 배란이 재개되며, 혹 3개월이 지나도 무배란, 무월경 상태가 계속되는 경우가 있더라도 이는 병원에서 배란약을 처방함으로써 간단히 해결되므로 여기에 대해서도 너무 염려할 필요는 없다.

또한 피임약은 임신능력이나 기형발생에 전혀 영향을 주지 않는다. 이에 대하여 잘못된 상식을 가진 여성들이 의외로 많은 것 같다.

피임약은 비교적 안전한 약이며 사용이 간편하고 성생활을 방해하지 않는 장점이 있다. 또한 피임효과 이외에도 여러 가지 건강상의 이점을 갖고 있다. 생리통을 경감시키고 불규칙한 생리주기를 조절해 줄 수 있으며 난소암과 자궁내막암의 위험을 감소시키는 것으로 알려져 있다. 생리의 양을 감소시킴으로 과다월경이 장기적으로 있을 경우 발생할 수 있는 철결핍성빈혈을 예방해 주는 효과도 있다.

1년을 복용하였을 때 실패율(임신율)은 약 3%정도이다.

1) 복용금지 여성

대다수의 여성들에게 먹는 피임약 복용은 편리하고 믿을 수 있는 피임법이지만 피임약을 복용하지 말아야 할 건강상태와 질병이 있으며 그것은 아래와 같다.

1. 임부 또는 임신가능성이 있는 경우
2. 중증의 간기능 장애나 황달이 있는 경우
3. 혈전성 정맥염, 혈전색전증이 있는 경우나 그러한 병력이 있을 시
4. 유방암이나 자궁암이 있거나 치료 받은 경우
5. 중증 당뇨병, 중증 고지혈증, 포르피린증 등의 중증 대사장애가 있는 경우
6. 중증의 고혈압이나 관상동맥질환, 뇌혈관 질환 등이 있는 경우
7. 원인 불명의 이상 생식기 출혈이 있는 경우
8. 고혈압이나 당뇨, 정맥류성 정맥이 있는 경우
9. 지나치게 비만일 경우
10. 간이나 방광에 문제가 있거나 담석이 있는 경우
11. 두통이 심하거나 자주 있는 경우
12. 직계 가족력에 혈전증, 심장질환, 간질환, 유방암, 고혈압이 있는 경우
13. 35세 이상의 과도한 흡연자인 경우

(3) 질세정

미지근한 물에 1리터당 식초 2스푼을 타서 세정한다. 그 효과에 있어서는 의심이 가는 피임법이다.

(4) 응급(성교 후) 피임법

배란기라고 생각되는 시기에 피치 못할 사정으로 피임이 되지 않았을 경우, 즉 성교 직후 대처할 수 있는 피임법을 응급피임법이라고 한다. 부연하면, 계획되지 않은 성교가 있었거나, 콘돔을 사용하였는데 찢어졌다든지 하여 사용한 피임방법이 불확실하였을 때, 또는 강간 등의 불시의 성교 후 임신을 방지하기 위한 피임법이다.

응급피임법에는 응급피임약제를 복용하는 방법과 자궁내장치(루-프)를 삽입하는 방법이 있다.

응급피임약제는 성교 후 72시간 내에 고용량의 복합호르몬제를 12시간 간격으로 2회 복용하는 방법이다. 과거에는 더욱 고용량의 호르몬을 5일간 사용하였는데 이 방법으로 실패하여 임신이 되는 경우에는 반드시 중절수술을 하도록 할 정도로 태아에 미치는 악영향이 컸다.

최근에는 호르몬제의 종류와 용량이 개선되어 1974년에 최초로 기술된 이래 1996년 미국 FDA에서 승인된 몇 가지의 처방법으로 응급피임법이 정착되었다. 유럽지역에서는 응급피임제로 따로 생산되고 있다. 이는 전문의약품이므로 산부인과 전문의의 진단을 받은 후, 처방전을 받아 약국에서 구입하도록 하여야 한다.

이는 성교 후 72시간 내에 1회 복용하고 그 후 12시간 후 다시 1회 복용하여야 하는 방법으로써 피임률은 약 75% 정도이다. 즉 4명 중 1명 꼴은 응급피임제의 사용에도 불구하고 임신이 된다.

그러므로 응급피임제를 복용 후에는 2-3주 이내에 정상적인 월경을 하는지 반드시 확인해 주어야 한다. 과거의 고용량 에스트라디올 제제를 5일 간 썼을 경우에는 임신으로 연결되었을 때 반드시 중절하여야 하지만, 최근의 약제는 배란 5일 이내에 복용한 것이 확인된다면 태아에 미치는 영향이 거의 없어서 원한다면 임신을 지속하여도 무방하다.

그러나 생리적으로 고용량의 호르몬에 노출되는 것이기 때문에 이 방법은 말 그대로 응급의 상황에서만 사용하여야 하며 일반적인 피임법으로 남용되어서는 절대로 안된다. 응급피임약제는 의사와의 상담을 통하여 처방 받아야 한다.

만일 배란기에 무방비의 성교를 가진 후 3일이 지났다면 성교 후 5일이 지나기 전에 자궁내피임장치(루-프)를 삽입하는 방법도 있다. 이 방법은 되도록 출산 경력이 있는 여성이 사용하는 것이 좋으며 추후 계속 피임을 원할 경우에는 원하는 기간동안 제거하지 않고 계속 피임할 수 있다는 장점이 있다.

1) 종류 및 사용법

① 복합성 피임약

성교 후 72시간 이내 2알 복용 후 12시간 후 한번더 복용

(성분: 한알기준으로 50ug의 Ethinyl estradial과 0.25mg의 Levonorgestrel)

· 단점: 25%의 실패율. 오심. 구토. 유방통. 고혈압 및 당뇨환자에 부적합하다.

② 유산제

RU 486(프랑스 HRA 파마사제품 노보레정 시판허용. 2002.1월 시중유통예정, 의사처방전이 필수인 전문의약품으로 분류)

· 장점: 부작용이 적고 실패율이 낮다.

· 단점: 심한출혈의 가능성

③ 자궁내삽입장치

성교 후 5일이내에 루프를 자궁내 삽입.

· 단점: 임신미경험자와 강간등에는 사용부적절하다.

· 대안: 부작용 있기 때문에 전문의 상담 후 사용. 어쩔 수 없는 경우 콘돔 사용 권유.

4. 수술에 의한 영구 피임법

(1) 정관 수술 (Vasectomy)

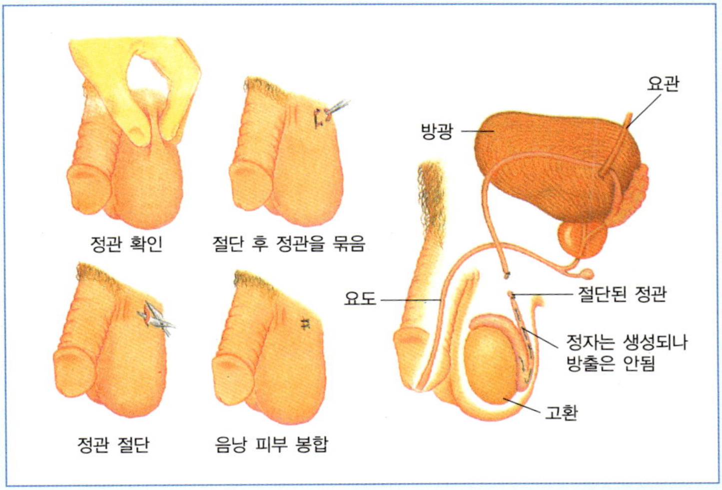

그림 7_10
정관 절단법

남자의 정관(vas deferens)의 일부를 자르거나 묶어 정자의 이동을 차단시키는 방법이다. 성행위 자체에는 큰 지장이 없고 다만 정자가 배출되지 않고 용해되어 혈액 속으로 흡수 된다. 정관수술은 부작용이 거의 없으며 다시 복원이 가능하다.

1) 문제점

① 수술비가 많이 든다.

② 사정관 속의 정자는 수주일에서 수개월동안 생존이 가능하므로 10-15회 정도를 사정해야만 정자가 완전히 없어진다.

③ 당수술 후 몇 개월에 1회씩 정자의 유무는 정액검사를 통해 확인 한다.

④ 정관 복원가능 성공률은 28-40%정도이다.

(2) 난관결찰 (Tubal ligation)

난관을 잘라 묶는 것으로 난소에서 형성된 난자가 자궁에 도달할 수 없으므로 정자도 난자와 수정할 수 없다.

최근에는 기술이 더욱 발전되어 하복부를 절개하지 않고 복강경을 이용해 난관 절개수술을 할 수 있다.

수술 후 복원수술의 성공률이 매우 낮다는 것이 단점이다.

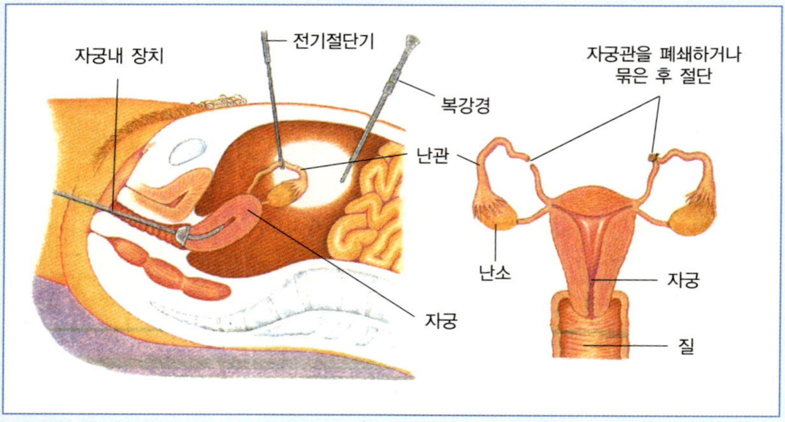

그림 7_11

난관결찰법

◆ 자가평가(어떤 산아제한법이 가장 좋은가?)

어떤 산아제한법이 스스로에게 가장 좋은지 결정하기 위해 다음 질문에 예, 아니오로 답하고 아래의 결과를 확인해 보자.

나는____

1. 지금 바로 피임이 필요한가?
2. 성관계에 전혀 영향을 주지 않는 피임을 원하는가?
3. 피임이 가끔 필요한가?
4. 부작용이 없는 피임으로 원하는가?
5. 의사와 상담을 원치 않는가?
6. 성병을 막아주는 방법을 원하는가?
7. 비용을 염두에 두는가?
8. 임신이 절대되지 않는 방법을 원하는가?
9. 현재는 임신을 원하지 않지만 미래에 아기를 갖고 싶은가 ?
10. 어떤 유형의 피임법을 사용할 수 없는 건강상 또는 생활여건상의 문제가 있는가?

■ 해석

예로 대답했을 경우

1. 콘돔과 살정제는 처방없이 약국에서 쉽게 구할 수 있다.
2. 불임법(불임수술), 경구 피임약, 호르몬제 이식 또는 주사, 자궁경부 캡 및 주기적 금욕 방법은 성관계 전 아무런 조치도 필요 없다.
3. 피임용 격막, 콘돔 또는 살정제는 드물게 성관계를 하는 경우 이용할 수 있다. 주기적 금욕 또한 적당한 방법이 될 수 있지만 고도의 기술과 행동의 열의가 뒤따라야 한다.
4. 자궁내 장치의 경우 의사와 신중히 상담해야 한다. 때로 경구 피임약 또는 호르몬제는 불편하며 부작용을 유발할 수도 있다.
5. 콘돔과 살정제는 처방없이 어느 약국에서나 쉽게 구할 수 있다.
6. 콘돔과 이보다 효과가 더 낮은 살정제나 장벽피임법은 성병으로부터 보호효과가 있다. 그러나 어떤 피임법(금욕은 제외)도 완벽을 보장할 수 없다.

7. 현명한 소비자가 되기 위해서는 가격을 알아보고 약사나 의사에게 궁금한 사항을 질문하는 것이 중요하다. 불임법은 비싸지만 평생 지속된다.
8. 불임법은 거의 확실하다. 경구 피임약, 호르몬제 이식 또는 주사, 피임용 격막과 콘돔 및 살정제의 혼용 또한 높은 효과를 보여 준다. 주기적 금욕, 체외사정 및 질세정법은 피해야 한다. 비삽입 성관계도 좋은 대안책이다.
9. 불임수술을 원상태로 하는 방법이 있기는 하지만, 이 방법은 다른 방법들을 중단하는 것만으로도 임신이 되는 것에 비해 상당히 복잡하며 수술이라는 부담감도 존재한다.
10. 흡연자 및 혈액응고의 병력이 있던 사람들은 경구 피임약 또는 기타 호르몬제제를 사용해서는 안 된다. 특정 살정제에 알레르기 반응을 보이는 사람들은 다른 제품을 사용해야 한다. 또 일부 여성들은 자궁의 위치 때문에 피임용 격막 또는 자궁경부 캡이 맞지 않을 수 있다. 따라서 다른 피임법을 사용하여야 한다.

■ 보다 효과적인 활용을 위하여

스스로에게 맞는 피임법이 최소한 한가지 이상은 될 것이다. 당신이 선택한 방법이 성병을 막아주는지의 여부도 생각해 보아라.

강의요약

- **자연 피임법**

성교 중단법: 정상적인 성교를 하다가 남성이 사정 직전에 질로부터 음경을 빼내어 질 밖에서 사정하는 방법.

리듬 조절법: 여성의 배란 기간을 예측하여 이 기간동안에는 성교를 하지 않는 방법.

기초 체온법: 배란은 저온함락일을 기점으로전후 이틀사이에 일어난다는 것에 착안한 방법.

경부 점액법: 투명한 점액이 분비되는날 다음부터 3일정도 성교를 피하는 방법.

- **기구 피임법**

콘돔: 성교전의 전희 때 발기한 음경을 덮은 후 풀어내어 사용.

페미돔: 여성용 콘돔으로 성교전에 탐폰처럼 삽입하여 사용.

피임용 격막: 고무로 만든 작은 기구로 질속에 삽입하면 자궁구의 가로막에 형성하여 정자의 진입을 막는 방법.

자궁내 삽입장치: 자궁내에 작은 기구를 삽입하여 수정란의 착상을 막는 방법.

- **약물 피임법**

살정제: 거품, 젤리, 크림, 좌약을 성교 직전 질내에 주입하면 정자의 세포막이 분해되어 세포대사를 저해시켜 정자를 죽게 하는 방법.

경구약: 필이라고 하고,정자가 통과하지 못하게 하여 수정란이 자궁내막에 착상하는 과정을 차단

질세정: 미지근한 물에 세정하는 방법.

- **사후(성교 후)피임법**

임신이 가능한 시기에 성 접촉을 갖고 난 후 임신을 피할수 있는 방법으로 복합성 피임약, 유산제, 자궁내 삽입장치가 있다.

- **수술에 의한 영구 피임법**

정관수술: 남자의 정관의 일부를 자르거나 묶어 정자의 이동을 차단시키는 방법.

난관결찰: 난관을 잘라 묶어 난소에서 형성된 난자가 자궁에 도달할수 없게 하는 방법.

참 고 자 료

1. 신경향 성의 과학 (월드사이언스) 저자: 추영국외
2. 여성건강 간호학 (현문사)
3. 아름다운 신혼을 위하여 (도서출판 남희)
4. 성과사랑 (정문각) 저자: 이종우
5. 생명과학(라이프사이언스) 저자 김명원
6. http://user.chollian.net/~galmeagi/sex-protect.htm
7. http://sex.healthkorea.net/

제 8 장

성병

학 습 목 표

대표적인 성병의 증상 및 치료에 관한 지식을 습득한다.

1. 세균 감염에 의한 성병에는 어떤 것들이 있는가?
2. 바이러스에 의한 성병에는 어떠한 것들이 있는가?
3. 곰팡이나 원생동물 등에 의한 성병에는 어떤 것들이 있는가?
4. 기타 성병에는 어떠한 것들이 있는가?

1. 세균 감염에 의한 성병

(1) 임질(Gonorrhea)

1879년 나이셀에 의해 처음 발견된 임질은 제 2차 세계대전 이전까지 가장 흔한 성병이었다. 최근 20년간 발병율이 급격히 늘어나고 있는 추세이다.

① 증상

◈ 남성은 초기에 요도에서 노란색 분비물 나오며 빈뇨 현상을 보인다. 후기는 심한 통증과 고열을 수반하여 불임이 되기도 한다.[그림 8_1]

◈ 여성은 50%는 무증상이고, 질 분비가 많아지며 배뇨시 통증있고 비정상적인 월경이 나타난다.[그림 8_2]

② 감염 경로: 오랄 섹스, 키스, 성기 접촉 등.

③ 진단법: 남성은 요도분비물의 현미경 검사. 여성은 세균배양 검사.

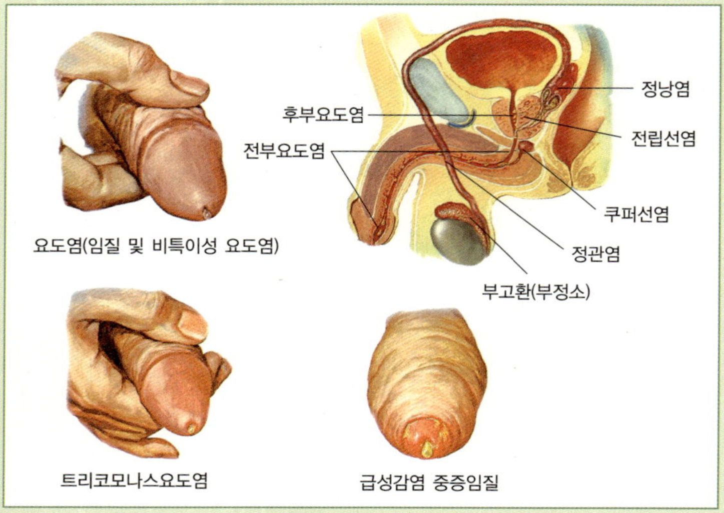

그림 8_1 남성의 요도염과 임질의 증상

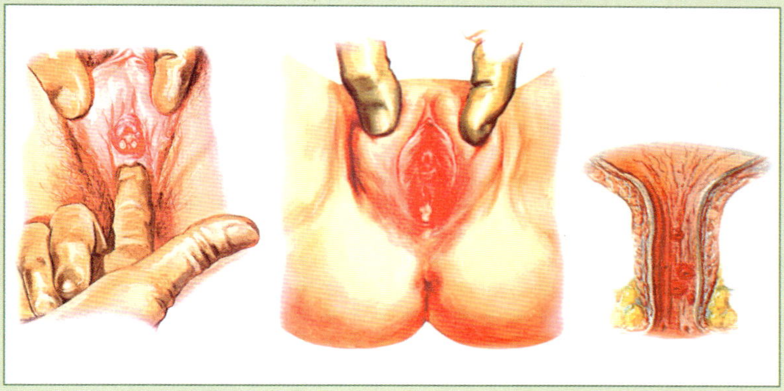

그림 8_2
여성의 요도염과 임질의 증상

(2) 매독 (Syphilis)

매독은 1905년 독일의 동물학자 샤딘이 발견한 매독균 트레포네마에 의해 유발된다. 1기와 2기 매독이 가장 전염성이 강해 1회 접촉만으로 약 50-60%가 발병하며, 선천성 매독과 후천성 매독으로 나뉜다.

1) 후천성 매독

① 증상

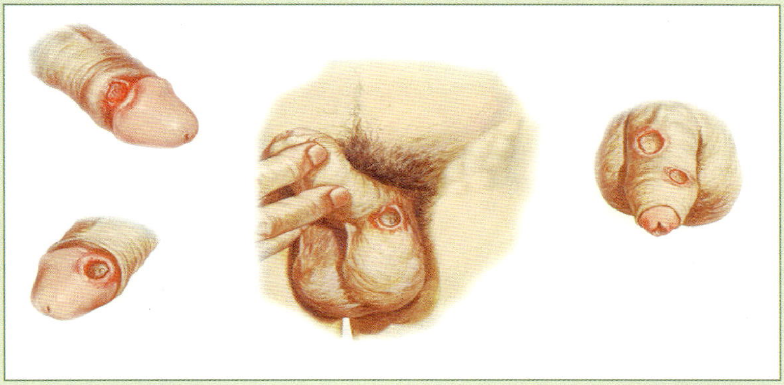

그림 8_3
남성 매독의 다양한 증상

그림 8_4
매독균에 의한 음순부 증상

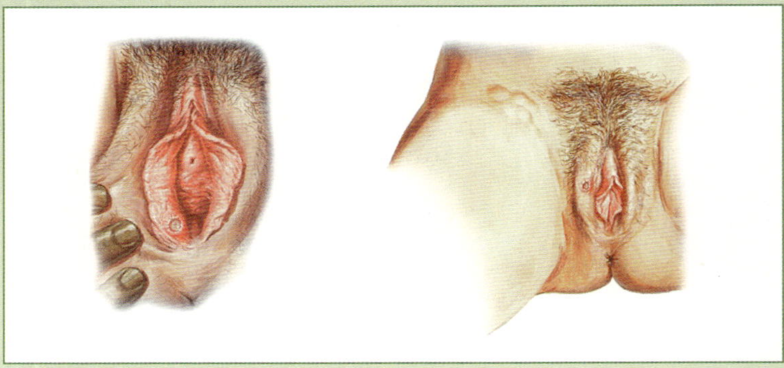

◈ 초기는 성접촉후 평균 3주후 피부 괘양(성기, 항문 등)발생, 2기는 보통 1기 매독 증세가 없어지고 3-6주 후에 자각증상 없이 나타난다. 손발바닥의 발진, 목의 통증, 식욕감퇴, 체중감소. 그 후 잠복기 돌입. 3기 거쳐 사망에 이르는 경우도 있다. 태아에게 전염 가능.

② 감염 경로: 성행위와 수혈.

③ 진단법: 혈액검사.

2) 선천성 매독

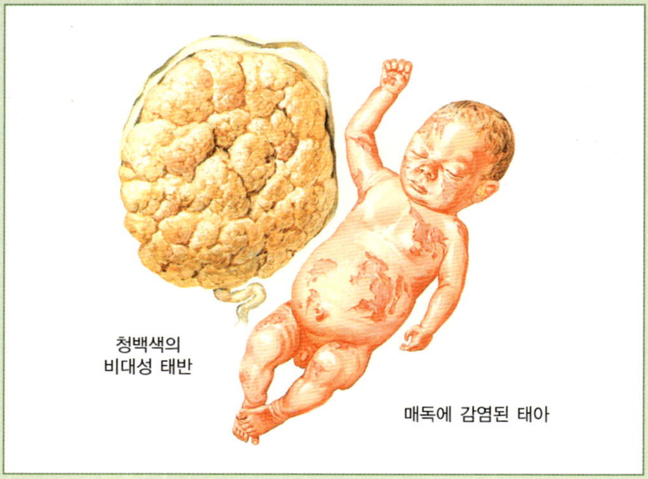

그림 8_5
태아와 태반의 매독증

산모가 매독에 감염되었을 경우 임신 16주부터 매독균이 태반을 통하여 태아에 감염된다. 따라서 임신이 의심되면 산부인과 병원에서 꼭 산전검사를 받아야 한다. 생후 2년 이내에 매독증세를 보이면 "조기선천성매독"이라 하는데 생후 7일 이내에 콧물과 입주위, 팔, 다리에 홍반성 인설과 후천성 매독의 2기 매독 증세가 나타날 수 있다.[그림 8_5]

(3) 클라미디아 감염증(Chlamydial infections)

클라미디아라는 박테리아에 의해 유발되는 것으로 최근에 와서야 성병의 일종으로 밝혀졌다.

많은 질병이 이 균의 감염에 의해 2차적으로 생기는데 남성에게서 발생하는 비임균성 요도염의 절반이 모두 이 세균에 의해서 일어난다. 비임균성요도염은 남성의 경우 성접촉 7-10일 후에 증상이 나타나는데 가렵기는 하지만 분비물의 양이 적어서 감염된 후 오랜 시간이 지나서야 발견되는 경우가 많다. 여성의 경우 자궁외 임신이 되면 이 세균의 감염을 일단 의심해 볼 필요가 있다.

(4) 성병성 림프육아종(Lymphogranuloma venereum: LGV)

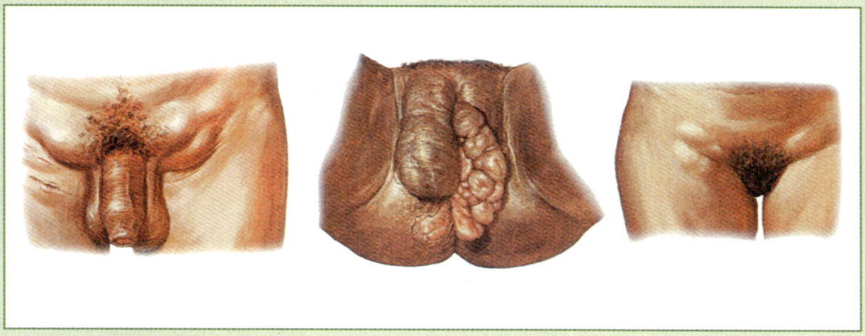

그림 8_6
성병성 림프육아종

이 성병은 3단계를 거치는데 1기 발진에는 작은 피부궤양이나 여드름같은 것이 성기에 돋고, 2기 발진시에는 한쪽 사타구니에 통증을 수반하는 림프절 종창이 생기는 동시에 열이 나고 오한과 전신통증을 수반한다. 성기나 항문성교에 의해서 이루어지며, 오랄섹스로도 전염된다.

(5) 연성하감(Chancroid)

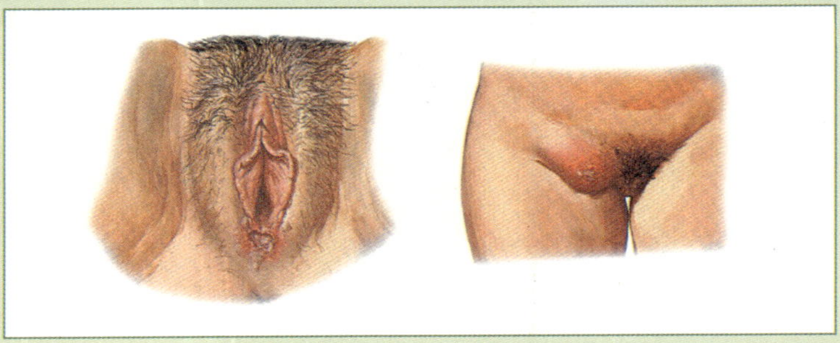

그림 8_7
연성하감

헤모필루스 듀크레이 박테리아에 의해서 발병하며, 2-4일의 잠복기를 갖는다.

여성인 경우, 질 입구나 항문주위에 작은 농포나 돌기가 생기고, 2-3일 이내에 동통을 수반한 궤양이 생기면서 간혹 대음순이 심하게 붓기도 한다. 남성인 경우, 음경이나 항문주위에 통증을 수반한 궤양이 생긴다.

2. 바이러스에 의한 성병

(1) 허피스

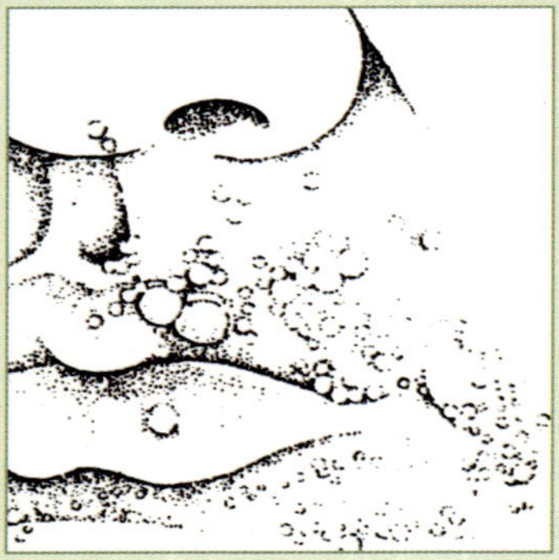

그림 8_8
입 주위의 허피스 (포진)

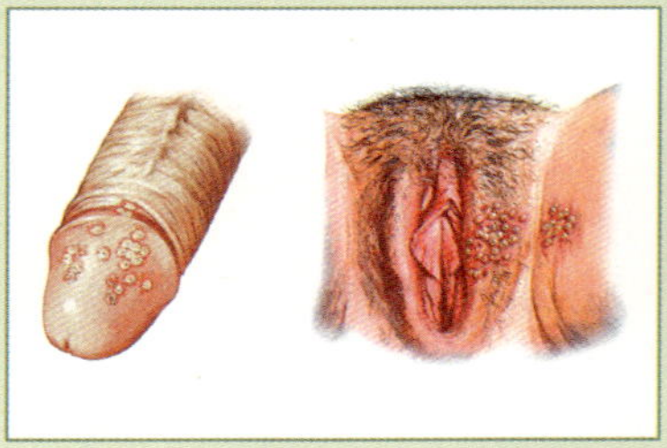

그림 8_9
음부포진

허피스(포진)는 2종류의 단순 허피스 바이러스(herpes simplex virus: HSV), 즉 단순 허피스 바이러스 I과 단순 허피스 바이러스 II에 의해서 발병한다. 여성 허피스환자의 경우 임신을 했을 때 태반을 통해 태아에 감염되어 유산이나 전신성 및 중추신경성 기형을 유발할 수도 있다. 따라서 입 주위에 허피스성 물집이 있으면 키스를 하거나 오럴섹스를 해서는 안된다. 성기 허피스에 감염되면 4-7일의 잠복기를 거친 후 따갑고 화끈거리는 통증과 더불어 성기 주변에 포진이 생긴다.

(2) 콘디로마

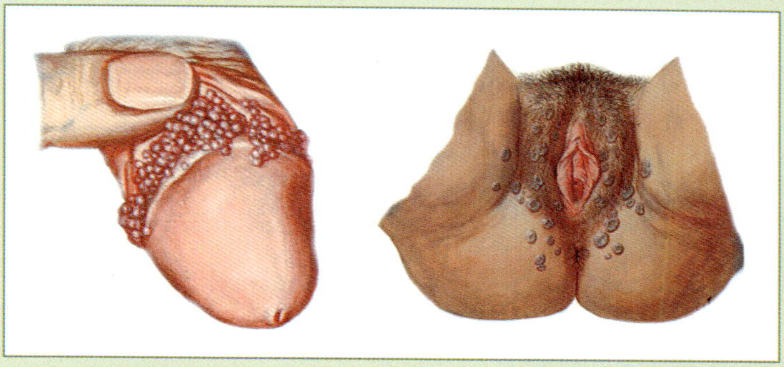

그림 8_10
성기 사마귀

인간유두종 바이러스(Human papilloma virus: HPV)에 의해 성기 주변에 딱딱하고 닭벼슬 모양의 사마귀가 생기는데 이를 콘디로마라 한다.

자궁경부암을 일으키며 감염이 되어도 증상이 나타나지 않고 자궁 깊숙이 생기는 경우도 있다.

(3) 바이러스성 간염(Viral hepatitis)

클라미디아라는 박테리아에 의해 유발되는 것으로 최근에 와서야 성병의 일종으로 밝혀졌다. 많은 질병이 이 균의 감염에 의해 2차적으로 생기는데 남성에게서 발생하는 비임균성 요도염의 절반이 모두 이 세균에 의해서 일어난다. 비임균성요도염은 남성의 경우 성접촉 7-10일 후에 증상이 나타나는데 가렵기는 하지만 분비물의 양이 적어서 감염된 후 오랜 시간이 지나서야 발견되는 경우가 많다. 여성의 경우 자궁외 임신이 되면 이 세균의 감염을 일단 의심해 볼 필요가 있다.

1) A형 간염

음식을 통해 주로 전염되는데, 최근 보고에 의하면 동성애를 하는 사람들의 감염률이 훨씬 높다.

2) B형 간염

혈액에 의해 전염되어 "혈청간염"이라 했지만 타액이나 정액, 질분비액에 의해서도 전염된다.

3) 비(非)A형－비(非)B형간염

수혈로 전염되는 경우가 가장 흔하다. 성행위에 의해서는 전염되지 않는 것으로 여겨지며 현재 백신이 나와 있어 예방이 가능하다.

(4) 연속종(Mollusum contagiosum)

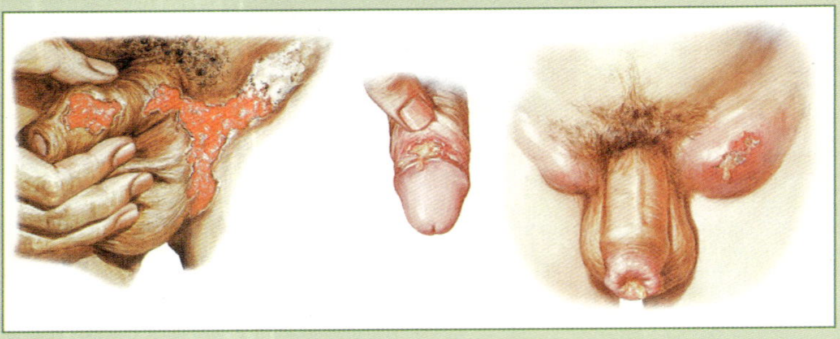

그림 8_11
연속종의 증상

폭스바이러스(Pox virus: PV)에 의해 생긴 전염성 연속종은 지름 1-10mm정도의 다양한 크기의 종기가 성기, 넓적다리, 엉덩이 등에 생긴다.

(5) 후천성면역결핍증후군(Acquired immune deficiency syndrome, AIDS)

AIDS는 인체의 면역체계를 파괴시키는 HTLV3감염으로 생기는데 환자는 면역기능이 없어져 사소한 감염에도 생명을 잃게 된다.

1) 기원

중앙아프리카의 야생 그린원숭이가 AIDS바이러스에 감염된 후 1970년대 중반, 인체로 전염되면서 전세계로 퍼진 것으로 보인다.

2) 증상

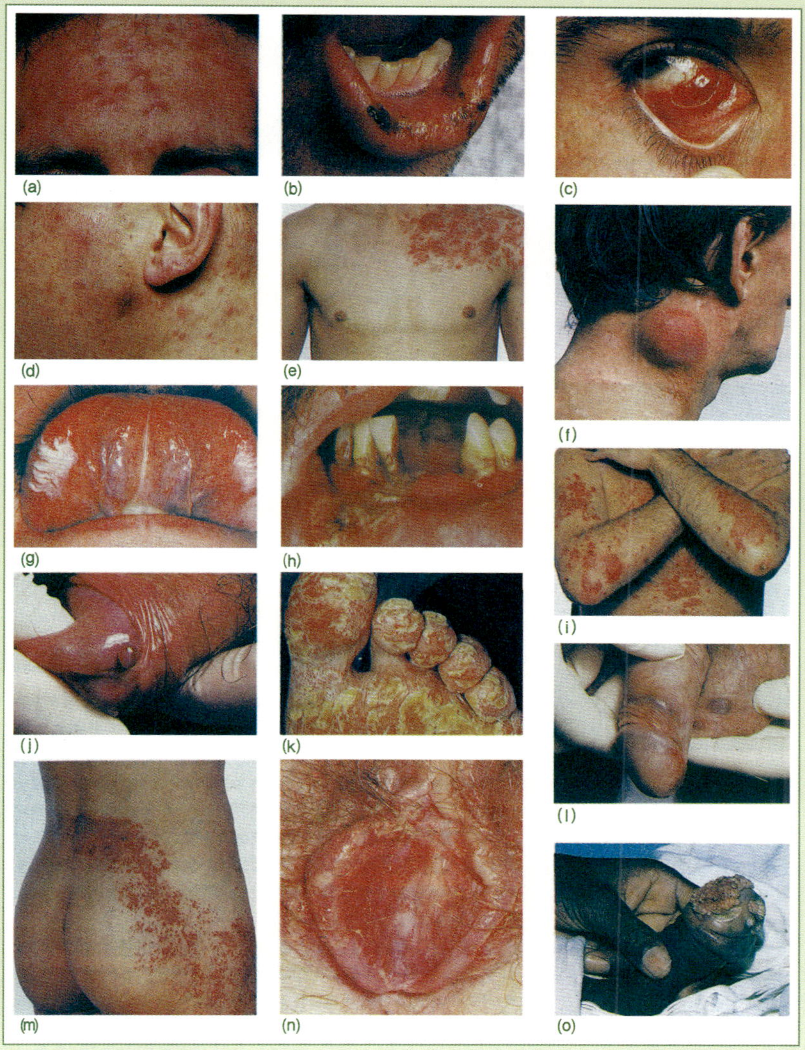

그림 8_12

에이즈 감염환자의 다양한 증상들

(a) 이마에 나타난 종창된 구진 발진 (b) 카포시 육종의 심한 접막염 (c) 안구의 결막에 발생한 카포시 육종 (d) 귀 밑에 나타난 종창된 구진 발진 (e) ARC환자의 C4 부위 대상 포진 (f) 에이즈 환자의 목뒤에 난 림프종 (g) ARC 및 에이즈 환자의 구강내 백반증 (h) ARC환자의 급성 부식성 치은염증 (i) 에이즈환자의 원판상 진홍색 습진 (j) 음낭의 카포시 육종 (k) 에이즈 환자의 발에 난 백선 (l) 음낭에 난 카포시 육종 (m) 에이즈 환자의 L3부위 대상포진 (n) 젊은 여성 에이즈 환자의 외음부 (o) 남성 음경 귀두의 카포시 육종

보통 7년 후 증상 나타나고 8년째에 진단 내려짐. 최초 감염시에 증상 없다가 10-25%만이 2-5주 후에 신열, 오환, 근육통이 있다. 이후에 8년 지나 붉은 반점, 기억상실, 발작, 혼수상태

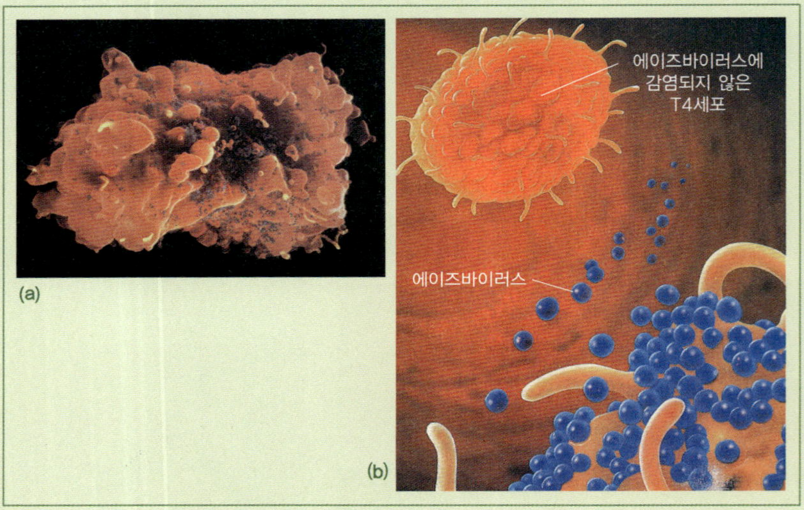

그림 8_13

에이즈 바이러스에 침해 감염된 T4세포

(a) 세포에 침입한 에이즈바이러스는 빠른속도로 증식하며, 마지막에는 세포자체를 파괴해 버린다. 세포주위의 검푸른 알갱이가 에이즈바이러스이다.

(b) 세포 내에 침입하여 많은 에이즈바이러스를 번식시키고 T4세포를 죽인 후 새로운 세포에 침입한다.

3) 감염 경로

성교(특히 항문 성교), 수혈등. HIV가 한차례의 성기접촉으로 전염되는 확률은 여성의 경우 1/1000, 남성의 경우 1/2000이지만, 1번의 항문성교로 감염될 가능성은 1/50-1/100로 훨씬 높다.

4) 진단법

혈액에서 에이즈 바이러스에 대한 항체 검사.

5) 예방법

가장 안전한 방법은 부부 이외의 사람과 관계를 피하는 것이지만 그렇지 않을 경우 지켜야할 지침은 다음과 같다.

① 성행위는 체액이 교환되지 않도록 한다.

② 콘돔을 사용한다.

③ 살정제 같은 약제를 콘돔과 병행해서 사용한다.

④ 성교 상대를 신중히 고른다.

3. 곰팡이나 원생동물 등에 의한 성병

(1) 곰팡이나 원생동물 등에 의한 성병

1) 트리코모나스 질염

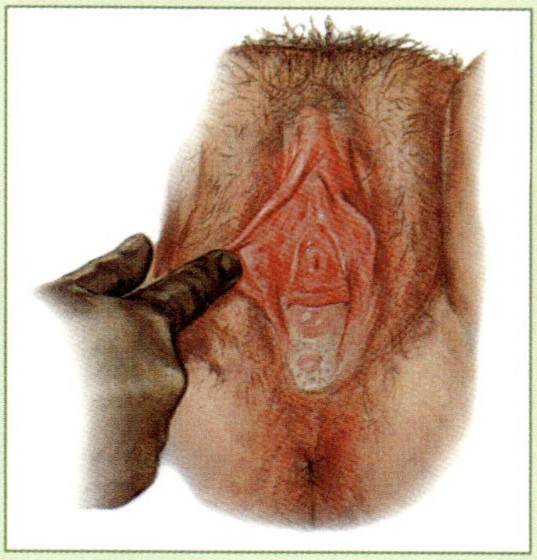

그림 8_14

트리코모나스 질염 증상

트리코모나스 바지날리스라는 편모충에 의해서 발병하는데, 이는 정상적인 여성의 질내에 상주하는 편모충이다. 그러나 이 편모충이 늘거나 성교에 의해 타인으로부터 감염이 되면 엷은 녹백색 혹은 황갈색의 냄새가 나는 분비물이 나오고, 질과 외음부에 통증과 가려움 증상을 느끼게 된다.

2) 마닐리아 질염

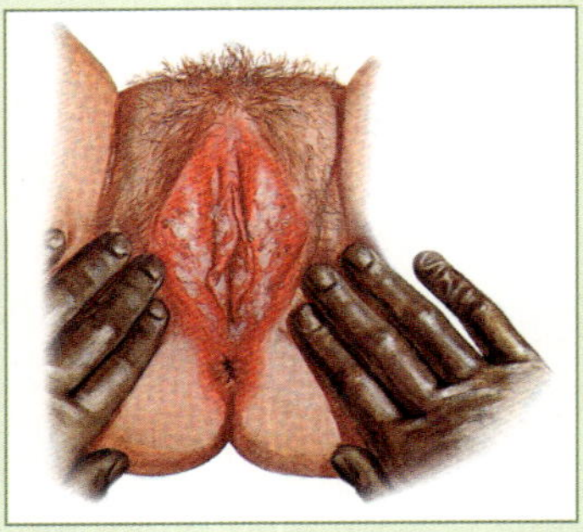

그림 8_15
여성의 마닐리아 질염

균류 혹은 효모의 미생물이 질내에 정상치보다 많아졌을 때 발병하는 것으로 감염되면 질은 흰색의 치즈 같은 분비물이 나온다.이 병은 당뇨병이 있는 여성, 임신부, 피임약을 사용하는 여성, 항생제를 사용하는 여성에게서 발병율이 높다.

(2)기타 성병

1) 사면발이(Pediculosis pubis)

몸에 기생하는 이의 일종으로 주로 음모에 기생하며 심한 가려움증을 수반한다.

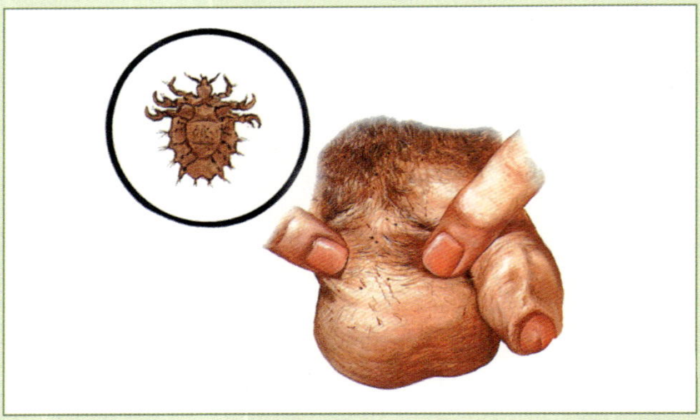

그림 8_16
사면발이(*Pediculosis pubis)*

(3) 성병의 예방 수칙

성병에 감염되는 위험을 줄이는 방법과 일단 성병에 걸렸을 경우 타인에게 전염시키는 위험을 줄일 수 있는 지침을 소개한다.

① 성병에 대한 지식을 습득한다.

② 자주성기를 관찰하는 습관을 기른다.

③ 성교상대는 신중히 고른다.

④ 정직해야한다.

⑤ 항상 조심하고 혼외 성교시에는 콘돔을 꼭 사용한다.

⑥ 신중히 검진하고 치료해야한다.

(4) 자가평가

1) 성감염질환 감염위험은 얼마나 될까?

성감염질환 감염위험을 결정하는 다양한 요소들이 있다. 이 평가서는 당신의 성감염질환 감염위험을 자가평가할 수 있도록 작성된 것이다. 당신의 상태를 가장 잘 드러내는 항목의 점수에 동그라미를 한다. 그리고 맨 오른쪽에 있는 줄에 그 점수를 쓴 후 각 줄의 점수를 모아 더한다. 이 수치로 성감염질환 감염에 대한 위험도를 가늠해볼 수 있다.

나이: 1(0~9), 3(10~14), 4(15~19), 5(20~29), 3(30~34), 2(35+) 점수_____

성행위: 0(전혀없음), 1(1명의 파트너), 2(1명이상의 파트너 그러나 한번에 여러명인 적은 없음), 4((2~5명의 파트너), 6(5~10명의 파트너), 8(10명이상의 파트너). 점수 _____

성에대한 태도: 0(비배우자 간 성교는 절대 하지 않음), 1(미래의 배우자라면 혼전 성교 찬성), 8(어떤 종류의 혼전 성교도 찬성), 1(혼외 성교하지 않음), 7(혼외성교 찬성), 8(완전한 성적 자유). 점수_____

피임에 대한 태도: 1(임신예방 위해 콘돔사용), 1(성감염질환 예방 위해 콘돔사용), 6(콘돔사용하지 않음), 5(피임약사용), 4(다른 피임방법 이용), 8(어느것도 하지 않음). 점수_____

성감염질환에 대한 태도: 3(걱정하지 않기 위해 성적으로 적극적이지 않음), 3(파트너와 성감염질환에 대해 이야기할 수 있음), 4(확실히 감염여부를 알기 위해서 검진), 6(감염을 알아보는 검진이 두려움), 6(감염에 대해 말조차 하지 못함), 6(성감염질환은 문제가 아님, 쉽게 치료가능). 점수_____

해석: 5~8(위험은 평균이하이며 훌륭한 수준이다), 9~13(위험은 평균 이하이다), 14~17(위험은 평균수준이다), 18~21(위험은 비교적 높다), 22(위험은 높은수준이다.

보다 효과적인 활용을 위하여 ⇒ 이번 자가평가에 체크하면서 당신의 위험 수준에 놀랐는가 ? 이 수치의 주요 원인은 무엇인가? 당신과 당신의 반 친구들은 성감염질환 감염에 대해 어떤 걱정을 하고 있는가?

강의요약

- 임질은 1879년 나이셀에 의해 처음 발견된 것으로 발병율이 급격히 늘어나는 추세이며 남성은 초기에 요도에 노란색분비물이 나오며 빈뇨 현상을 보인다. 여성은 질 분비액이 많아지며 비정상적인 월경을 한다.
- 매독은 1905년 독일의 동물학자인 샤딘이 발견하였으며 1기와 2기 매독이 가장 전염성이 강하고 선천성 매독과 후천성 매독으로 나뉜다.
- 클라미디아 감염증은 박테리아에 의해 유발되는 것으로 최근에 와서야 성병으로 밝혀 졌다.
- 성병성 림프육아종은 3단계로 거치는데 1기는 발진이 일어나며 2기는 통증이 수반하고 오한과 전신 통증을 수반한다. 3기는 성기가 크게 부어 오르며 심한 흉터가 생긴다.
- 연상하감은 헤모필루스 듀크레이 박테리아에 의해서 발병하며 2-4일의 잠복기를 갖는다.

- 허피스는 2종류의 단순허피스 바이러스가 있는데 단순허피스 바이러스 I 과 단순허피스 바이러스 II 가 있다. 감염되면 4-7일의 잠복기를 거친후 따갑고 화끈거리는 통증과 성기 주변에 포진이 생긴다.
- 콘디로마는 인간유두종 바이러스에 의해 성기 주변에 딱딱하고 닭 벼슬 모양의 사마귀가 생긴다.
- 바이러스성 간염은 동성애나 남녀간의 성행위를 통해 감염되며 A형, B형, 비(非)A형-비(非)B형 3가지가 있다.
- 후천성면역결핍증후군은 인체의 면역체계를 파괴시키는 감염으로 환자는 면역기능이 없어져 사소한 감염에도 노출되어 합병증 증세를 보이며 심할 경우 생명을 잃게 된다.
- 트리코모나스 바지날리스라는 편모충에 의해서 발병하며 정상적인 여성의 질내에 상주하는 모충이다.
- 사면발이는 몸에 기생하는 이의 일종으로 주로 음모에 기생하며 심한 가려움증을 수반한다.

참 고 자 료

1. 신경향 성의 과학 (월드사이언스) 저자: 추영국외
2. 여성건강 간호학(현문사)
3. 성과사랑 (정문각) 저자: 이종우
4. 생명과학(라이프사이언스) 저자 김명원
5. http://kr.health.yahoo.com/disease/page0485.html
6. http://junjun.doctor.co.kr/woman3.html

제 9 장

성희롱과 성폭력

학 습 목 표

성희롱과 성폭력을 정확히 알고 법률 및 예방법을 학습한다.

1. 성희롱이란 무엇이며 직장내 성희롱의 정의 및 폐단은 무엇인가?
2. 성폭력이란 무엇이며 관련형법은 어떠한가?
3. 남성과 여성에 대한 성폭력 예방법에는 무엇인가?

1. 성희롱

(1) 성희롱

1) 성희롱의 영문표현

Sexual harassment

harass: 괴롭히다. 귀찮게굴다. 지긋지긋하게 굴다

2) 성희롱이란?

업무, 고용 그밖의 관계에서 국가기관, 지방자치단체 또는 대통령령이 정하는 공공단체(이하"국가기관등"이라 한다)의 종사자, 사용자 또는 근로자가 그 지위를 이용하거나 업무등과 관련하여 성적언동 등으로 상대방에게 성적 굴욕감 또는 혐오감을 느끼게 하거나 성적언동 그 밖의 요구등에 대한 불응을 이유로 고용상의 불이익을 주는 것을 말한다.

3) 성희롱의 일반적 유형

1) 신(육)체적 성희롱
- 입맞춤이나 포옹, 뒤에서 껴안는 등의 신체적 접촉행위
- 가슴, 엉덩이 등 특정 신체부위를 만지는 행위
- 안마나 애무를 강요하는 행위

2) 언어적 성희롱
- 음란한 농담을 하거나 음탕하고 상스러운 이야기를 하는 행위
- 외모에 대한 성적인 비유나 평가를 한 행위
- 성적인 사실관4계를 묻거나 성적인 내용의 정보를 의도적으로 유포하는 행위
- 성적인 관계를 강요하거나 회유하는 행위
- 회식자리 등에서 무리하게 옆에 앉혀 술을 따르도록 강요하는 행위

3) 시각적 성희롱
- 음란한 사진, 그림, 낙서, 출판물 등을 게시하거나 보여주는 행위
  (컴퓨터통신이나 팩시밀리 등을 이용하는 경우를 포함한다)

– 성과 관련된 자신의 특정 신체부위를 고의적으로 노출하거나 만지는 행위

4) 성희롱의 판단기준

어떠한 말과 행동이 위법한가 아닌가를 법원에서 판단할 때에는 보통"합리적인 사람"을 기준으로 하여 객관적으로 판단한다. 그러나 성희롱에 관해서는 성적 언동에 대한 반응이 개인마다 또는 남녀 간에 다른 경우가 많다는 점을 고려하여 합리적인 사람이 피해자의 입장이라면 문제가 되는 성적 언동에 대해 어떻게 반응했을까를 고려한다. 특히 피해자가 여성이라면 일반적인 여성의 관점에서 보았을 때 그 언동에 대해 어떻게 반응했을 것인가를 기준으로 판단하는 것이 국내외 추세이다.

5) 성희롱과 성차별

성차별이란 합리적 이유 없이 남성 또는 여성에 대하여 불이익을 주는 행위를 말한다.성희롱은 주로 남녀 간에 합리적 이유 없이 상호 동등한 인격을 가진 인간으로 존중하지 아니하고 성적 대상화하여 육체적 · 심리적으로 또는 고용상 불이익을 주므로 직접적인 성차별에 해당된다. 그러므로 국가인권위원회법은 성희롱을 평등권침해의 차별행위로 명시하였다. 그런데 주로 그 피해자는 여성이므로 여성에 대한 차별문제의 일종이라고도 할 수 있다

6) 성희롱 예방을 위한 행동 지침 및 대처 방안

1) 성희롱을 예방하기 위한 노력

① 성희롱예방은 공공기관 종사자의 의무이자 권리이므로 만일 공공기관에서 형식적으로 예방교육을 진행할 경우, 종사자들은 보다 적극적으로 내용 있는 교육을 받을 수 있도록 요구한다.

② 성차별적인 대우와 상대방을 비하하는 말을 하지 않으며, 위계적인 조직문화를 바꾸어 상사와 부하직원이 서로 존중한다.

③ 모두가 즐거운 회식문화를 만들자.

회식자리나 야유회에서 술을 따르게 하거나 기타 성적 서비스를 강요하지 않으며 그 외에도 상대방이 원하지 않은 행동을 강요하지 않는다. 음담패설, 성차별적 발언을 농담 삼아 하지 않는다.

④ 성희롱에 대한 올바른 인식 필요
성희롱은 행하는 사람이 반성하고 책임져야 할 일임을 인식한다.
성희롱을 사소한 일로 간주하거나 무마하려는 태도가 오히려 성희롱을 지속시킨다는 것을 유의해야 한다.

2) 성희롱 가해자가 되지 않기 위하여 노력
① 성희롱을 하는 것은 곧 자기 자신이 존중받지 못하게 될'함정'을 스스로 파는 행위다.
② 말과 행동을 할 때 다른 사람의 인권이나 감정을 배려해야 한다. 상대가 괜찮을 거라는 생각은 나만의 착각일 수 있다. 표현의 자유는 무제한적으로 인정되지 않으며 공공복리와 사회질서 유지를 위해 제한될 수 있고 타인의 인권을 본질적으로 침해해서는 아니됨을 유의한다.
③ 의사표현 하는 법이 서투르다는 것은 변명이 될 수 없다. 평소에 소통하는 법을 배운다.
④ 술을 마셔서 실수했다는 핑계를 대지 않는다. 술 때문에 실수할 것이 염려되면, 술을 마시지 않는다

7) 성희롱 피해를 겪게 될 경우

① 거부의사의 표시와 전달
가해자에게 가해자가 하는 성적 언동으로 인해 성적 수치감을 느낀다는 점을 표현하고 하지 말라는 요구를 분명히 한다. 또한 가해자의 성적 요구도 분명히 거부한다. 가해자를 직접 대면하기 어려우면 서면이나 이메일, 휴대폰의 문자메시지등으로 의견을 전달해도 된다. 이 때 발송한 서면의 사본을 보관하고, 발송 일시와 발송방법도 기록해 둔다(내용증명 활용). 메일이나 문자메시지로 보내는 경우도 발송에 관한 기록을 저장한다. 거부의사를 전달하는 것이 도움이 되기도 하지만 기관 내의 위계적 상하 관계나 차별적 성별관계 등의 이유로 가해자에게 거부의사를 전달하는 것이 어려운 경우가 많다. 그럴 경우에는 무리하게 거부의사를 전달하기 보다는 다른 방안(공식적인 해결절차 이용 등)에 대해서 생각해 볼 수 있다.

② 증거자료 확보

가해자가 성희롱을 한 날짜, 시간, 장소, 방법, 목격자나 증인, 그때의 감정과 느낌 등 구체적인 내용을 세밀하게 기록한다. 가해자에게 받은 서면, 메일, 문자 메시지, 전화, 대화도 보관한다.

③ 주변에 도움 청하기

성희롱의 피해를 내 탓으로 돌리면 자책감에 빠지거나 해결할 방법이 없을 것이므로 참을 수밖에 없다고 생각하여 자포자기하지 말고 신뢰할 수 있는 동료나 상사, 고충상담원, 노동조합, 주변 친구 또는 상담기관(한국 성폭력 상담소, 고용평등상담실, 국가인권위원회의 인권상담센터 등)에 도움을 청한다.

④ 기관 내의 공식적 처리절차를 이용하거나 국가인권위원회 등 법적 구제 절차를 활용한다.

(2) 직장내 성희롱

1) 정의(남녀고용평등법2조2항) (신설 99.2.8)

직장내 성희롱이라하면 사업주, 상급자 또는 근로자가 직장내의 지위를 이용하거나 업무와 관련하여 다른 근로자에게 성적인 언어나 행동등으로 또는 이를 조건으로 고용상의 불이익을 주거나 또는 성적 굴욕감을 유발하게하여 고용 환경을 악화시키는것.

2) 성희롱 예방에 대한 사업주의 의무

1) 직장내 성희롱을 한자에 대해 부서전환, 징계, 기타 이에 준하는 조치를 취해야함

2) 사업주는 직장내 성희롱과 관련하여 그 피해근로자에게 고용상의 불이익한 조치를 하여서는 아니된다.

3) 처벌

어길 경우 사업주에 대해 벌칙을 가함(즉, 가해자의 책임을 묻는 방법으로 사업주로하여금 징계등의 처분을 내리도록 의무화 함. 23조의 2 제1항)

4) 직장내 성희롱 발생 원인 및 사례

원인 : 여성의 능력과 남성의 능력은 다르다고 해석하는 성차별 풍토 때문

사례1) 회식자리때 억지로 술 따르게 함

사례2) 신입사원 입사하면 첫대면에서 걱정마 내가 다 가르쳐 줄께

사례3) 나 이혼할테니 나랑 결혼해줘

사례4) 승진을 미끼로 여사원 유혹

사례5) 할인매장에서 소지품검사 한다며 진열대 뒤로 불러 몸을 더듬는다

5) 직장내 성희롱으로 인한 폐단

1) 여성능력상실의 원인으로 나타나 생산성하락

2) 인간관계 신뢰감 상실

3) 우울증. 자포자기등으로 발전하여 한사람 인생망칠 수도 있음

2. 성폭력

(1) 성폭력

1) 성폭력이란?

강간뿐만 아니라 원치 않는 신체적 접촉, 음란전화, 인터넷 등을 통해서 접하게 되는 불쾌한 언어와 추근거림, 음란한 눈빛으로 바라보는 것 등 상대의 의사에 반해 성적으로 가해지는 모든 신체적, 언어적, 정신적 폭력 행위를 말한다. 또한 성폭력에 대한 막연한 불안감이나 공포, 그리고 그것으로 인한 행동제약도 간접적인 성폭력에 해당한다.

2) 성폭력의 종류와 개념

① 강간

남성이 상대방의 반항을 불능케 하고 상대방을 현저히 곤란하게 할 수 있는 폭행과 협박으로 부녀를 간음하는 행위와 13세 미만의 부녀를 간음했을 때

는 폭력을 수단으로 하지 않았어도 강간죄가 성립한다. 강간죄는 친고죄로서 범죄의 피해자 기타 법률이 정한 자의 고소 · 고발이 있어야 공소가 가능하다.

② 특수강간

특정범죄 가중처벌법상의 범죄로, 흉기를 휴대한 가해자나 2인 이상의 가해자가 강간죄나 강제추행죄, 준강간죄, 준강제추행죄를 범하거나 범하려 시도(미수)하는 경우를 가리킨다. 이와 같은 경우 피해자를 치사 혹은 치상한 경우 무기 또는 각각 10년, 7년 이상의 징역을 선고할 수 있다.

③ 강제추행

폭행, 협박으로 사람을 추행하여 개인의 성적 자기결정의 자유를 침해하는 행위로서 10년 이하의 징역 또는 1500만 원 이하의 벌금에 처한다. 행위객체는 남녀노소 · 혼인 여부를 묻지 않으며 행위주체는 남 · 여 모두가 될 수 있다.

④ 성희롱

직장 등에서 상대방의 의사에 반하는 성과 관련된 언동으로 불쾌하고 굴욕적인 느낌을 주거나 고용상의 불이익 등 유무형의 피해를 주는 행위가 여기에 해당된다. 직접적인 신체 접촉뿐 아니라 음란한 농담이나 음담패설, 성적 관계를 강요하거나 회유하는 행위, 외설적인 사진이나 그림 · 낙서 · 출판물 등을 직접 보여주거나 통신 매체를 통해 보내는 행위 등도 포함되며 처벌은 행위의 정도에 따라 매우 다양하다.

3) 성폭력의 발생원인

① 성차별적인 사회 구조

우리 사회는 여성이나 어린이를 남성이나 어른보다 약하고 낮은 존재라고 여기고 있다. 가정이나 직장, 학교 등등 수많은 공간에서 여성-남성, 어린이-어른 간에 지배-복종의 위계관계가 발생한다. 이는 보다 낮은 위치에 놓인 사람을 함부로 대해도 괜찮다는 잘못된 생각을 낳으며, 이로 인해 여성들은 남성들의 성적 폭력에 쉽게 노출된다. 이렇듯 성차별적인 사회 분위기는 남성의 성폭력을 방관하고 허용할 뿐만 아니라 부추기기까지 하며, 성폭력을 한 가해자에게 면죄부를 주기까지 한다.

② 왜곡된 성문화

한 살이라도 더 어린 여성을 옆에 앉히고 술을 마시려는 남자들과 그것을 부추기는 향락 · 퇴폐 문화, 건전한 성관계보다 변태적인 성행위를 더 좋은 것처럼 보여주는 음란물, 여성의 가치를 오직 '성'으로만 다루는 광고와 영화 등 왜곡된 성문화는 여성을 성적 대상, 성폭력의 대상으로 만든다.

③ 의사 소통의 불일치

우리 사회에는 여성과 남성의 성에 대한 태도를 서로 다른 잣대로 평가한다. 여성은 성에 무지하고 소극적이어야 하지만, 남성은 성에 적극적이고 과장된 표현을 해도 괜찮다고(혹은 그래야 더 '남성답다'고) 생각한다. 이와 같은 문화 속에서는 여성과 남성이 성에 대해 원활한 의사소통을 할 수 없다. 성폭력이라는 극심한 위기 상황에서 여성이 "싫다"거나 "안된다"고 의사표현을 해도 이를 긍정적 대답의 완곡한 표현으로 받아들여 성폭력을 행하는 남성들이 생겨나는 것이다.

④ 성교육의 부재

온 가족이 함께 텔레비전을 보다가 조금만 야한 장면이 나오면 얼굴을 붉히고 쑥쓰러워하고, 학교에서는 남녀의 신체 구조나 생리적 현상 등 생물학적인 성지식을 전달하는 것을 성교육이라는 이름으로 실시하고 있는 것이 우리의 현실이다. 이런 현실 속에서는 성에 대한 가치나 성적 행동에 대해 생각하고 고민해 보는 열린 교육이 이루어질 수 없다. 제대로 된 성교육 대신 포르노 비디오나 잡지 등에서 보여주는 과장되고 가학적인 성적 표현과 또래 집단 사이의 잘못된 성지식을 여과없이 받아들인 많은 청소년들은 죄의식조차 느끼지 못한 채 성폭력을 저지르게 된다.

⑤ 성폭력에 대한 사법계의 인식부족

많은 피해자들이 경찰이나 검찰의 조사 과정에서 남성의 입장에서 사건을 바라보고 처리하는 형사나 경찰로 인해 자신이 죄인인 것 같은 느낌을 받는다. 사법계에서는 여전히 성폭력에 대한 잘못된 통념들을 수용하고 있어서 그들이 주는 이차 피해로 인해 많은 피해자들이 고소를 아예 하지 못하거나, 고소를 해 놓고도 취하하는 경우가 많다. 결국 이러한 사법계의 인식 부족 때문에 피해자들이 피해 사실을 은폐하거나 법정 과정을 포기하게 됨에 따라,

가해자는 아무런 처벌도 받지 않게 된다. 오히려 재범을 저지르는 가해자가 늘어나게 되는 것이다.

4) 성폭력의 실태 및 유형

① 어린이 성폭력

어린이 성폭력이란 만 13세 미만의 어린이에게 가해지는 성폭력을 말하며 '아동 성학대(child sexual abuse)'라는 전문 용어로 정의되기도 한다. 어린이 성폭력의 약 80%는 아는 사람에 의해서 발생한다. 아는 사람은 두 가지 유형으로 나눌 수 있는데, 첫 번째는 친부나 의부, 삼촌, 이모부, 할아버지 등 혈족 혹은 인척에 의해 일어나는 것으로 친족 성폭력이라고 한다. 또 다른 유형은 교사나 교직원, 유치원 원장, 통학버스 기사, 이웃 사람, 아파트 경비 등 일상생활에서 접촉하기 쉬운 사람들에 의해 일어난다. 많은 가해자들은 자신의 성폭력 사실을 비밀로 지키라며 회유하거나 과장된 협박을 한다. 또한 어린이들은 자신이 당한 피해가 성폭력이라는 것을 곧바로 인식하는 데 어려움을 겪는다. 그런 까닭에 어린이 성폭력은 금방 드러나지 않는 경우가 많으므로 어린이가 공포심을 갖는다거나, 혼자 자는 것을 두려워한다거나, 성기 등에 통증을 느낀다거나 하는 일이 생기면 주의깊게 관찰하고 성폭력 피해가 있는 것은 아닌지 의심해 보아야 한다.

② 청소년 성폭력

청소년 성폭력이란 만 13세 이상 19세 이하의 청소년에게 발생하는 성폭력을 의미한다. 청소년 성폭력의 경우, 어린이나 성인의 성폭력 피해에 비해 윤간이나 강도강간 등 특수강간의 비율이 높다. 남성 피해자도 상당수 있는 것으로 조사되고 있다. 이는 청소년들이 학교 폭력배나 불량배 등의 집단 폭행, 강도, 흉기 사용, 침입 등의 주요 표적이 되고 있기 때문이다. 또한 다른 연령층과 비교하여 친족내의 피해, 선배나 동급생에 의한 피해, 교사나 강사 등에 의한 피해의 비율이 높게 나타나고 있다. 어린이 성폭력은 폭력 사용 여부, 동의 여부, 저항 여부와 무관하게 범죄로 취급되어 엄한 처벌을 받지만 청소년 성폭력의 경우 때때로 동의된 성관계로 오인받기도 하고, 피해자에 대한 비난 여론이 형성되기도 한다. 이는 현재의 청소년들이 성에 대해 개방적이고 자발적이며, 어느 정도의 판단 능력과 방어 능력이 있다는 이중적 통념이 있기 때문이다.

③ 남성 성폭력

남성들은 성폭력 피해를 입었을 때, 그로 인한 분노와 고통에도 불구하고 '남성인 자신이 성폭력 피해를 입었다'는 사실에 대한 수치심으로 힘들어한다. 그러나 한편으로는 "내가 여자도 아닌데, 별일 아니다"라는 식으로 자신의 힘든 감정을 외면하려고 하는 경우도 많다. 그렇지만 어떤 피해자도 수치스러워하고 부끄러워할 이유는 없다. 또한 자신이 입은 피해에 대해 정당하게 문제를 제기하는 것을 부적절하거나 남자답지 못한 것이라고 생각하지 않아야 할 것이다. 자신의 잘못으로, 자신에게 문제가 있어서 피해를 입는 것이 아니므로 스스로를 책망하기보다는 자신의 감정을 솔직하게 인정하고, 피해로 인한 감정과 고통을 극복할 힘이 자신에게 존재한다는 것을 믿는 것은 큰 도움이 될 수 있다.

④ 동성간 성폭력

대부분의 성폭력 가해는 남성이 여성에게, 상급자가 하급자에게, 연장자가 연하에게 가하는 등 지배적 권력구조와 깊은 관련을 맺고 있기 때문에 동성간에는 성폭력이 일어나지 않을 것이라고 생각한다. 성폭력이냐 아니냐를 판단하는 기준은 상대방의 의사에 반했는지의 여부이지 성별과 성 정체성이 아니라는 사실을 먼저 이해해야 한다. 성별과 성 정체성은 구체적으로 사건을 이해하고 지원하는데 도움을 줄 수 있지만 성폭력 여부를 판단하는 기준이 되지는 않는다. 또한 피해자가 동성애자이고 그것을 빌미로 가해자가 협박할 경우, 피해자는 경찰이나 가족의 도움을 요청하기가 더욱 어려워지기도 한다. 또한 법률적으로도 일례로 남성에서 여성으로 성 전환한 여성이 강간피해를 입었지만 폭행 등의 혐의만 인정된 판례가 있는 등 성소수자에 대한 강간 피해를 인정하는 규정이 마련되어 있지 않아 피해 구제가 더욱 어려운 실정이다.

⑤ 장애인 성폭력

피해자가 장애인인 경우, 피해 당시에 저항할 수 있는 정도가 제한되어 있고 상대적으로 더 취약한 위치에 놓여 있기 때문에 현행법으로도 더 엄중히 처벌하도록 되어 있다. 그러나 최근 들어 1, 2급 정신지체 장애인의 경우에 저항하지 않았다는 이유로 가해자에게 무죄판결을 선고한 판례가 있는 등 장애인에 대한 사회적 이해는 매우 미약하다. 정신지체 장애인은 정신지체라는 조건만으로도 항거불능의 상태에 있다고 간주해야 함에도 불구하고, 소위 "정상성"의 기준에서 판단하고 있는 것이다. 또한 장애인은 흔히 성별과 성욕이 없는 존재로 인식되는 경향이 있기도 하다. 그러나 장애인 역시 성적 자기결정권이 있으며, 이를 존중하기 위해서는 다양한 몸의 차이를 인정해야 한다.

⑥ 데이트 성폭력

데이트 성폭력이란 데이트 중 상대의 명백한 동의가 없는 상태에서 한 쪽의 일방적인 강요에 의해 일어나는 성폭력을 말한다. 데이트 성폭력은 가해자와 피해자가 이것을 성폭력으로 인식하지 못하고 윤리적인 잘못(혹은 난폭한 성관계)으로 간주하는 경우가 많아, 데이트 강간이더라도 고소를 하는 경우는 많지 않다. 그러나 간혹 고소를 하는 경우에 가해자가 자신의 성폭력을 동의된 성관계라고 주장하면서 피해자를 무고죄나 명예훼손죄로 맞고소하는 일도 있다.

⑦ 친족 성폭력

친족성폭력은 가까운 가족이나 친척에게 피해가 있어 배신감과 상실감이 크지만 주변에 알려 도움을 받는 것이 어려워 그 피해가 지속적인 경우가 많다. 또한 피해 특성상 피해 사실을 알게 된 가까운 가족이나 친척 등이 충격과 혼란으로 인해 사실을 믿으려 하지 않거나 회피하고 거부하는 경우가 많다. 주위 사람들은 분노하거나 두려워하기도 하고, 피해자를 도와주거나 보호하지 못했다는 죄책감에 시달리기도 한다. 그러나 이런 감정들은 피해자와의 관계에 부정적인 영향을 주고 피해자를 이해하는 데 방해를 줄 수 있으며, 피해자의 치유를 지연시킬 수 있다. 따라서 주위 사람들은 피해자가 가장 필요로 하는 것이 무엇인지 파악하고 피해자의 이야기를 열심히 듣고 지지해 주며, 피해를 극복할 수 있을 것이라는 믿음을 주어야 한다. 가해자와 피해자에 대한 감정이 엇갈려 혼란스럽더라도 주위 상황이나 가정 형편에 따라 가해 행위를 축소하거나 합리화해서는 안 되며, 잘못은 가해자에게 있는 것임을 확신해야 할 것이다.

⑧ 직장내 성폭력

직장내 성폭력/성희롱의 경우 가해자가 피해자보다 높은 사회적 위치와 많은 권력을 가지고 있어 어려움을 겪는 경우가 많다. 그러나 가해자보다 위치가 낮고 권력이 적다고 해서 성폭력/성희롱의 피해를 당해야 할 이유는 전혀 없다. 자신이 이러한 어려움에 처해도 도움을 받을 권리가 있음을 기억하고, 신뢰할만한 주변인이나 성폭력 전문 상담소와 상담하여 심리적인 지지와 적절한 지원을 받아야 할 것이다.

⑨ 사이버 성폭력

사이버 성폭력이란 웹에서 이루어지는 성폭력을 말하며 보통 동의 없는 스팸성 음란 메일을 보내 사이버 환경을 성차별적으로 만드는 환경형 성희롱, 컴섹 혹은 번섹을 요구하는 사이버 스토킹, 개인 신상 정보를 동의 없이 게시하는 명예훼손 등이 자주 발생하는 경우를 말한다. 정보통신윤리위원회가 운영하고 경찰청이 지원하는 사이버 명예훼손 · 성폭력 분쟁 조정센터에 접수된 상담은 최근 3년간 폭발적으로 증가하고 있는 추세이다.

⑩ 대학내 성폭력

대학내 성폭력이란 대학이라는 공간 내에서 학생과 학생 간, 교수와 학생 간 발생하는 성폭력을 비롯하여 환경형 성희롱 등 성폭력 적 대학문화를 모두 포함하는 개념으로 쓰인다. 대학내 성폭력은 피해자와 가해자의 관계가 가해자의 학내 지위, 권한에 따라 교수 성폭력, 운동권내 성폭력, 데이트 성폭력, 교직원간의 직장내 성희롱 등 다양한 유형의 성폭력이 있을 수 있다. 그럼에도 대학내 성폭력이라고 따로 유형화를 시키는 이유는 대학내 여성운동가들의 노력으로 인해 대부분의 대학에서 반성폭력학칙 등이 제정되었기 때문이다. 또한 대학내 성폭력사건이 일어나면 가해자가 교수 혹은 학생회의 지도적 위치 등을 가지고 있는 공인신분일 때 가해자를 실명공개하고 지치규약으로 징계에 대한 지원위원회를 구성하는 등 다양한 방식의 해결을 모색할 수 있다.

⑪ 스토킹

스토킹은 지금까지는 낭만적 구애행위의 일종으로 취급되어 왔으나, 스토킹으로 인한 납치 살인 등의 사건이 일어나면서 이에 대한 사회적 인식도 변화되어 오고 있는 범죄이다. 스토킹은 보통 상대방이 원치 않는데도 불구하고 지속적으로 만남을 요구하거나 따라다니며 행적을 쫓거나 통신 수단을 이용하여 일방적인 연락을 지속적으로 하는 등의 행위로 나타난다. 스토킹은 피해자의 사생활이 침해되는 것은 물론 일상적인 생활도 영위하기 어려울 만큼의 불안과 공포를 느끼는 등 심각한 피해를 야기하는 범죄이다.

5) 성폭력 대처방안

성폭력 피해를 입었다면 가장 먼저 안전한 곳으로 피한 후 친구나 가족의 도움을 구하고, 될 수 있으면 빨리 의료적인 처치를 받도록 한다.

① 안전한 장소로 피한다

피해 직후엔 아무것도 생각할 수 없을 정도로 혼란스럽고 힘든 상황이겠지만, 일단은 피해 장소를 벗어나 마음을 진정시켜야 한다.

② 믿고 의지하는 친구나 가족에게 도움을 요청한다.

물론 자신에 관한 일은 스스로 결정하고 행동하겠지만, 때로는 주변의 도움을 요청하는 것도 필요하다. 피해 이후 모든 것이 다 싫어지고 부정적으로만 생각될 수 있지만 피해자의 말을 전적으로 신뢰하고 힘든 상황을 가슴으로 이해하며 심리적 안정을 도와줄 수 있는 사람을 찾는 것도 중요하다.

③ 병원(산부인과)에 꼭간다

어떤 상처를 입었는지 알아보기 위해 병원에 가는 것은 필수적이다. 병원에 가는 시기는 피해 직후가 가장 바람직하고 빠를수록 좋다. 피해 직후에는 정신적인 충격 때문에 몸의 상처를 미처 느끼지 못하는 경우도 있지만 외상의 치료가 필요하고, 나아가 임신이나 성병을 미리 예방하는 조처를 취해야 한다.

④ 고소여부를 신중하게 검토한다

성폭력 범죄는 특별한 경우를(윤간, 강도강간 등) 제외하고는 본인의 고소가 있어야 수사를 하는 친고죄이다. 고소 기간은 가해자를 안 날로부터 1년 이내로 우리나라에서의 피해 신고율은 실제 발생률의 2.2~6.1% 밖에 안 된다고 한다. 또한 기소율도 1/2정도에 그치고 있으며 이러한 통계들은 실제로 수사재판 과정에서 어떠한 어려운 일이 있는지를 짐작하게 한다. 그러므로 고소를 통해 어떤 의미와 효과를 얻을 수 있을지 그리고 어려움은 무엇인지를 살펴보고 준비한 후에 결정해야 한다. 주변인 누구라도 고소를 강요해서는 안 되며, 본인 스스로 그 여부를 결정하도록 도와주어야 한다. 전국 상담소에서는 무료법률상담을 실시하고 있으며, 필요한 경우 소송비 등을 지원받을 수도 있다.

(2) 성폭력 해당 사례

1) 상대방의 의지와 반해서 발생하는 성관계

(예) 대학축제때 만취후 선배의 배웅에 이어 벌어지는 성행위.

2) 정상적인 사고가 어려운 상태에서 동의를 얻은 다음 이루어지는 성관계

(예) 협박후 성관계.

3) 법적으로 미성연자와 이루어지는 성관계.

(3) 성차별 사고 방식에서 비롯된 잘못된 생각들

1) 남성은 여성을 자기의 소유물로 착각 (넌 내꺼다)

2) 젊은 여성보면 영계

3) 성관계 후의 여성을 먹었다. 따먹었다로 표현

4) 노출이 심한 의복 착용시 함부로 대해도 된다는 생각들

5) 여자의 No를 Yes로 받아들인다

(4) 성폭력 대응 방식

1) 소극적 방식 : 보통참는다. 그러면 더 심해진다

2) 적극적 방식 : 가해자에게 중지하라고 직접적 중지 요청.

(자신의 느낌, 생각을 분명히 전달. 상대방 자존심을 건들이지 말고 요청.성폭력신고센터에 신고)

※ <신고시 작성요령> 6하원칙: 1. 누가…. 2. 언제…. 3. 어디서…. 4. 무엇을..... 5. 어떻게…. 6. 왜.....

(5) 성범죄관련 형법

성폭력범죄의 처벌및 피해자 보호등에 관한 법률
성폭력특별법(사건발생 1년때 까지 유효)

1) 남녀고용 평등법(2조2항)

- 직장내 성희롱에 관한 사항을 추가

2) 남녀차별 금지법

- 학교등지에서 발생하는 성차별이나 성희롱문제 취급(1999. 2)

(6) 성폭력 예방법

법보다도 남녀 모두가 동일한 인격과 가치를 지니면서 존중을 받고 사는 존재 즉, 평등한 존재인 것을 잊지 않으면 성희롱과 성폭력은 예방됨

1) 여성

1) 평소 자기주장을 분명히 한다

2) 규칙적인 운동으로 호신술 익힌다

3) 잘 모르는 상대나 친밀한 관계가 아닌 경우 집을 방문하거나 초대하지 않는다

4) 낯설고 외진곳에서 데이트하지 않는다.

5) 여성을 무시하거나 여성에 대해 소유욕이 강한 남자와는 데이트 하지 않는다

6) 회식때 2, 3차 안따라가도 사회(학교)생활 지장없으니 가급적 일찍 귀가 한다

2) 남성

1) 여자에게 성관계를 강요하지 않는다
2) 얌전히 있는것을 동의한 것으로 혼돈하지 않는다
3) 동료또는 다른 남성이 성차별적 농담할때 이의를 제기한다
4) 자신이 경험한 강간과 유사한 성경험및 횟수등에 대해 말할 때 문제를 제기한다
5) 여성들과 충분한 우정을 나눈다
6) 강간의 실상과 원치 않는 성관계에 대해 가능한 많이 알아둔다.

(7) 대학내 성폭력

우리사회에서 대학은 진보적 탐구의 공간으로, 일련의 사회적 폭력과 문제로부터 다소 벗어난 공간으로서 사고되어 왔었다. 그러나 대학이라는 공간도 하나의 사회적 제도 기관이며, 그 구성원들 역시 일반사회 속에서 자신들의 가치관이나 사회성을 키워내 왔다는 점을 생각할 때 대학 역시 일련의 사회적 폭력이나 문제로부터 완전히 동떨어진 공간으로 생각될 수 없다.

마찬가지로 이미 우리가 접할 수 있었던 몇몇 대학 내 성폭력 사건들은 대학이라는 공간이 우리사회의 남성 중심적 질서와 폭력으로부터 안전한 공간이 아니라는 것을 알 수 있게 한다. 대학 역시 우리사회가 가지고 있는 성문화의 문제점들을 그대로 가지고 있으며, 그 안에서 무수한 대학 내 성폭력사건들이 발생하고 있는 것이 바로 우리의 현실인 것이다. 실제로 전문 상담소에 상담 접수된 내용들을 살펴보면 이미 알려진 학내성폭력 사건들 이외에도 실제로 얼마나 많은 대학 내 성폭력 사건들이 발생하고 있는지를 확인하게 된다.

1) 대학내 성폭력의 개념

1994년 신정휴 사건(또는 서울대 조교 성희롱사건)으로 연대한 '우조교 성희롱 사건 공동대책위원회'와 '서울대학교 여성문제동아리협의회'가 공동으로 주관한 공청회에서 정의한 학내성폭력의 개념은 다음과 같다.

학교나 이와 유사한 곳에서 일어나는 것으로서 상대방이 원치 않는 성적 접근,

성적 접촉의 요구에서부터 기타 성적인 성격의 언어적 · 육체적 행위가

① 그러한 행위의 수용이 명시적 혹은 묵시적으로 피해자의 학업(혹은 직업)의 조건이 되는 경우, ② 그러한 행위의 거부가 피해자의 학업(혹은 직업)상의 결정에 영향을 미치는 경 우 ③ 그러한 행위가 피해자의 학업생활에 지장을 초래하거나 사기저하 및 불쾌한 학업 분위기를 조성할 의도를 띠었거나 결과적으로 그러한 효과가 발생하는 경우 등

피해자에게 정신적 · 신체적 · 사회적 피해를 입히며 결과적으로 대학 내에서 학습권 을 침해하는 행위를 학내성폭력으로 규정하고 있다.

여기서는 이러한 학내성폭력의 개념을 바탕으로 하면서 동시에 가해자와 피해자가 같은 대학 내 성원(교직원, 학생, 교수 등)이고, 또한 대학이라는 공간의 특수성이 개입 되어 발생한 성폭력 피해를 대학 내 성폭력의 잠정적 개념으로 사용하고자 한다.

2) 대학내 성폭력의 실태 (한 상담소 상담통계 분석)

대학내 성폭력에 대한 이러한 개념정의를 바탕으로 한 상담소 학내지원팀에서 실시 한 상담통계 결과를 보면 다음과 같다.

피-가해자 관계	건수(횟수)	
교수-제자	24(103)	∗ 97.1 ~ 98.6 (전체 상담 5448회 중 181회로 3.3%)
선후배	33(48)	
동기	16(28)	∗ 피해자, 가해자 모두 같은 학교 소속일 경우를 기준으로 함.
교직원	1	
교수간	1	
합계	75(181)	∗ 학교간, 외부인에 의한 피해 등은 제외

▶ 교수-학생간의 성폭력

- 묵시적 혹은 명시적으로 학점이나 학위인정, 논문 통과, 진로 등으로 유인하여 성폭력을 하는 경우
- 성폭력에 대한 거부로 학점이나 학위 인정, 논문 통과, 진로 등에 부정적인 영향을 미치는 경우

- 강의실, 연구실, 교수실 등에서의 성폭력 행위를 통하여 개인의 학업능력을 방해 하거나 거부감을 주는 학업분위기를 만드는 경우
- 신체접촉, 데이트 강요, 성적인 모욕을 주는 언동 등 피해자 개인에 대한 지속적인 성폭력 행위를 통하여 피해자에게 정신적,사회적 · 물질적 피해를 입히는 경우

▷ 선배-후배(혹은 동기)간의 성폭력

M.T나 새내기 배움터, 술자리, 교실, 동아리 등의 공공장소에서 불쾌감을 유발하는 성적 농담이나 음담패설, 술을 따르게 하는 식의 성적 접촉이나 강간 등까지 포함한 성폭력

▶ 그 외의 성폭력

- 모르는 관계에서 일어나는 성폭력 : 셔틀버스, 화장실, 도서관 등에서의 성적 접촉과 같이 고의적인 행위로 음란한 눈빛, 성기노출, 음란전화, 팩스나 통신 등을 이용한 음란물 게재 등이 있다.
- 개인적 관계에서 일어나는 성폭력 : 정신적 · 신체적 · 사회적 피해를 동반하는 데이트 강요, 상대방이 원치 않는 성행위, 이와 유사한 행위를 강제적으로 하는 것.

  위의 유형 외에도 집단적인 남성 대학문화에 의한 성폭력 등 대학 내에서 일어나는 성폭력은 기존사회의 그것과 다를 바 없이 빈번하고 다양하게 나타나고 있다.

3) 대학내 성폭력의 유형별 특성과 원인

▷ 교수-학생간 성폭력

교수에 의한 성폭력 사건은 우리사회에서 사제간의 관계에서 나타나는 위계와 권위 성을 고려할 때 그 구체적인 양상을 보다 정확히 이해할 수 있다. 일반적으로 우리사회는 스승에 대한 절대적인 신뢰와 존경을 학생의 기본적인 도덕적 소양으로 생각하고 받아들이는 경향이 있다. 이러한 성격은 고등교육 기관인 대학에서 역시 교수와 학생간 에서 그대로 나타난다. 일반적으로 대학 내에서 사제간의 관계는 공적인 관계의 형태를 가짐과 동시에 앞서 말한 개인적인 존경이나 믿음을 기

초로 하고 있다. 그러나 바로 그러한 까닭에 대부분의 피해 학우들은 가해자인 교수의 행동에 대해 대부분 처음부터 경계심을 갖기 힘들어 진다. 대부분의 피해학우들은 가해교수의 성적인 언설이나 접촉 등에 대해서 불쾌감을 느끼면서도 스승에 대한 절대적인 믿음과 존경이라는 일반의 시각 속에서 이를 성폭력으로 생각하기보다는 주관적인 불쾌감이나 혹은 친밀감의 한 표현으로 해석하기 쉬워진다. 또한 공적인 만남 이후에 이루어지는 술자리나 '논문을 봐 주겠다'거나 '상담할 것이 있다'는 등의 이유로 가해 교수가 접근할 때 피해 학생들은 이를 교수에 대한 신뢰와 존경 속에서 믿고 따라가게 되기 쉬워짐으로서 성폭력에 노 출될 가능성이 높아진다.

또한 대학사회 내에서 학점이나 졸업 이후의 진로 문제 등에 있어서 학생에 대한 교수의 영향력은 절대적이라는 점도 교수에 의한 성폭력의 주된 요인을 이루고 있다. 즉 대부분의 가해 교수들은 학점이나 졸업논문의 통과, 졸업 이후의 진로 등에 대한 자 신의 영향력을 빌미로 피해학생들을 협박, 유인해 내는 모습을 나타내고 있다. 한 상담소에 접수된 상담 사례들을 살펴보면 대부분의 가해교수들이 이러한 협박과 유인을 이용하고 있었다. 그리고 여기서 피해학생이 4학년 학생이거나 학부보다도 교수의 영향력 이 훨씬 절대적인 대학원생일 경우 그리고 학생에 대한 교수의 영향력이 상당히 강하며 교수의 자율권이 크게 주어지는 예체능학과일수록 학생에 대한 교수의 영향력이 유인 혹은 협박요인으로 매우 강하게 작용하고 있음을 발견할 수 있다. 피해자들은 교수의 이러한 영향력 행사와 협박 때문에 교수의 성폭력에 대한 적극적인 거부의사를 표시하거나 저항하기 어려워 했으며 실제로 가해교수의 요구에 불응함으로써 제적을 당한 피해학우의 경우도 있었다. 그리고 이는 성폭력 사건 이후에 가해자와 사건에 대한 대응에 있어서도 피해자에게 큰 부담요소로 작용하고 있었다. 실제로 한 상담소에 접수된 학내성폭력에 관한 상담사례 중에서, 많은 피해학우들이 사건을 알려내고 가해교수에 대한 처벌을 요구하고 싶으면서도 '졸업 이후의 문제나 학점에 신경이 쓰여 어떻게 대응을 해야할지 모르겠다'는 말을 내비치고 있었다. 또한 가해교수에 대한 처벌이 이루어지더라도 감봉이나 인사과에서 탈락시키는 정도의 미미한 수준에 불과한 경우가 많아 실제로 피해학우의 대응 이후에도 피해자에 대한 가해자의 영향력 행사를 적극적으로 제한시키지 못함으로 인해 피해자의 더 큰 불이익 감수에 대한 부담감을 덜어주지 못하는 경우가 많이 나타난다. 실제로 어떤 사건의 경우에는 적극적으로 대응하려고 했던 피해자에게 '가해교수가 징계를 받아도 감봉 정도이지 퇴직 정도는 아니기 때문에 학교를 계속 다니려면 가만히 있어야 한다'며 주변 남학생들이 만류했던 경우를 볼 수 있다.

강의요약

- 성희롱이란? 성적인 요소가 가미된 상태에서 상대방을 괴롭히고 귀찮게 하는 행위를 말한다.
- 직장내 성희롱은 사업주, 상급자 또는 근로자가 직장내의 지위를 이용하거나 업무와 관련하여 근로자에게 성적인 언어나 행동등으로 또는 이를 조건으로 성적 굴욕감을 유발하게 하여 고용환경을 악화시키는 것을 말한다.
- 성폭력은 성을 매개로 해서 상대방의 의사에 반해 가해지는 모든 신체적, 언어적, 정신적 폭력행위를 말한다.

참고자료

1. 신경향 성의 과학 (월드사이언스) 저자: 추영국외
2. 여성건강 간호학 (현문사)
3. 성과사랑 (정문각) 저자: 이종우
4. 생명과학(라이프사이언스) 저자 김명원
5. http://kr.health.yahoo.com/disease/page0485.html
6. http://junjun.doctor.co.kr/woman3.html

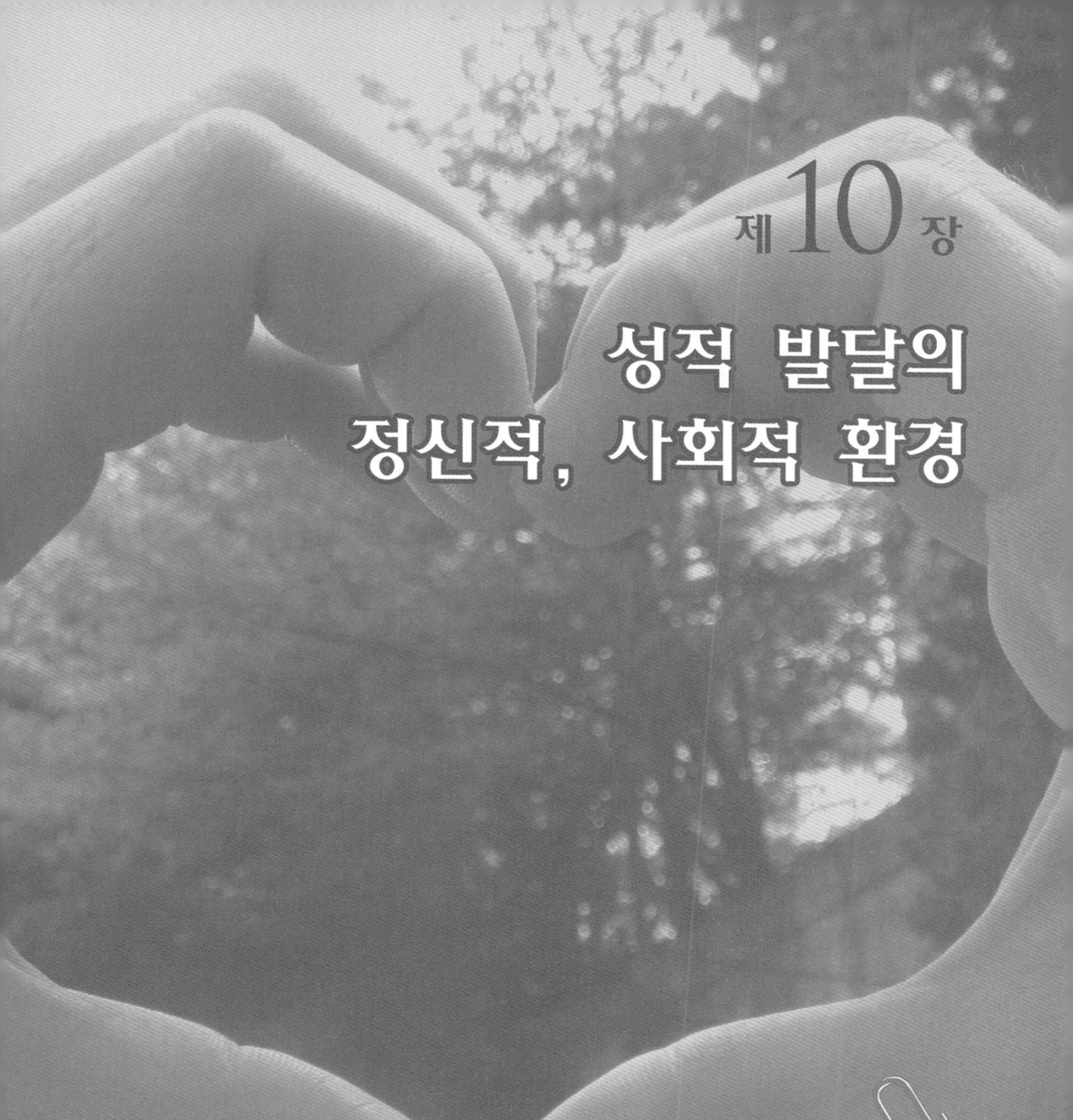

제 10 장

성적 발달의 정신적, 사회적 환경

학 습 목 표

성의 동일시와 성적발달의 정신적, 사회적 문제에 관해서 살펴본다.

1. 정신적 성의 발달 단계는 어린이와 젊은이에게 있어서 어떠한가?
2. 성적역할의 교육은 어떠한가?
3. 성욕의 사회학적 양상은 어떠한가?
4. 소비사회에서의 성적역할과 성적행위는 어떠한가?

1. 어린이와 젊은이에게 있어서 정신적 성의 발달

(1) 정신적 성의 발달 단계 - 유아기

1) 어린이의 성적 발달에 관한 정신분석이론

▶ 프로이드(Freud) 성욕론의 중심 개념은 리비도(Libido)로 성적 충동과 관련된 심리적 에너지를 의미.

▶ 프로이드는 성인환자의 성생활을 재현하여 생긴 결론을 재구성하여 유아기의 성적 충동 개념으로 발전.

▶ 어린이의 성적 발달 3단계 - 단절적이지 않고 지속적이며, 중복적으로 발전.

1단계 - 구강기(口腔期)로 출생 후 1살 반까지의 시기.
- 리비도가 구강 쪽에 몰려 성적 만족이 입, 입술, 혀 등에 우선적으로 작용.

2단계 - 항문기(肛門期)로 1살 반부터 3살까지의 시기.
- 성적 쾌감이 항문 기능에 집중되어 항문 자체나 그와 결부된 기능. 예를 들면 배변이나 갑작스런 정지 등을 통해 만족감 느낌.

3단계 - 남근기(男根期)로 3살 정도의 시기.
- 성적만족은 생식기 부근에 집중되어 페니스(penis) 또는 여성의 클리토리스(clitoris)에 관심이 집중. 남성을 기준으로 논의.
- 앞의 두 단계와는 성생활의 변화, 정신적, 사회적 발달 측면의 전환기.

2) 고정과 퇴행의 여러 가지 개념

▶ 정상적인 성적 발달의 단계에서 어린이의 성적 충동을 만족시키는 대상과 방법에는 변화가 있다. 어린이는 성장함에 따라 새로운 만족 대상이나 방법을 취하기 때문에 '오래된' 것들은 서서히 포기.

▶ 인간의 입이나 항문에 의한 만족 방법에 고정되어 있는 것처럼 고정은 그 만족 방법에 영향을 주고 있다.

▶ 고정이라는 개념은 초기의 만족 방법이나 만족 대상으로 복귀하는 퇴행이라는 개념과 동시에 확인. 퇴행하는 개인은 많든 적든 강한 고정이 이미 내부에 존재하고 있는 만족 대상이나 방법으로 복귀하기 때문에 퇴행과 고정은 서로 밀접한 관계.

▶ 퇴행이 일어나는 것은 자신의 발달수준에 해당하는 대상이나 방법에 만족하지 않기 때문.

▶ 개인의 욕구 불만이나 불평 때문에 확실하게 안전하다고 판명되는 만족 대상이나 방법 중의 하나로 돌아가는 것은 당연한 결과.

3) 유아기의 성적 행위

▶ 생식기에 관심을 갖거나 생식기를 갖고 노는 등의 성적 표현은 유아기부터 일반적으로 나타난다. 유아기에 어린이는 자신의 신체를 관찰하다가 우연히 생식기를 만지게 되고, 이때 남자 어린이는 페니스를 발기.

▶ 남자 어린이의 절반이상이 직접 손으로 페니스를 자극해 성적 쾌락을 느끼고 반면 여자 어린이는 자극을 위해 직접적인 자극을 주는 행동을 하지 않는다.

▶ 자체애(自體愛)의 경험은 성인이 되어 다른 사람과의 성적인 관계로 자연스럽게 발달하는데 필요.

4) 동일시

▶ 어린이의 동일시(성에 대한 동일시)
- 태어나자마자 발달하기 시작.
- 어린이의 성은 동일시의 한계를 규정하는 최초의 조건.
- 부모는 아이가 태어나는 순간 어린이의 성에 따라 완전히 다른 기대와 태도표명.

▶ 3~5세 - 생물학적 성의 차이에 의미를 갖게 되어, 이시기에 좀 더 확실하게 고정된 성의 동일시가 일어난 결정적인 발달이 일어난다.

▶ 자신과 같은 성을 가진 부모와의 동일시에 기인.

▶ 동일시는 어린이가 사랑하고 존경하는 사람과 자신을 동일시하는 정서적 관계에서 발생, 반대로 공포를 느끼는 사람에 대해 방어적 수단으로써 발생.

동일시의 3단계 과정 - 라캉(1996), 알토프사(1970), 안드케어 올슨(1972)

1단계 - 어머니나 어머니의 유방과 자신을 동일시.

2단계 - 생후 6~8개월. 거울의 단계(라캉)

- 거울에 비치는 자신의 모습을 보고 반응.

3단계 - 오이디푸스의 전기(轉機).

- 제3자가 출현하여 상호 관계를 방해, 그 결과 어린이는 제3자에 대하여 자기를 동일시하고 제3자의 세계에 몸을 맡길 가능성을 얻는다.

5) 잠재기

▶ 정신분석이론에서 잠재기는 5세부터 12세 정도의 시기.

▶ 프로이드의 가설 - 남근기의 강렬한 성본능 노출 이후, 이시기에 접어들면 성적충동은 일종의 동면상태에 들어갔다가 사춘기에 다시 힘이 회복되어 나타난다.

▶ 5~12세 정도의 어린이는 지능이 발달, 탐구욕이나 지적활동이 왕성 그 결과 성적발달이 잠재기에 접어든다.

▶ 6~12세 정도의 어린이에게는 친구들의 평가가 부모보다 더 큰 영향을 끼친다.

(2) 정신적 성의 발달 단계 - 사춘기 및 청년기

▶ 생물학적 성적 성숙은 어린이기가 끝나고 성인으로 발달이 시작되는 단계가 기준.

▶ 일반적으로 여자가 남자보다 빨리 성적으로 성숙하고, 성적 성숙의 평균 연령은 최근 100년 동안에 약 3세 정도가 하향된다. 사춘기가 빨라진 이유는 높아진 생활 수준과 풍부한 영양 공급으로 인해서 월경의 시작 시기의 차이가 나타난다.

▶ 이 시기에 중요한 역할을 하는 것은 마스터베이션(masturbation, 자위)이다.

▶ 마스터베이션 빈도의 성간 차이는 대부분의 남성이 첫 성교에서 오르가즘을 경험하는 반면 여자는 오르가슴을 상상하기는 어렵고 여러 번의 성교 후에 처음 미지의 무엇인가를 느끼는 것에서 기인.

▶ 헤어토프트(1968) - 첫성교의 연령에 영향을 미치는 요인중 지리적 요인, 특히 사회적 요인의 중요성을 강조.

(3) 정상적 발달과 비정상적 발달

▶ 사회구조에 따라 사회성원에게 요구하는 바람직한 행위의 특성과 형태가 결정된다.

▶ 이를 기준으로 지도자나 지배자는 개인 행동의 정상 여부를 결정하는 규범을 정한다.

▶ 어린이에게 있어 외부 세계는 가정으로부터 시작되어 서서히 확대되어 사회로까지 넓혀가고 결정적인 것은 그 시발점이 어린이와 가장 가까운 부모가 된다. 사회규범은 이 시점부터 유효.

▶ 에릭슨(Erikson, 1971) - 환경과 문화의 상호작용이라는 관점에서 성적발달을 전인격 발달의 중요한 부분으로 분석.

구강기 – 어린이의 다양한 발달에 크게 영향하는 주위사람들의 기본적 신뢰 또는 불신을 의미하는 기본적 신뢰나 안도감의 획득은 최초의 외부세계와의 대면인 어머니와의 초기 관계에서 이루어진다. 기본적 신뢰가 부족하거나 결여되어 있으면 발육상 중대한 결함이 생긴다.

항문기 – 이 시기에는 자립을 요구하게 됨.
이때 힘이나 운동면에서 빠르게 성장하여 새로운 지식을 얻게된다.
– 자립이 관철되면 굴욕감, 즉 부끄러움과 의심이라는 감정을 경험한다.
– 자립과 굴욕이라는 감정의 밸런스는 주위 사람들이 어떻게 유도하느냐에 따라 어린이의 태도가 달라지게 된다.

남근기 – 심한 감정적 투쟁을 경험. 솔선과 굴욕의 투쟁이 사회적 측면에서 발생.
– 어린이의 초자아가 형성.

2. 성적 역할의 교육

(1) 성적 역할에 따른 교육 과정

1) 유년기

- ▶ 어린이들을 현재 사회가 필요로 하는 형태의 인간으로 발달하도록 그들의 인격적 발달을 도모하고 사회적으로 지도하는 과정.
- ▶ 어린이들은 주위 사람들의 여성이나 남성에 대하여 취하는 다른 태도를 보며 성적 역할을 배운다. 막 태어난 어린이들의 양성성처럼 어떠한 정신적 인식으로는 설명이 불가능한 오로지 여성이나 남성의 특징에 관한 전통적 사고에 의해 다른 태도를 결정한다.
- ▶ 어린이들의 인격은 주위 사람들, 특히 부모와의 상호 작용을 통하여 형성. 부모가 적극적으로 반응하는 어린이의 행동양식은 어린이의 인격으로 고정되지만, 소극적으로 반응하는 행동양식은 어린이가 인격으로 자리잡기 어렵다. 부모는 무의식적으로 어린이들의 인격적 발달을 지도한다.
- ▶ 성에 따른 다른 역할이나 남성의 뛰어난 지위는 부모의 교육뿐만 아니라 어린이가 속한 사회로부터 받는 모든 영향을 통해 뒷받침된다.

2) 사춘기

- ▶ 생활의 내용이나 그 의미를 구하는 발달 과정의 시기로 특별한 감수성이나 탐구심을 성인 세계에 적용하여 현재의 성역할 관계를 포함한 생활의 모든 현상과 태도를 확인.
- ▶ 이 시기의 젊은이는 결혼 자격을 얻는 방법을 배움. 남성과 여성에 따라 전혀 다른 방법으로 그것을 습득.

(2) 남성 중심 사회에서의 여성의 성적 해방

- ▶ 여성의 성적해방은 우선 남성들의 도덕적 이중 기준으로부터 해방되는 것을 전제해야 한다.
- ▶ **피임약** – 여성의 성적 해방, 사회적 해방이라는 면에서 중요한 요인.
  - – 남성사회의 산물. 남성에 의해 개발되었고, 남성용은 없고 여성용만 존재.
  - – 여성이 호소하는 피임약의 부작용은 사소한 것으로서 무시된다.
- ▶ 성적'자유'는 서민의 특권이지만, 오히려 인간 자유를 규제하는 수단으로 이용 가능.

(3) 성적 역할과 사회 구조의 관계

▶ 성적역할과 사회 구조는 밀접한 관계를 유지

▶ 사회구조에 따른 여성의 지위

원시 공산주의 사회 – 남성과 평등한 입장에서 자유로운 지위를 차지.

사유재산 발생 – 토지, 가축, 노예와 같이 남성의 재산에 불과함. 일부일처제 출현.

자본주의 사회 – 여자들에게 교육의 기회가 확대됨으로써 경제적 독립의 가능성이 높아진다. 남성들이 여성을 억압하는 주요 수단을 잃는다.

▶ 여성의 경제적 해방은 결국 동시대의 인간 해방, 전통적 억압이나 문화의 특정한 억압으로부터의 해방을 요구하게 된다.

▶ 사회는 가장 중심의 가족제도를 통해 그 구성원을 억압하고 있기 때문에 그 구조가 흔들리면 위협을 받는다.

(4) 계급투쟁과 성투쟁

▶ 여성과 남성의 동등한 사회적 평등은 계급투쟁이나 사회혁명에 달려 있다.

▶ 사회주의 사회에서 여성은 여전히 가장 중심의 가족 도덕이나 성도덕의 전통적 관습의 지배를 받는다.

▶ 어린이들을 남성의 계급투쟁이 아니라 인간의 계급투쟁을 하도록 교육하는 것이 깨어있는 혁명적 여성 과제중의 하나이다.

3. 성욕의 사회학적 양상

▶ 성적활동의 여러 가지 학설

⇒ 포드와 비치(Ford & Beach, 1952)

– 학습은 다른 어떠한 동물보다 인간에게 큰 역할을 한다.

- 인간은 어떠한 자극이 성적 흥분을 유발하는지를 결정하고, 이에 대한 대응 방법을 결정하는 학습과정을 거친다.

⇒ 킨제이(Kinsey, 1948)

- 성적흥분을 유발할 수 있는 자극은 매우 다양.
- 레비스는 호르몬분비의 차이 때문이라고 주장.
- 이 가설의 3가지 문제점

  첫째, 호르몬 분비는 외부, 특히 정신적 자극으로 인한 영향을 받는다.

  둘째, 호르몬 분비가 학습에 의해 영향을 받을 수 있는가 하는 문제.

  셋째, 본능적 행동에 관한 문제.

▶ 성적활동과 성의 동일시는 사회규범에 의해서 학습된다.

▶ 사회학적 출발점에 관한 정리(베얼슨과 스테이너, 1964)

① 인간의 성적 행위의 빈도나 형식을 좌우하는 것은 생리적 조건뿐이라는 사회는 없다.

② 성적 관심과 성적 활동은 유아기부터 시작되며, 학습을 통해서 성적 활동의 조건이 부여된다. 학습은 가족, 동료, 사회의 규범에 따른다.

③ 성적 요구의 충족은 학습을 통한 자신감, 자존심, 애정, 권력 등 정신적 요구의 충족과 연관이 있다. 불안, 치욕, 과실 같은 감정조차학습을 통하여 성적 활동과 결부된다.

④ 사회가 어린이들의 성적 활동을 억제하고, 이 활동에 대하여 엄격하게 단속할수록 성인의 성적 활동에 관한 제약이나 금기도 많아진다.

⑤ 결혼 전의 성적 관계는 대다수의 사회에서 용인되고 있다.

⑥ 성적 행위는 사회적 배경, 경제적 조건, 성별, 연령, 종교적 태도, 주거지, 교육 정도 등에 따라 달라진다.

(1) 혼전 성관계에 관한 문화 인류학적 데이터

- 문화 인류학자들이 수집한 자료를 상세하게 연구한 호브하우스(1915)는 조사 대상의 절반 정도인 102개 사회 중 반 정도가 혼전 성관계를 허용하는 것을 발견.

1) 스칸디나비아에서의 혼전 교제

▶ 적법한 결혼 상태가 아닌 상태에서 출생한 혼외 출생자의 인원수를 10년간의 통계를 비교하면 10년 동안 약간 증가한다.

▶ 육체적 노동에 종사하는 집단의 사람들이 다른 사회집단보다도 일찍 성적 경험을 한다.

▶ 첫경험을 하는 데 있어서 남성이 여성보다 빠르고, 세대가 젊을수록 빠르고, 학교 교육도 첫경험 연령에 영향을 준다.

(2) 사회 규범과 성적 행위

▶ 성적 행위가 초래하는 사회적, 정신적 결과는 사회환경이나 규범에 따라 달라진다.

▶ 사회규범이 자유로울수록 혼전 임신은 늘어나지만 이 임신 때문에 이혼의 우려가 있는 조급한 결혼을 하는 확률은 점점 더 낮아진다.

▶ 사회규범이 중요하게 작용하는 또 하나의 분야, 즉 남성과 여성의 성적 활동의 차이가 있고, 이 점에서 가장 큰 영향을 갖는 규범은 성적 역할과 관계 있는 규범이다.

▶ 남성과 여성의 성적 행위의 차이는 결혼생활에서보다는 결혼 전에 크며, 일부 여성은 결혼 전의 성적 활동을 겉으로 드러내는 것은 금기 시함.

(3) 결혼생활에 있어서 성욕

▶ 대부분의 사람이 일부일처제 결혼 형식을 취하는데 그 사회의 수는 적음. 일부일처제 사회에서는 복혼(複婚) 관계는 법률이나 도덕규범에 위반되므로 혼외 관계로 나타난다.

▶ 학교 교육수준에 따라서 혼외 관계의 빈도가 다르게 나타난다.

- 고학력자 : 젊었을 때보다 나이가 들수록 혼외 관계 빈도가 높아진다.
- 저학력자 : 젊었을 때 혼외 관계 빈도가 높았다가 나이가 들면서 낮아진다.

(4) 성욕과 사회 발달

성욕과 성적 행동 양식에 유효한 평가는 사회의 사회구조나 개인이 받을 수밖에 없는 사회적 영향과 밀접하게 결부된다.

<table>
<tr><td rowspan="5">사회발달에 따른 변화</td><td rowspan="4">농업사회</td><td>농가가 많이 보이는 가족 형태를 이룬다.</td></tr>
<tr><td>경제사정이 배우자를 선택하는 데 있어서 큰 역할을 한다.</td></tr>
<tr><td>성욕은 생식에 필요할 뿐 현재와 같은 그러한 목적 그 자체로서의 가치는 추구하지 않는다.</td></tr>
<tr><td>사회적 제약은 비공식적.</td></tr>
<tr><td>현대사회</td><td>개인이 법률이나 질서를 깨뜨리지 않도록 당국에 의해 이루어지는 공식적인 사회적 제약이 확대된다.</td></tr>
<tr><td rowspan="4">여성의 성적 행위가 영향을 받는 요인</td><td colspan="2">누가 성적 교제의 주도권을 갖고 있으며 여성에게 어느 정도의 소극성을 요구하는가와 같은 성적 역할의 기대.</td></tr>
<tr><td colspan="2">여성이 경제적으로 남성에게 의지하는 정도.</td></tr>
<tr><td colspan="2">여성의 직업 활동의 정도나 형태와도 관계가 있는 자유로운 성적 교제의 가능성.</td></tr>
<tr><td colspan="2">유효한 피임 수단의 입수 편의성.</td></tr>
</table>

4. 소비사회에서의 성적 역할과 성적 행위

(1) 자본 축적과 청교주의

▶ 획득할 수 있는 자본의 양과 산업화 수행에 필요한 자본의 양 사이의 불균형이 산업화 과정의 초기 단계의 특징.

▶ 필요한 자본을 2가지 방법에 의해서 조달.

① 일정한 경제 조직이 외국에서 자본을 도입.

② 산업 인적 노동력을 철저히 이용.

▶ 베버(Weber)는 자본주의적 사회 발전과 청교도 도덕의 관계를 분석하고 자본주의 정신의 특색으로 신교도적 윤리는 일반적으로 도덕적 의무, 특히 노동이

나 성욕에 대한 청교도적인 태도를 중요시한다. 기초적이 생산 과정에 도움이 되지 않는 것은 전부 억제.

▶ 성적욕구의 사회적 억압은 사회적 제약의 수단으로 쓰인다.

(2) 소비 사회에서의 성적 역할과 성욕

▶ 성적역할은 독립되어 있지 않고 특수한 사회적 관계에서 그 기능을 다하기 때문에 성적 역할의 행위에 대해 사회계급 마다 다른 규범이 존재한다.

▶ 성적 역할과 연령적 역할 사이에 존재하는 상호관계.

① 여성은 성적으로 소극적인 대상으로 간주.

② 대상으로서의 여성은 상품판매의 수단으로만 해석되지 않는다.

③ 매스 미디어는 여성의 성적 매력에 관해 표준화된 이상을 대주에 제공하지만 남성에 대해서는 그렇지 않다.

▶ 남성과 여성이 동등한 권리로 일할 수 있는 요인.

① 정치적으로 동등한 권리의 발전.

② 여성의 생산과정 참여가 증가함으로써 여성의 경제적 독립 가능성이 높아진다.

③ 차원 높은 교육을 받는 여성 수가 점점 증가한다.

④ 피임법의 발달 - 직접적 공헌으로 신뢰 가능.

(3) 대도시 젊은이들의 조사에 의한 경험적 데이터

1) 관용과 동등한 권리

▶ 여성이 성적 대상으로 간주되고 있는 사실은 혼전 성교가 바람직한 것, 성적 파트너 수, 혼외 정사 등에서 도덕의 이중 표준의 원인으로 작용.

▶ 전통적인 도덕의 이중적 표준과 청교도적 태도 사이에는 적극적인 상호관계가 있다.

2) 낭만적 애정과 성적 행위

애정은 현존하는 부부 관계의 유지보다도 결혼상대자를 선택할 때 크게 영향을 미침.

부부관계의 4가지 가능성	성적 관계를 결혼의 특권 또는 결혼의 의무로서 받아들이는 것.
	애정이 여전히 중요하게 자리 잡는 혼전 성교를 만들어 내는 것.
	이별하게 되는 것.
	결혼 기간 동안 성적 금욕을 하며 생활하는 것.
성적역할의 기대 외의 성행위에 대한 설명 보충	남성과 여성의 선택이 같을 가능성이 있지만, 여성은 남성만큼 많은 파트너를 가지지 않는다.
	성적 파트너 선택의 가능성은 남성보다 여성에게 제한적.
	질적인 성적 행위의 선택 가능성은 여성보다 남성 쪽에 제한적.

3) 성적 역할의 기대와 성적 행위

▶ 성적역할의 기대는 교육과 명백한 상호 관계를 이루고 있다.

▶ 특히 여성에게는 처음 성교의 연령과 성적 역할의 기대 사이에 주목할 만한 상호관계를 가진다.

▶ 전통적인 성적 역할의 기대를 갖는 여성은 평등한 성적 역할을 기대하는 여성보다 성교를 일찍 시작.

4) 성적 역할과 조사자의 영향

▶ 조사자의 성이 조사대상자의 응답에 어떠한 영향을 미치는지에 관한 조사

① 성교에서 '누가 주도권을 잡아야 하는가'에 관한 질문

- 조사자와 조사대상자가 동성일 때 응답은 전통적 방향을 지향함

② '누가 처음 성관계에서 주도권을 잡았는가'에 관한 질문

③ 여성에게 지난달의 성교 횟수를 묻는 질문

강의요약

• 정신적 성의 발달 단계의 유아기에서는 프로이드는 성인환자의 성생활을 재현하여 생긴 결론을 재구성하여 유아기의 성적 충동 개념으로 발전한다고 주장하였고

어린이의 성적 발달은 출생 후 1살까지의 구강기와 1살부터 3살까지의 항문기, 3살 이상의 남근기로 발전 한다고 하였다.

- 정상적인 성적 발달의 단계에서 어린이의 성적 충동을 만족시키는 대상과 방법에는 변화가 있고, 생식기에 관심을 갖거나 생식기를 갖고 노는 등의 성적 표현은 유아기부터 일반적으로 나타난다.
- 사춘기와 청년기는 생물학적 성적 성숙은 어린이기가 끝나고 성인으로 발달이 시작되는 단계로가 기준이 되고, 일반적으로 이 시기에는 여자가 남자보다 빨리 성적으로 성숙하며, 중요한 역할을 하는 것은 마스터베이션 (자위)이다.
- 에릭슨은 환경과 문화의 상호작용이라는 관점에서 성적발달을 전인격 발달의 중요한 부분으로 분석하였다.
- 유년기의 성적 역할에 따른 교육과정은 어린이들을 현재 사회가 필요로 하는 형태의 인간으로 발달하도록 그들의 인격적 발달을 도모하고 사회적으로 지도한 과정이고, 어린이들의 인격은 주위 사람들, 특히 부모와 상호 작용을 통하여 형성되는 무의식적으로 어린이들의 인격적 발달을 지도한다.
- 사춘기의 성적 역할에 따른 교육과정은 생활의 내용이나 그 의미를 구하는 발달과정의 시기로 특별한 감수성이나 탐구심을 성인 세계에 적용하여 현재의 성역할 관계를 포함한 생활의 모든 현상과 태도를 확인한다.
- 성욕의 사학적 양상은 포드와 비치는 인간은 어떠한 자극이 성적 흥분을 유발하는지 결정하고, 이에 대한 대응 방법을 결정하는 학습과정을 거치며, 이런 자극은 매우 다양하다고 킨제이는 주장했다.
- 성적활동과 성의 동일시는 사회규범에 의해서 학습되고, 성적 행위가 초래하는 사회적, 정신적 결과는 사회환경이나 규범에 따라 달라진다.
- 농업사회에서는 성욕은 생식에 필요할 뿐 현재와 같은 그러한 목적 그 자체로서의 가치는 추구하지 않고, 사회적 제약은 비공식적이다. 그러나 현대사회에서는 개인이 법률이나 질서를 깨뜨리지 않도록 당국에 의해 이루어지는 공식적인 사회적 제약이 확대된다.
- 소비사회에서 성적역할은 독립되어 있지 않고 특수한 사회적 관계에서 그 기능을 다하기 때문에 성적 역할의 행위에 대해 사회계급 마다 다른 규범이 존재하며, 성적 역할과 연령적 역할 사이에는 상호작용이 존재한다.

- 성적역할의 기대는 교육과 명백한 상호관계를 이루고 있으며, 특히 여성에게는 처음 성교의 연령과 성적 역할의 기대 사이에 주목할 만한 상호관계를 가진다.

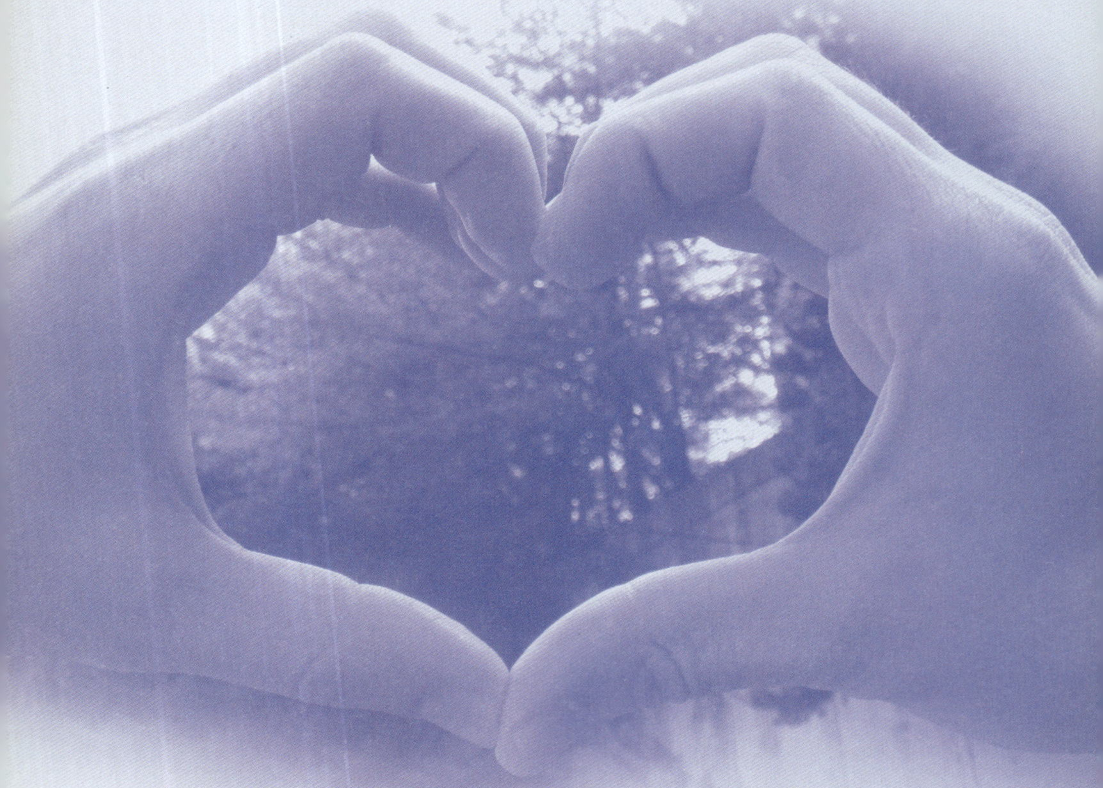

참 고 자 료

1. 신경향 성의 과학 (월드사이언스) 저자; 추영국외
2. 여성건강 간호학(현문사)
3. 성과사랑 (정문각) 저자: 이종우
4. 생명과학(라이프사이언스) 저자 김명원
5. http://kr.health.yahoo.com/disease/page0485.html
6. http://junjun.doctor.co.kr/woman3.html

제 11 장

동성애

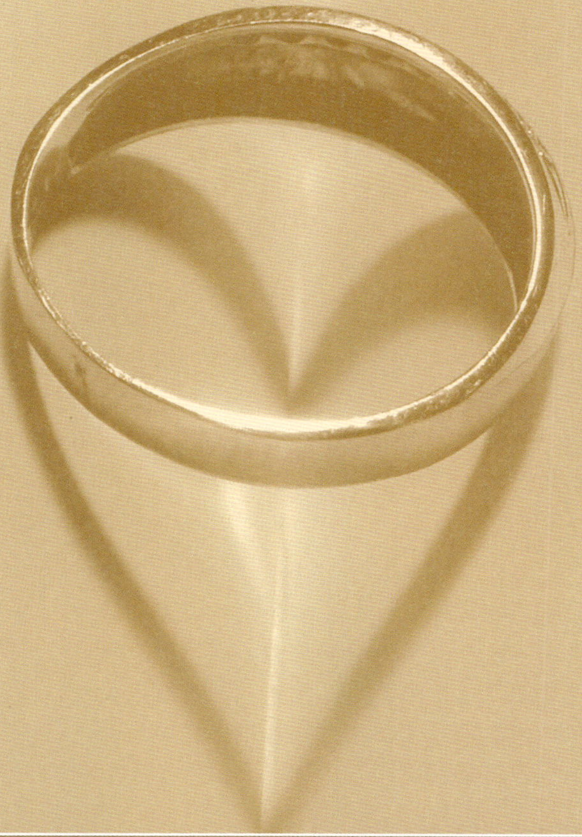

학 습 목 표

최근 사회문제로 대두 되고 있는 동성애 즉 같은 성끼리 성애를 느끼는 행위에 대하여 살펴본다.

1. 동성애란 무엇인가?
2. 동성애의 역사에 대하여 알아보자
3. 동성애의 원인은?

1. 동성애란 무엇인가?

(1) 동성애(homosexuality)

보충학습

성 지향성과 성 정체성	
1) 성 지향성 (sexual orientation)	성 지향성이란 자신이 어떤 성의 사람에게 성적으로 끌리는 지를 나타내는 용어입니다. 동성애자란 자신과 같은 성의 사람에게 정서적으로나 성적으로나 신체적으로 끌리는 성 지향성을 지닌 사람들을 말합니다. 반대로 이성애자는 자신의 성과는 반대되는 성의 사람에게 끌리는 성 지향성을 가진 사람들을 뜻하는 것입니다. 개인적인 성 지향성이 어떻게 결정되는지는 아직까지 정확하게 알려지지 않았습니다. 유전이나 생물학적 요인에 의해 선천적으로 타고 난다고 설명하는 사람들이 있는 반면에, 개인이 자라난 환경적 요인에 의해 후천적으로 형성된다고 설명하는 사람들도 있습니다. 그리고 어떤 이들은 이 두 요소의 상호 작용설을 주장하기도 합니다. 하지만 어떤 경우든지 성 지향성은 아주 어릴때, 자신도 인식하기 전에 확립된다고 보고 있습니다. 즉 이성애 성향이던, 동성애 성향이던 성 지향성은 개인의 의지나 선택과는 상관없이 주어지는 것입니다.
2) 성 정체성 (sexual identity)	**성 정체성**이란 자신이 성적으로나 정서적으로 누구에게 끌리는지의 측면에서 스스로를 어떻게 정의내리고 생각하느냐 하는 것을 말합니다. 성 지향성이 본인의 의식이나 자각과는 상관 없이 개인의 내부에 이미 존재하는 성향이라면, 성 정체성은 그러한 성 지향성을 개인적으로 의식하고 자각하고 자신을 그렇게 규정하는 것을 가리킵니다. 즉 "나는 이성애자야" "나는 동성애자야" 라고 의식하고 규정하는 것과 관련이 있는 것이 성 정체성입니다. 성 지향성이 본인의 의지나 선택과는 상관 없이 주어지는 것이라면 성 정체성은 본인의 인식이나 의지가 동원되는 선택적 행위인 것입니다.

- 동성애란 성 지향성 (sexual orientation)이 자신과 같은 성향의 사람에게 향하는 것을 나타내는 말.

- 동성애와 동성연애

〈동성애, homosexuality〉

동성애란 성 지향성 (sexual orientation)이 자신과 같은 성향의 사람에게 향하는 것을 나타내는 말이다.

성 지향성이란 마음 속 깊이 내재되어 있는 것으로 단순한 성적 취향과는 구별된다. 동성애는 동성을 향한 지속적인 감정적, 정서적, 신체적, 성적 끌림을 수반한다. 즉 단순히 동성과의 성경험이 있다거나 동성과의 성행위 자체를 동성애라고 할수는 없다. 다시 이야기 하면 동성이나 이성과의 어떤 개인적인 성적 경험이 반드시 그를 동성애자 또는 이성애자로 결정하지는 않는다는 것이다. 여러 가지 이유가 있겠지만, 동성애자임에도 불구하고 이성과 성적인 경험을 할수도 있고, 이성애자임에도 동성과 성적인 경험을 가질 수 있다. 실제로 어떤 동성애자들은 자신의 성향을 고쳐볼려는 노력의 일환으로 이성과의 성적인 경험을 갖기도 한다. 그리고 군대, 교도소, 기숙사등의 이성과 차단된 환경에서 이성애자들이 경험하는 동성과의 성접촉도 드문 일은 아니다. 이렇듯 성행위 자체가 개인의 성지향성을 결정하는 것이 아니기 때문에, 동성애라는 용어를 이해할 때는 동성에 대한 지속적인 끌림과 동성과의 성적인 경험 사이에 중요한 차이가 있음을 먼저 알아야 한다. 성 지향성을 무시한채 동성과의 성 행위 자체를 동성애라고 부르는 경우도 있는데, 이는 '동성애'와 '동성연애'의 개념 차이를 구분하지 않았기 때문이다.

여러분의 성적인 성향이 궁금하십니까? 여러분이 "동성애자인지", "이성애자"인지 궁금하십니까? 그렇다면 자신이 어떤 성의 사람에게 감정적, 정서적, 신체적, 성적으로 가장 끌리는지 스스로에게 물어보세요.

[동성연애, same-sex acts]

일반적으로 대중 매체에서는 동성애에 대한 기사를 다룰때 거의 '동성애'와 '동성연애'를 동일한 개념으로 사용한다. 일반인들도 동성연애라는 표현에 훨신 더 익숙해 있다. 하지만 정작 동성애자들은 동성애와 동성연애를 구별한다. 이러한 관점의 차이는 동성애에 대한 이해의 부족에서 기인하기도 하겠지만, 그보다는 동성애를 바라보는 태도의 차이에서 그 원인을 찾을 수 있다. '동성연애'라는 용어는 기본적으로 동성과의 어떤 성적인 경험 내지는 성행위를 전제로 하고 있다. 동성애를 삶 자체로 보기보다는 삶의 어떤 선택적인 경험으로 이해하는 것이다. 그래서 동성애는 변태 아니면 이성과의 섹스에 싫증난 사람들의 도착적인 행동이나 노력만 하면 언제든지 그만둘 수 있는 도덕적인 일탈행위로 치부된다. 즉 동성연애라는 말속에는 동성애를 치료 가능한 정신질환의 일종이나 타락한 인간들의 행태, 할 수도 있고, 하지 않을수도 있는 것으로 간주할려는 시각이 담겨있는 셈이다. 그러나 일차적으로 동성애는 doing이 아니라 being이다. 곧 행위의 문제가 아니라 존재의 문제이다. 행위는 존재에 수반되어 나타날 수 있는 것이다. 어떤 외국의 천주교 신부는 자신이 동성애자임을 공개적으로 선언하고 하나님과의 약속을(사제로서 독신으로 살겠다는)실천하는 사람들도 있다. 즉 어떤 성관계도 갖지 않겠다는 것을 실천하는 것이다. 이성애자와 마찬가지로 동성애자 중에는 동성과 성적인 경험이 전혀 없는 사람들도 상당수 있다. 물론 그들이 나중에 동성의 사람을 사귀고 섹스를 한다고 하더라도 그들에게는 기본적으로 이성애자인 사람이 이성을 사귀고 섹스를 하는 것과 하나도 다를 바 없는 자연스러운 행동인 것이다. 어떤 분들은 '동성애'를 성적인 행동만 없다면 인정할 수 있다는 주장을 하기도 하는데, 그것은 '이성애'를 성적인 행동만 없다면 인정하겠다는 억지 주장과 동일하다. 동성애자에게 있어서 동성과의 성적인 경험은 아주 자연스러운 것일 수도 있다. 오히려 그들이 이성과 성 경험을 갖는 것이 부자연스러운 것일 수 있다.

1) 동성애의 3가지 입장

① 행동적 관점

☞ 행동적 관점에 따르자면 동성애는 성행동의 일종에 지나지 않습니다.
다시 말해, 동성애란 성행위 중 동성간에 이루어지는 성행위를 지칭한다는 겁니다.
마찬가지로 동성애자란 "동성애"라 불리는 행위를 한 적이 있거나 행하고 있는 사람을 지칭합니다.

② 자기정체성적 관점

☞ 자기정체성적 관점에 따르자면 "동성애자"란 말은 스스로를 동성애자라고 정의하는 사람을 가리킵니다. 즉, 한 개인이 이성과 결혼을 하고 아이를 낳는 등 이성애자로서의 삶을 살아가고 있다 하더라도 그가 스스로를 동성애자라고 생각하는 한 그는 동성애자인 겁니다.

③ 경향성적 관점

☞ 경향성적 관점에 따르자면 "동성애"란 동성에 대해 성적-애정적-정서적 끌림을 느끼는 경향을 말합니다.

당연히 "동성애자"란 "동성애"란 경향이 있는 사람을 말하겠죠. 자기정체성적 관점과 마찬가지로, 한 개인이 어떤 행동을 하는가는 그 사람이 동성애자냐 아니냐와는 별다른 상관이 없습니다. 즉, 지속적으로 이성과 성관계를 가져왔다 하더라도 성적-애정적 관심이 이성이 아닌 동성에게 향해있다면 그 사람은 동성애자라는 것이 이 입장을 지지하는 사람들의 주장입니다.

2) 프로이드의 동성애의 3가지 형태

① 제1형 - 완전한 성도착자, 즉 성적 행위의 대상으로 자기와 같은 성의 사람만을 찾는 사람.

② 제2형 - 양성 도착자, 즉 성적 대상이 양성 모두가 될 수 있는 사람.

③ 제3형 - 특수한 성도착자, 즉 성적 행위의 대상자로 이성을 찾을 수 없는 특수한 외적 사정 때문에 자기와 성이 같은 사람과 성적 행위를 갖는 사람들.

(2) 동성애 운동의 역사

보충학습

1) 세계 속의 동성애 운동

동성애 운동은 19세기 말 이전에는 존재하지 않았다.

1871년에 독일 형법에 동성애 금지조항(175조)가 추가되었는데, 이에 독일 마르크스주의자들이 독일 사민당과 함께 175조 차별조항을 폐지하라고 요구하기 시작하면서 동성애 운동이 태동하였다.

당시 영국 작가로 잘 알려진 오스카 와일드가 동성애라는 이유로 재판을 받게 되었는데, 이 때 독일사민당은 오스카 와일드를 변호하기도 하였다. 하지만 히틀러가 집권한 후 분홍색 딱지를 붙여 동성애를 유태인과 함께 탄압하면서 동성애 운동은 시들게 된다.

한편 러시아에서는 1917년 12월에 볼셰비키가 집권하면서 동성애를 금지하는 모든 법이 폐지되었다.

볼셰비키는 성에 관한 사회적인 억압을 제거하는 데에 주력하게 되어 여성들을 가사부담으로부터 해방시키는 동시에 동성애를 자연스러운 존재로 받아들였다. 하지만 이러한 성해방의 성과들은 1920년대 후반 스탈린을 중심으로 한 권력집단이 러시아를 장악하면서 서서히 사라지게 되었다.

1934년에는 볼셰비키가 제정했던 진보적인 성 문제와 관련된 법률이 모두 파기되었으며, 동성애는 또 다시 일탈행위로 불법화되기에 이른 것이다. 이로써 동성애 운동은 스탈린주의와 나치의 등장으로 하강국면을 맞이하게 되었다.

그러다 1969년 6월에 미국에서 일어난 스톤웰 항쟁으로 동성애 운동은 다시 제 목소리를 내기 시작했다.

당시 미국에는 스톤웰(Stonewall)이라는 게이 바가 있었는데, 경찰이 스톤웰을 습격하여 몇몇의 동성애자들을 체포하는 사건이 발생하게 된다. 이에 동성애자들은 이전의 소극적인 모습을 탈피하여 3일 동안 경찰과 전면으로 대치하면서 적극적인 투쟁을 벌여나가게 되었다. 이 사건은 동성애 운동 사상 부당한 억압에 대항한 적극적인 정치적 행동으로 기록되고 있으며, 이 후 동성애 운동이 폭발적으로 증가하는 데 중요한 촉매제가 되었다. 그래서 전세계에서는 매년 6월마다 '게이 프라이크'를 통해서 스톤웰 항쟁을 기념하며 동성애 운동의 결속력을 다지고 있다.

스톤웰 항쟁은 미국 내에서 실질적으로 동성애 운동의 활력을 불러일으켰다.

항쟁 후 1년 동안 미국 내에서는 12개 동성애 단체가 구성되었으며, 1970년 시카고 대학에서 최초로 공개적인 게이 댄스 파티가 열려 동성애자들이 자신의 정체성을 적극적으로 드러내게 되었다. 나아가 1973년에 미국 정신의학협회에서는 동성애를 정신 질환 리스트에서 제외시키기 되는데, 이것은 꾸준한 동성애 운동의 결과라고 할 수 있다.

이 후 동성애 운동은 1979년에 센프란시스코 민선 시장인 조지 모스콘이 암살당하면서 많이 위축되기는 했으나, 이러한 시련 속에서도 동성애 운동은 꾸준히 발전하여 1984년 위스콘신 주에서 최초로 동성애 반차별법이 통과되어 현재 미국의 절반 정도가 동성애를 금지하는 법률이 폐기되었으며, 클린턴 정부는 동성애자의 군복무를 허용하는 정책을 시행하기에 이르렀다. 하지만 동성애 운동이 몇몇 선진국에서 뚜렷한 성과를 거두었음에도 불구하고, 아직 우리 나라를 비롯한 전세계 많은 국가에서는 동성애자의 존재가 제대로 인식되지 않을 뿐만 아니라, 법적, 제도적인 불이익을 받고 있는 상황이다.

2) 우리 나라의 동성애 운동

우리 나라 같은 경우 동성애에 대한 인지도가 매우 낮다.

사회 전반적으로 동성애자가 수면 위로 떠오르게 된 것도 불과 10년 남짓밖에 안 된다. 그건 동성애자를 직접적으로 탄압하는 법률이 아직 없다는 것과 동시에 동성애자의 존재가 사람들의 머리 속에 별로 각인 되어 있지 않다는 걸 뜻한다. 하지만 그만큼 동성애 인권 운동에 있어서는 희망적일 수도 있다.

아직 우리나라에는 호모포비아층이 깊게 형성되어 있지도 않을 뿐더러 다른 나라와 같이 동성애에 대한 우익 테러가 자행되지 않기 때문에 우리 나라의 동성애가 알려지기 시작한 것은 동성애에 대한 에이즈 탄압에서 비롯된다.

에이즈가 동성애로부터 비롯된다는 근거 없는 추측이 난무하면서 동성애에 대한 부정적인 편견이 조장됨에 따라 사회에서 동성애자라는 존재가 떠오르게 되었다. 이러한 상황에 대응하여 1993년에 즈음하여 지식인들 사이에서 동성애에 대한 담론이 형성되기 시작했고, 각종 동성애 인권 단체들이 조직되었다.

처음으로 동성애자 인권 모임인 [초동회]가 1993년 겨울에 조직되었으며 지금의 [마006](go.to/maum), [컴투게더](www.queeryonsei.com), [사람과 사람] 등의 대학 내 동성애 모임이나 [친구사이](남성 동성애자 인권단체)(myhome.netsgo.com/chingusai), [끼리끼리](여성 동성애자 인권 단체 (user.chollian.net/~kiri9411), 그리고 한국 최초 동성애자 잡지인 [버디](www.buddy79.com), 독립 레즈비언 잡지 [니아까](www.crazyfunny.co.kr),

[동성애자 인권연대](outpridekorea.com)는 이러한 맥락에서 등장한 동성애자 단체이다.

한편 90년대에 들어서 동성애자들의 커뮤니티 역시 활발하게 조직되기 시작했다.

비교적 개방적인 지역인 이태원 지역을 시작으로 서서히 금호동, 약수동, 낙원동, 신당동 등지에 동성애자 인권운동의 바탕이 되는 공동체 문화가 형성되었다. 이러한 동성애자 커뮤니티는 동성애자들의 자유로운 생활 공간으로 발돋음했으며, 그들만의 고충을 서로 나눌 수 있는 공간으로 거듭났다. 하지만 동성애자 커뮤니티가 아직까지 주로 유흥문화 중심으로 형성된 것이 한계라면 한계일 수 있다.

다양한 동성애자 단체와 커뮤니티를 기반한 한국의 동성애 운동은 90년대에 들어서 퀴어 영화제나 인권영화제 등의 영화제 개최, 97년 노동자 총파업에의 결합, 중,고등학교 교과서의 동성애자 차별적 내용의 철폐 집회, 보건복지부의 에이즈 정책의 올바른 시행을 촉구하는 집회, 일본 동성애자 단체 OCCR의 재판 투쟁지지 등을 통해서 개인적 수준을 벗어나 사회적 수준에서 적극적으로 동성애 문제를 제기하기에 이르렀다. 그리고 김대중 정부에 들어서 인권위원회가 설치되었는데, 이 곳에서 동성애자 단체들은 동성애 등 성적 소수자의 사회적 권리를 적극 주장하고 있는 것으로 알려져 있다. 그리고 99년 하반기에 우리 나라 최초로 대학 정식 이반 동아리로 등록된 마음006에서는 99년 대동제 기간 동안 영화제를 확대하여 문학 행사를 포함한 이반 문화제를 개최하였으며, "서울대에 딴스홀을 허하라"라는 행사에서 드랙 쇼를 통해 동성애자의 존재를 적극적으로 알려나갔다고 한다.

이러한 동성애 단체들의 다양한 활동들은 동성애자의 존재를 사회적으로 드러내는 차원을 넘어서서 동성애를 둘러싼 사회적 편견과의 싸움을 감행하고 있다는 점에서 의의가 있다 하겠다. 물론 앞으로 우리 나라도 네덜란드나 프랑스처럼 제도적으로 동성애자가 인정되어야 하겠지만, 그러기 위해서 동성애를 둘러싼 각종 사회적 편견들의 허구성을 폭로하고, 커밍아웃한 동성애자가 불이익을 받는 현실에 대해서 서서히 싸워나가는 작업이 선행되어야 할 거라고 본다. 이번에 사회적 이슈가 되었던 홍석천 문제에 있어서도 커밍아웃을 함으로써 받는 각종 불이익과 편견들을 동성애 단체의 다양한 활동을 통해서, 그리고 성적 소수자에 대한 일반인들의 적극적인 관심을 통해서 조금씩 극복해 나갔으면 한다. 그래서 홍석천을 지지하는 모임 (www.comingout2000.com)과 같은 동성애 운동 사이트들이 지속적으로 생겨나는 것이 매우 반갑다.

☞ 동성애자. 그들은 이성이 아닌 동성에게 성적 이끌림을 갖는 존재이다. 하지만 동성애자들은 동성을 사랑한다는 이유로 이성애 중심적 사회에서 각종 멸시와 탄압을 받아왔다.

☞ 그 탄압이 성경에 근거한 것이든, 아니면 과학적 사실에 근거한 것이든 동성애자들의 존재는 달갑지 않은 존재로 받아들여졌다. 그리고 앞에서 말했듯이 마치 절대적 사실인양 떠들어대는 동성애 탄압의 근거들은 대부분 명확히 입증되지도 않은 사실이며, 그 근거들은 자본주의적 가족 제도를 위협하는 요소들

을 제거하는 목적으로 쓰였다는 데에 문제가 있다. 이에 맞서서 동성애자들은 20세기 후반부터 동성애 인권 운동을 전개해나갔다.

동성애 운동은 서로 합의한 성인 사이의 동성애를 규제하는 법률을 철폐하고 취업, 신용, 주거 등에서 동성애자를 차별하는 사회 관행을 고치기 위해 시작된 운동이다. 더불어서 동성애에 대한 각종 편견들을 제거하고 그들의 존재를 당당하게 알려나가는 작업 역시 이들의 주요한 활동이다. 이러한 동성애자들의 꾸준한 활동으로 프랑스는 작년 10월에 입법화된 '민간연대계약법'(PACS)에서 동성애자들의 동거를 인정하였으며, 네덜란드의 경우에는 동성애자들의 결혼을 허용하기에 이르렀다. 하지만 아직도 세계 곳곳, 특히 우리나라 현실에서 동성애에 대한 인식수준이 아직 여기까지 이르지 못하는 게 현실이며, 그래서 더욱 동성애자 인권 운동의 필요성이 요구된다고 본다.

(3) 동성애의 발생

1) 동성애의 발생에 관한 주장

① 유전적 요인설/호르몬 영향설/신경해부학적 차이설

② 도피설/자연 충동설/취향설

③ 가정환경설/심병설

④ 성적격리

⑤ 영향설/무매력설

2) 여성의 동성애

- 다수 연구자들은 아래의 4가지 이유로 여성 동성애자가 남성 동성애자보다 많지 않다는 점에 동의하고 있다.

① 여성의 성적 활동은 남성보다 적다.

② 여성은 어린 시절이나 처녀 시절에 남성보다는 진지하게 터부를 받아들인다.

③ 성적 역할 면에서 남성의 성적 본능이 여성보다 강하다는 것이다. 즉 남성의 성적 활동은 욕구 해소적이라는 사고 방식이 팽배하고 여성은 성적 욕구나 충동을 억제해야 하는 것으로 학습받았다.

④ 성적 관계시 여성의 역할은 억제적이고 순응적이기 때문에 강한 성적 충동을 가진 여성은, 남성이 여성을 찾아내는 것보다 쉽게 남성을 찾아낸다고 한다. 따라서 어떤 사회 집단에서는 남성이 이성애 관계보다 동성애 관계를 맺기 쉬울 수 있다.

3) 동성애의 출현

- 동성애의 빈도를 평정(評定)하려고 하면 동성애의 의미를 정의하거나 전형적인 조사를 하지 않으면 안된다.

① 7단계 평정척도

- 킨제이등은 이성애와 동성애가 완전히 다른 2가지의 현상이 아니라 연속하는 측정 척도와 양끝에 놓여 있다고 주장.

0	이성애
1	주로 이성애, 극히 드문 동성애
2	주로 이성애, 그러나 어느 정도의 동성애 병행
3	이성애와 동성애의 같은 빈도
4	주로 동성애의 수치, 그러나 어느 정도의 이성애 병행
5	주로 동성애의 수치, 극히 드문 이성애
6	동성애
7	평정은 실제행위와 심리적 반응에 근거하고 있으며 성적 자극에 전혀 반응하지 않는 것은 특수한 범주에 속함.

2. 동성애의 원인

(1) 유전적 요인설/호르몬 영향설/신경해부학적 차이설

보충학습

유전적 요인설/ 호르몬 영향설/ 신경해부학적 차이설

1) 유전적 요인설

유전적 요인이 동성애 성향을 결정해주는가를 밝히려는 일란성 쌍생아의 행동을 비교하는 연구가 있다. 이러한 연구는 1952년 일란성 쌍생아 37쌍의 동성애 일치비율이 100%라고 보고한 칼만(Kallman)의 주장이 최초이다. 그러나 칼만의 보고서는 교도소 및 정신병동 수감자들을 대상으로 이루어졌다는 점에서 그 결과를 일반화 시킬 수 없을 뿐만 아니라, 나중의 쌍생아 연구들은 일란성 쌍생아들의 동성애 일치 비율이 50%에도 미치지 못한다고 보고하고 있다.

2) 호르몬 영향설

실제로 남성동성애자들의 소변에는 테스토스테론의 수준이 이성애 남성들보다 더 낮은 편이고 또 여성 동성애자들은 이성애 여성들보다 그 수준이 더 높은 편이라는 보고도 있다(Loraine 등, 1970; Masters & Johnson, 1970). 아울러 이성애 남성들에 비하여 동성애 남성들의 혈액에서 테스토스테론의 수준이 더 낮고, 정액의 양도 더 적으며, 정액의 질적인 면에서도 비정상의 형체가 더 많았음도 밝혀 졌으나(Kolodny 등, 1971), 그와 반대로 오히려 동성애 집단에서 테스토스테론 수준이 더 높다는 발견도 있었다 (Brodie 등, 1974). 그래서 단순히 동성애자와 이성애자의 호르몬 수준을 비교하는 연구는 방법론상으로 믿을 만한 결과라고 하기 어렵다.

3) 신경해부학적 차이설

예를 들면 한 연구자는 1991년 성행동과 관계된다고 알려진 시상하부의 크기가 이성애자와 동성애자가 서로 다르다고 주장했으며(LeVay, 1991), 다른 연구자는 대뇌의 청각피질에서 두 집단의 반응이 다르게 나타났다고 보고했다(Reite 등, 1995). 그러나 이러한 연구결과들도 변이의 설정이나 연구대상의 선택 등에 따라서 정교하지 못할 뿐만 아니라 일관성을 보이지 못하고 있는 실정이다.

① 유전적 요인설 – 유전적 요인이 동성애 성향을 결정한다는 설.

② 호르몬 영향설 – 이성애자와 비교할 때 동성애자들이 표현하는 감정이나 행동들은 변화에 대한 저항이 강한 까닭이 바로 호르몬의 불균형 때문이라고 주장하는 설.

③ 신경해부학적 차이설 – 뇌에서의 해부학적 구조나 기능상의 차이가 동성애 성향 결정한다는 설.

(2) 도피설/자연 충동설/취향설

① 도피설

- 남성이 직장이나 가정에서 남자 구실을 제대로 못해 내고, 여성은 여자로서, 아내로서의 엄마가 되는 것을 두려워해 동성애자가 된다는 설명.
- 이 이론은 성적 성향이 아주 어릴 때 결정된다는 것을 부인하는 것. 성적 성향이 아주 어릴 때 결정된다는 것은 정설. (선천적이든 후천적이든지)
- [도피설]은 전혀 논리적 근거도 없는 설.

② 자연 충돌설

- 동성애 욕망은 자연스러운 것이지만 사회가 그것을 억압하고 있기 때문에 동성애자가 적은 것이지, 만약 사회가 이를 전면적으로 환영하는 분위기라면 누구나 자연스럽게 동성애자가 될 것이라는 설명이다.
- 모든 사람에게 동성애 욕망이 자연스러운 것이 아니며 모든 사람에게 이성애 욕망이 자연스러운 것도 아니다.
- 사회가 동성애를 전면적으로 환영하는 분위기라면 숨겨진 동성애자들이 많이 나타나고, 이성애 성향을 감추고 사이비 동성애자로 사는 사람들이 늘어나겠지만 누구나 다 자연스럽게 동성애자가 되지는 않을 것이다.

③ 취향설

- 동성애는 개인의 성적 취향이고 사람은 누구나 자기가 원하는 물건을 사고 기호 식품을 사먹듯이 성적 대상도 자신의 취향대로 고를 수 있다는 것이다.
- 취향설의 잘못은 성적 성향을 개인의 선택으로 여긴다는 것이고 성향과 취향을 구별 못하는 무지에서 나온 이론이다.
- 내가 동성애자로서 혹은 이성애자로서 어느 스타일의 사람을 좋아하고 싫어하는 것은 취향이지만 동성애 자체는 어떤 개개인에 대한 선호도를 말하는 것이 아니라 남자, 여자에 대한 보편적인 성 지향성을 이야기하는 것이기 때문에 취향과는 구별되어야 한다. 왜냐하면 동성애는 개인의 선택이 아니라 주어지는 것이기 때문이다.

(3) 가정 환경설/심병설

보충학습

가정환경설과 심병설

위의 두 가지는 동성애의 원인을 가정환경의 탓으로 돌리는 이론이다.

가정에서 남자를 여자처럼 키운다거나 여자를 남자처럼 키우면 동성애자가 된다는 이 이론은 동성애자들이 자신들의 성지향성을 스스로 설명할 때 많이 이야기하는 것이기도 하다. 또한 가정환경의 불우함도 동성애의 원인으로 심심치 않게 거론된다.

그러나 위와 같은 환경은 이성애자나 동성애자 누구에게나 있는 환경들이다.

가정환경이 불우한 대다수 사람들은 이성애자로 자란다. 그리고 동성애가 가정환경 탓이라는 이론은 동성애자들의 형제들이 가지고 있는 이성애 성향을 설명하지 못한다.

가정환경 탓이라면 왜 어떤 이는 같은 환경에서 동성애자가 되고, 어떤 이는 이성애자가 되는가? 또한 정상적인 가정환경에서 자란 동성애자의 경우는 어떻게 설명해야 하는가? 또한 어릴 때의 이성적인 행동(여자 혹은 남자 같은 행동)으로 인해 동성애자가 되었다는 것은 그 행동이 그를 동성애자로 만들었다고 이해하기보다는 동성애 성향으로 인해 그런 이성애적 행동을 한 것으로 이해하는 것이 더 합리적일 것이다.

(동성애자의 이성애적 경향은 일반적인 특징은 아니다. 그러나 빈도수에서 이성애자에 비해 많은 것 또한 부인할 수 없다. 많은 동성애자들은 어릴 때의 이성적인 행동에 대한 경험을 가지고 있다. 이성적인 행동을 동성애자의 일반적인 모습으로 보편화 시킬 수는 없다. 그러나 상대적으로 이성애자에 비해 두드러지는 것 또한 사실이다.)

동성애 성향이 환경탓이라는 이론은 동성애는 비정상이라는 논리를 밑바탕에 깔고 이야기하는 것이다. 동성애 성향의 원인이라고 이야기하는 그 모든 환경들이 비정상적인 것을 보면 알수 있다.

부모가 자주 싸운다거나 부모 중 한분이 그 역할을 못한다거나 구박을 받고 자랐다거나 외롭게 자랐다거나 등등의 부정적인 모습을 동성애의 원인으로 설명한다는 것이다. 즉 동성애는 비정상이라는 전제하에서 모든 부정적인 환경을 동성애의 원인으로 갖다 붙이는 것이다.

그러므로 환경설이나 심병설은 동성애의 원인으로 적절치 못하다. 이것은 동성애자나 이성애자가 세상을 살아가는 라이프 스타일, 성격 등을 설명하는 하나의 이론은 될지언정 성향을 설명하지는 못한다. 왜냐하면 이런 환경은 이성애자나 동성애자 모두의 보편적인 경험이기 때문이다.

그리고 한가지 첨부하면 위에 인용한 글의 저자는 트랜스와 동성애를 구별하지 못한 것 같다. 이전의 글에서도 이야기했지만 성전환자와 동성애자는 구별되는 성적 정체성을 가지고 있다.

① 가정 환경설

– 남자 아이를 여자아이처럼 키운다거나 여자아이를 남자처럼 키워 실제 성과는 다르게 생각하고 행동한다는 지적이다.

– 실제로 레즈비언이나 호모들 가운데는 이런 사람이 있으며, 우리나라에서도 성 전환 수술을 받은 사람들 가운데 이런 현상을 보이는 사람이 있음.

② 심병설

– 성장과정에서 부자 관계, 부녀 관계 등 부모와 자식과의 관계가 정상적으로 이루어지지 못해 생긴 심리적인 병이라는 것이다.

– 아버지가 어머니를 심하게 학대하거나 딸을 심하게 학대해 남성을 기피하고 다른 여성에 관심을 보이며, 어머니가 아들을 못살 게 굴거나 아버지를 못살게 구는 것을 본 아들이 여성에게 관심을 보이지 않고 오히려 남성에게 관심을 보인다는 것이다.

(4) 성적 격리

① 성적 격리설

보충학습

성적 격리설

학교 기숙사나 교도소, 군대 등의 이성을 쉽게 접할 수 없는 상황에서 성 충동을 해소하기 위해 동성간의 섹스가 벌어질 수는 있습니다. 그러나 그런 경험이 그를 동성애자로 만들지는 않습니다.

동성과의 성 경험을 한 이성애자는 대부분 그 환경을 벗어나면 이성과의 성경험을 추구합니다.

동성애자들의 성적 경험 중 첫 경험은 이성애자와 하는 경우가 많습니다. 주변의 아는 사람과 성적 경험을 하게 되는데 그렇다고 해서 그들이 동성애자가 되는 것은 아닙니다. 제가 아는 몇가지 경우를 보면 군대나 유학중에 동성과의 지속적인 섹스를 하는 이성애자가 있는데, 그들은 제대나 유학을 끝마치고 나서는 이성과의 사귐을 추구합니다.

많은 수의 동성애자는 이런 경험으로 자신의 성적 지향성을 발견합니다. 그가 나중에 자신의 동성애 성향의 원인을 찾는 과정에서 군대나 기숙사등의 성적 경험을 그 원인으로 이야기 할 수 있겠지만 그것은 자신에게 있는 동성애 성향의 원인을 찾아서 설명할려는 고육지책에서 나온 것입니다.

그러나 정확히 이야기하자면 그러한 경험이 그를 동성애자가 되게 한것이 아니라 그러한 경험으로 인해 그의 동성애적 성향을 발견한 것입니다

– 성적격리설은 주위에 동성밖에 없는 상태의 생활을 계속하던 중 동성이 좋아져 동성애에 빠져 든다는 것이다.

- 이것은 단순한 성적 경험으로 성향을 결정지으려는 무지에서 나온 이론이다.

(5) 영향설/무매력설

① 영향설
- 영향설은 젊은 동성애자의 경우 동성애를 하는 친구의 영향을 받아 동성애에 빠져들거나 주위에서 동성애가 이루어지는 것을 보고 영향을 받는다는 것이다.

② 무매력설
- 무매력설은 이성에게 인기없는 사람이 동성애에 빠져들기 쉽다는 것이다.
- 레즈비언 가운데 여성적인 매력이 전혀 없는 사람이 주로 남성 역할을 한다는 사실 등에서 입증했다.
- 이성애자나 동성애자 가릴 것 없이 매력이 있는 사람, 없는 사람이 있고 이성애자에게 매력이 없어 보이는 사람은 동성애자에게도 마찬가지로 매력이 없어 보임. 이성애자와 동성애자의 파트너를 고르는 감각에는 아무런 차이가 없고 단지 대상이 이성이냐 동성이냐의 차이 일뿐이다.

(6) 유혹설

보충학습

유혹설

이성애자들도 동성애에 대한 반대 의견을 피력할때 동성애가 공공연시 되면 청소년들이 물들 것 아니냐, 청소년들이 다 동성애를 할 것 아니냐는 식으로 이야기를 하는 것을 볼 수 있다.

하지만 유혹설은 동성과의 성적 경험이 전혀 없는데도 불구하고 동성애적 성향을 가진 수많은 동성애자들의 예를 설명 못한다. 소년들을 유혹하는 동성애자들이 있을 수는 있지만 그들과의 성 경험이 그들을 동성애자로 만들지는 않는다. 즉 어떤 성적 경험이 그의 성향을 결정하지는 않는다는 것이다.

동성애자 중에서 자신이 동성애자가 된 이유를 어릴때의 동성과의 성경험에서 찾는 경우가 종종 있다. 하지만 그것은 이 사회가 동성애라는 성향에 대해 끊임없이 비정상이라고 주입시키는 상황에서 그 사람이 자신의 부인할 수 없는 성향에 대한 원인을 찾을려고 노력한 결과인 것이다.

아무도 동성애의 원인에 대해 이야기해주지 않는 상황에서 결국 자신의 경험 속에서 그 원인을 찾게 되는데 그것이 바로 동성과의 성 경험에서 원인을 찾는 이유이다. 즉 궁여지책 속에서 나온 자기 진단인 셈인 것이다. 하지만 그들의 이야기를 자세히 들어보면 어릴 때부터 동성애 성향이 있었다는 것을 알 수 있다. 경험이 그의 성향을 결정해주지는 않는다.

물론 이성애적 성향을 가진 청소년 중에서 동성과의 성경험으로 인해 동성섹스에 빠져드는 경우도 있지만 그것을 동성애라고 할 수는 없다.

섹스란 상당히 경험적이고 습관적인 문제이기 때문에 아무런 정서적인 교류없이 어떤 특정한 섹스 방법에 몰입할 수는 있다. 대부분 그러한 사람들은 이성애적 성향을 유지한 채 동성과의 섹스를 즐기는 것이다. 이것은 우리가 이야기하는 동성애와는 아무런 상관이 없는 것이다.

- 유혹설은 나이많은 동성애자들이 아이들이나 10대 소년들을 유혹해 동성애에 빠져들게 한다는 것이다.
- 이 이론은 우리나라에서 에이즈에 감염된 사람이나 동성 섹스에 빠져든 사람들의 언론고백을 통해 설득력 있게 들리는 이론이다.

강의요약

- 동성애란-성 지향성이 자신과 같은 성향의 사람에게 향하는 것을 나타내는 말.
- 동성연애란-동성과는 어떤 성적인 경험 내지는 성행위를 전제하고 있다는 말과 동성애를 치료 가능한 정신질환의 일종이나 타락한 인간들의 행태, 할수 도 있고, 하지 않을 수도 있는 것으로 간주하려는 시각이 담겨있다.
- 동성애의 3가지 입장
  - 관점-성행동의 일종 즉 동성간에 이루어지는 성행위를 지칭한다.
  - 자기정체성적 관점-스스로를 동성애자라고 정의하는 사람을 가리킨다.
  - 경향성적 관점-동성에 대해 성적, 애정적, 정서적 끌림을 느끼는 경향을 가리킨다.
- 프로이드의 동성애의 3가지 형태
  - 제 1형-완전한 성 도착자

· 제 2형-양성 도착자
· 제 3형-특수한 성 도착자

- 동성애의 발생
  · 생물학설- 유전적 요인, 호르몬적 요인, 신체 구조적 요인으로 이루어져 있다는 주장.
  · 조건학설- 비동성애자가 동성애자로부터 유혹을 받거나 기타 영향을 받아 학습된 결과 동성애가 되었다는 주장.
  · 인격 심리학설-동성애의 교제를 시작하는 사람들은 일정한 환경 때문에 동성애자가 되기 쉽다는 주장.

- 동성애의 원인
  · 유전설/선천적 결함설
  · 도피설/자연 충돌설/취향설
  · 가정 환경설/심병설
  · 성적 격리설/호르몬 비조화설
  · 영향설/무매력설
  · 유혹설

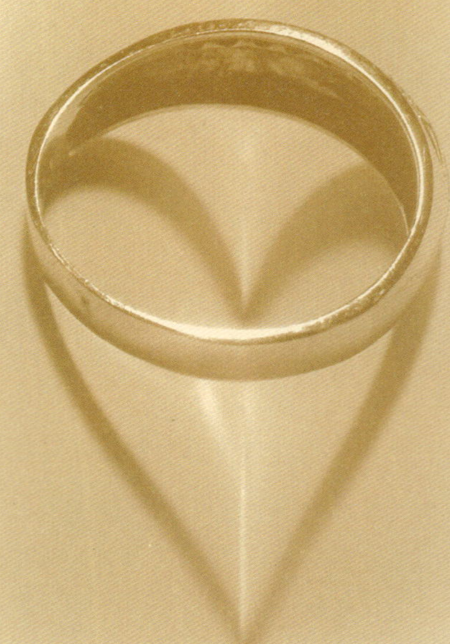

참 고 자 료

1. 신경향 성의 과학 (월드사이언스) 저자: 추영국외
2. 여성건강 간호학 (현문사)
3. 성과사랑 (정문각) 저자: 이종우

제 12 장

성범죄

학 습 목 표

범죄화하는 성적 행위의 처벌규정과 사회법규을 살펴보고 또한 성교육을 통해서 성에 대한 올바른 가치관(價値觀)을 갖고 성에 대하여 올바른 판단력을 갖게 한다.

1. 성범죄(性犯罪)는 무엇이며 어떤 유형을 가지고 있는가?
2. 성폭력(性暴力)범죄의 처벌 및 피해자 보호 등 성범죄 관련형법 조항은 어떠한가?
3. 성교육의 필요성 및 시기와 방법을 알고 그 실태는 어떠한가?
4. 성희롱 관련법률인 남녀고용평등법 및 성매매 알선등 행위의 처벌에 관한 법률의 구체적 내용과 의미는 무엇 인가 ?

1. 성범죄

☞ 성범죄란 성과 관련되어 발생하는 범죄이다.

형법상 규정된 성 관련 범죄를 비롯하여 성폭력범죄의 처벌 및 피해자보호 등에 관한 법률, 아동복지법, 풍속영업의 규제에 관한 법률, 윤락행위 등 방지법, 경범죄처벌법 등 특별법상 규정된 성관련 범죄 일체를 포함하는 것으로 부녀의 신체의 완전성과 성적 자기결정의 자유를 침해하는 범죄를 말한다. 일련의 성범죄는 희생자가 성적 관계에 동의하지 않아야 하는 것이 범죄 개념의 구성요소라는 것이 특징이다. 희생자의 확실한 동의가 있으면 성적 관계는 이미 범죄가 아니며, 성범죄 관련 법률로 처벌할 수 없다.

다음은 이와 유사한 경우나 밀접한 관계가 있는 범죄를 다루기로 한다.

(1) 강간(强姦)

보충학습

1) 형법 제297조 (강간)

☞ 폭행 또는 협박으로 부녀를 강간하는 행위. 3년이상의 유기징역으로 처벌함.

형법 제297조의 본질적인 강간 조항은 성교행위가 육체적인 우위에서 강요되거나 범인의 협박이나 그의 요구를 거부하므로 인해 여성자신이나 또는 그녀의 가족들의 생명과 건강 또는 행복을 위협받기 때문에 성교를 받아들이지 않을수 없었다는 것을 전제로 함.

2) 특별법 제6조(특수강간)

☞ 흉기 등 위험한 물건을 휴대하거나 2인 이상이 합동하여 강간하는 경우. 무기 또는 5년 이상의 징역으로 처벌함.

강도의 죄를 범하면서 여자를 강간하는 경우. 무기 또는 10년 이상의 징역으로 처벌함.

3) 형법 제298조(강제추행)

☞ 폭행 또는 협박으로 사람을 추행하는 경우. 10년 이하의 징역 또는 1,500만원 이하의 벌금으로 처벌함.

4) 특별법 제6조(특수강제추행)

☞ 흉기 등 위험한 물건을 휴대하거나 2인 이상이 합동하여 강제추행하는 경우. 3년 이상의 유기징역으로 처벌

5) 형법 제299조(준강간, 준강제추행)

☞ 사람의 심신상실 또는 항거불능의 상태를 이용하여 간음 또는 추행하는 경우. 강간죄나 강제 추행죄와 같이 처벌함.

6) 특별법 제9조(특수강간 등 상해 치상)

☞ 주거침입, 야간 주거침입 절도, 특수절도의 죄를 범한 자나 야간 주거침입절도 또는 특수절도의 미수범이 강간, 강제추행, 준강간, 준강제추행죄를 범하거나 그 미수범, 그리고 특수강간 등의 죄를 범한 자나 그 미수범이 사람을 상해하거나 상해에 이르게 한 경우.

무기 또는 7년 이상의 징역으로 처벌함 친족관계에 의한 강간, 장애인에 대한 간음죄를 범한자나 그 미수범이 사람을 상해하거나 상해에 이르게 한 경우. 무기 또는 5년 이상의 징역으로 처벌함.

7) 형법 제301조의 2(강간 등 살인 치사)

☞ 강간, 강제추행, 준강간, 준강제추행 등의 형법상의 죄를 범한 자가 사람을 살해한 경우. 사형 또는 무기징역으로 처벌함. 사망에 이르게 한 경우. 무기 또는 10년 이상의 징역으로 처벌함.

8) 특별법 제10조(강간 등 살인 치사)

☞ 특수강도강간, 특수강간, 친족관계에 의한 강간, 장애인에 대한 간음의 죄를 저지른 자나 그 미수범, 또는 강간, 강제추행, 준강간, 준강제추행죄를 저지르거나 그 미수범이 사람을 살해한 경우. 사형 또는 무기징역에 처벌함.

☞ 강간이란? 공격성과 음란성이 결합된 복합적 개념으로 원하지 않는 사람에게 강제로 성교하는 것을 의미한다. 법률적 해석에 있어서의 '강제'라는 것은 육체적인 힘을 사용한다든가, 심리적인 협박 또는 성행위가 불가능한 자를 상대로 자기만의 성적욕구를 충족시키는 행위를 말하며 부녀자만이 강간의 피해자가 된다. 만약 가해자가 성전환 수술을 받은 남성을 강간했을 경우 강제추행죄로 처벌할 수는 있으나, 강간죄는 성립되지 않는다.

항문성교를 강요당한 남성 피해자의 경우도 역시 강제 추행죄로 고소 할 수 있다.

(2) 외설

☞ 형법 제245조 (공연음란)

공공연히 음란한 행위를 한 자는 1년 이하의 징역, 500만 원 이하의 벌금, 구류 또는 과태료에 처한다. 이 조항은 강간 등에 관한 특수한 조항에 의해 처벌할 수 없는 소극적인 행위에 해당하는 것으로 일반적으로 용인되는 것과는 현저하게 다른 행위로 간주되어야 한다. 재판소에서 문제의 행위에 대해 외설성을 평가하고, 그 음란성의 정도에 따라 처벌기준을 정하는 것은 상당히 까다로운 문제가 된다. 이에 대한 평가는 사회의 일반적인 관념에 따라 다르다. 즉 행위가 전형적인 공중질서나 미풍양속을 침해하는 것이냐의 판단에 달린 것이다. 예를 들어 1999년 10월에는 탤런트 서갑숙의 성체험 수기인 '나도 때론 포르노 그라피의 주인공이고 싶다'의 음란성 여부로 '표현의 자유'와 '법적 한계'에 대한 논란이 일고 있다. 또한 형법 제243조 [음화 유포 등] 음란한 문서, 도서, 기타물건을 유포, 판매, 또는 임대하거나 전시한 자는 1년 이하의 징역 또는 500만 원 이하의 벌금에 처한다.

(3) 착취

☞ 이 범죄들의 공통적인 특징으로는 범인의 사회적 지위가 피해자보다 우위에 있다는 것이다. 따라서 피해자의 동의가 합법적이라고 할 수 없는 것이다. 정도의 차이는 있지만 강요의 가능성이 높은 것이기 때문이다.

(4) 어린이 성폭행

☞ 미성년자 등에 대한 간음 · 추행(형법 제302조, 305조) 위계 또는 위력으로써 미성년자나 심신 미약자를 간음 또는 추행하는 행위. 5년 이하의 징역으로 처벌함. 미성년자 가운데 특히 13세 미만의 여자를 간음하거나 13세 미만의 사람을 추행하는 경우. 피해자가 동의했더라도 강간죄, 강제 추행죄, 강간 등에 의한 상해 치상죄, 강간 등에 의한 살인치사죄와 똑같이 처벌한다.

어린이 성폭행은 형사상 13세 미만의 어린이를 가해자가 자신의 성적 쾌락을 위해 애무하거나 성기의 자극, 성교 그리고 항문이나 구강성교의 대상으로 이용하는 것 모두를 포함한다. 어린이 성폭행이 일어났을 때 가장 큰 문제가 되는 것은 어린이가 자신이 당한 피해사실을 부모에게 알리지 않는 경우이다. 대처 방안으로는 어린이가 성폭행을 당한 사실을 알았을 때 부모는 당황하지 말고 먼저 어린이를 안심시키고 쉬운 말로 차근차근 물어보는 것이 좋다. 아이들은 커가면서 자연스럽게 성폭행 당한 것을 잊어 버릴 수 있고 그렇게 되는 것이 바람직하다.

(5) 근친상간(近親相姦)

☞ 성폭력 범죄의 처벌 및 피해자 보호등에 관한 법률 제7조 (친족 관계에 의한 강간 등)

① 친족 관계에 있는 자가 형법 제297조(강간)의 죄를 범한 때는 5년 이상의 유기징역에 처한다.

② 친족 관계에 있는 자가 형법 제298조(강제 추행)의 죄를 범한 때는 3년 이상의 유기징역에 처한다.

☞ 근친상간이 발생하는 가족의 특징은 가해자인 아버지는 가족 내에서 절대권을 갖고 권력을 휘두르는 폭력적인 가장이다. 이들은 고통 어린 시절에 성폭행 피해자 일수도 있고 가정 폭력의 피해자 일수도 있다. 근친상간에 대해 발설해서는 안된다는 무언의 압력을 받기 때문에 범죄를 회피하여 문제로부터 벗어나고자 한다.

또한 근친상간이 일어나는 가족은 가족 전체가 상담 받는 것이 좋다.

(6) 종속 관계의 의한 성폭행

☞ 형법 제303조(업무상 위력 등에 간음) 업무 · 고용 등의 기타관계로 인하여 자기의 보호 또는 감독을 받는 부녀에 대하여 위계 또는 위력으로써 간음한 자는 5년 이하의 징역 또는 1,500만 원 이하는 벌금에 처한다.

성폭력 범죄의 처벌 및 피해자 보호 등에 관한 법률 제11조(업무상 위력 등에 의한 추행) 업무 · 고용 등의 기타관계로 인하여 자기의 보호 또는 감독을 받는 사람에 대하여 위계 또는 위력으로써 추행한 자는 2년 이하의 징역 또는 500만 원 이하는 벌금에 처한다.

1991년 한국 여성 단체 협의회에서 조사한 바에 의하면 직장여성 성폭행은 언어 폭행이 84%, 물리적 폭행이 24%, 성폭행이 15%로 나타났으며 가해자는 남자 상사나 남자 동료인 것으로 나타났다. 또한 한국 여성 민우회의 조사에 의하면 음담 패설과 성적 희롱, 손으로 만지는 등 신체적 접촉을 경험했다는 여성이 과반수가 넘었으며 가해자는 남자 상사, 남자 동료, 고용주 그리고 고객 등이었다.

(7) 매 춘

☞ 형법 제242조 (음행매개) 영리를 목적으로 미성년 또는 음행의 상습 없는 부녀를

매개하여 간음하게 한 자는 3년 이하의 징역 또는 1500만 원 이하의 벌금에 처한다.

☞ 형법 제293조 (상습범)

① 상습으로 제292조의 죄를 범한 자는 2년 이상 10년 이하의 징역에 처한다.

② 추행, 간음 또는 영리의 목적으로 제292조 죄를 범한 자도 전항의 형과 같다.

YMCA의 조사에 따르면 우리나라 향락 업소의 총수는 최소한 30~40만 개소 정도로 연간 매출액이 국민 총생산의 5%에 해당하는 4조원에 이르고 있는 매춘에 종사하는 여성은 전국적으로 120-150만 명으로 추산된다. 또한 최근 청소년을 상대로 한 원조 교제의 적발시에는 청소년보호법에 의해 3년 이상의 유기징역 및 당사자의 신상을 공개키로 99년 11월에 보도된바 있다.

(8) 혼인빙자간음

☞ 형법 제302조 (혼인빙자 등에 의한 간음) 혼인을 빙자하거나 기타 위계로써 음행의 상습없는 부녀를 기만하여 간음한 자는 2년 이하의 징역 또는 500만원 이하의 벌금에 처한다.

(9) 간통(姦通)

☞ 형법 제241조 (간통)

배우자가 있는 자가 간통한 때에는 2년 이하의 징역에 처한다. 이와 상간한 자도 같다.

(10) 임신중절

☞ 형법 제269조 (낙태)

부녀가 약물 등 기타 방법으로 낙태한 때에는 1년 이하의 징역 또는 200만원 이하의 벌금에 처한다.

☞ 형법 제270조 (의사동의 낙태, 부동의 낙태)

① 의사, 한의사, 조산원, 약제사 또는 약종상이 부녀의 부탁 또는 승낙을 받아 낙태하게 한 때에는 2년 이하의 징역에 처한다.

② 부녀의 부탁 또는 승낙없이 낙태하게 한 자는 3년 이하의 징역에 처한다.

(11) 온라인 성폭력

☞ 성폭력 범죄의 처벌 및 피해자 보호 등에 관한 법률 제14조 (통신매체 이용음란)
자기 또는 다른 사람의 성적 욕망을 유발하거나 만족시킬 목적으로 잔화, 우편, 컴퓨터등의 기타 통신매체를 통하여 성적 수치심이나 혐오감을 일으키는 말이나 음향, 글이나 도화, 영상 또는 물건을 상대방에게 도달하게 한자 2년 이하의 징역 또는 500만원 이하의 벌금에 처한다.

(12) 성매매알선 등 행위의 처벌에 관한 법률; 2004년 9월23일시행

▶ **어떤법인가 =** 성 매매 특별법은 피해자의 인권을 보호하겠다는 것이 주된 목적이다. 기존에는 성을 파는 여성들의 행위를 타락한 것으로 규정하고 윤락이라는 용어를 사용하였으나 특별법에서는 이를 '성 매매'로 표현, 과거 윤락여성으로 불리우던 성 매매 피해자들의 인권을 보호하겠다는 취지를 살렸다. 또한 피해자는 형사처벌에서 제외되며 감금등의 방법으로 성 매매를 강요할 경우 3년 이상의 징역형이 내려지는등 알선자에 대한 처벌이 대폭강화되었다. 특히 성 매매로 인한 채권이나 채무가 모두 무효로 규정되고 있는 점은 눈여겨 볼만하다.

▶ **단속과 처벌은 =** 2004년 9월 23일부터 10월 22일까지 우선 1차적으로 룸살롱을 비롯한 단란주점과 티켓다방 및 안마시술소 등에 대한 특별단속이 이루어졌다. 성매매 알선 · 인신매매 등이 중점 단속되며 이들에 대한 처벌은 성매매 알선의 경우 7년 이하의 징역 또는 7,000만원 이하의 벌금이 부과되는 등 처벌 수위를 높였다. 경찰은 또 117신고전화를 통해 24시간 성 매매 피해자가 신고할 수 있는 통로를 마련했다.

▶ **기존의 윤락행위방지법(이하 윤방법)과의 차이점 =** 성 매매 여성이 처벌대상이 아닌 피해자로 인정되는 것이 가장 큰 변화라 할 수 있음. "윤방법"에서는 윤락행위 여성을 풍속을 해치는 선도대상으로 보고 있어 성을 팔고 산 당사자 모두 처벌대상이었다.

▶ **관련업계 및 여성단체 동향=** 이들은 자정결의 대화와 함께 홍보캠페인을 지속적으로 펼쳐왔다. 관련업계는 특별법 시행에 적극 협조할 뜻을 밝혔으나 일부에서는 이 같은 집단행동에 대해 사뭇 조심스럽다. 결찰 관계자들은 "일단 법이 제정되기까지는 반발이 있었겠지만 시행단계까지 온 이상 긴장할 수밖에 없을 것"이라고 한다.

▶ **기대와 우려=** 여성계는 성 매매 특별법에 따라 성구매자인 남성에 대해 실형을 선고할 수 있어 군대나 직장에서의 성매매에 대한 지나치게 관대한 사회분위기를 쇄신할 수 있을 것으로 기대하고 있다. 그러나 벌써부터 심야 자동차 전용극장에서의 성매매 행위등 신종 성 매매 수법이 등장하고 있어 경찰의 단속망을 피한 성매매 단속도 소홀히 해선 안된다는 지적이 있다. 아울러 성 매매 특별법 시행은 "4년간 공을 들인 결과"라며 적극 환영하는 한편 "강력한 성 매매단속과 함께 성 매매 피해자들을 존중할 수 있는 재활조치가 반드시 필요하다"고 지적하고 있다. 성매매특별법이 시행된 후 5개월 후(2005년 2월)의 경우를 보면 특별법시행으로 성매매여성들에 대한 착취, 인신매매, 인권침해 등은 상당한 효과를 거두고 있다. 그러나 성구매 남성들에 대한 사법처리는 벌금액수만 높인 경우가 대부분이어서 성매매에 대한 인식교정을 통해 이를 원천 차단한다는 취지가 소홀하게 취급되고 있다는 지적이 일고 있다. 참고로 2004년10월-2005년2월까지 성매매특별법 위반사범은 1322명으로 이중에서 벌금약식기소자가 1109명이며 단지 213명만이 기소유예, 실형선고 등을 받았다.

▶ **미국의 경우 =** 외국에서는 성매매 억제를 위한 전통적인 정책은 주로 성매매 여성에게 초점을 맞춰왔다. 그러나 최근 들어 미국과 유럽 등지에서 성 구매 행위에 제재를 가하는 정책들이 시행되면서 성구매 남성에 대한 규제와 처벌, 교육이 중요한 관심사가 되고 있다. 공급자(여성)뿐 아니라 수요자(남성)에 대한 제재가 함께 시행되는 것이 성매매 근절에 효과적이라고 인식이 바뀐 덕분이다.

1999년 스웨덴에서는 성구매 남성을 처벌하는 법이 제정됐다. 이에 영향을 받아 영국 잉글랜드와 웨일스 지역에서도 거리에서 성을 사려는 행위를 처벌하는 법이 만들어졌다. 캐나다에서도 성구매 행위를 법으로 처벌하고 있다.

미국의 "성 구매자 재범방지 교육(일명 존 스쿨)"은 대표적인 성구매자 중심의 성매매 억제 프로그램이다. 1995년 1월 샌프란시스코 시가 처음 실시해 미국 전역으로 확대됐다. 이 교육의 명칭은 성 구매 남성 대부분이 경찰에 적발될 경우 자신의 이름을 존이라고 밝힌 데서 유래됐다.

존 스쿨은 성 구매 초범자를 주 대상으로 기소 전에 8시간의 교육을 실시한다. 성매매 경험여성들이 주로 강사로 나서 성매매로 인한 피해 등을 강의하고 토론한다. 500달러(약52만원)의 비용을 남성에게 부담시키고 그 돈으로 성매매 여성을 교육하고 지원하는 프로그램에 재투자한다.

샌프란시스코에서는 1995년 한해 동안 이 교육을 수료한 2000명의 남성 가운데 18명만이 재범으로 체포됐다. 이 교육이 재범율을 낮추는데 큰 역할을 한 것으로 확인된 셈이다.

2. 성폭력 범죄의 처벌 및 피해자 보호등에 관한 법률

[일부개정 2006.10.27 법률 제8059호]

제1장 총칙

제1조 (목적) 이 법은 성폭력범죄를 예방하고 그 피해자를 보호하며, 성폭력범죄의 처벌 및 그 절차에 관한 특례를 규정함으로써 국민의 인권신장과 건강한 사회질서의 확립에 이바지함을 목적으로 한다.

제2조 (정의) ① 이 법에서 "성폭력범죄"라 함은 다음 각호의 1에 해당하는 죄를 말한다.<개정 1997.8.22, 1998.12.28>

1. 형법 제22장 성풍속에 관한 죄중 제242조(음행매개) · 제243조(음화등의 반포등) · 제244조(음화등의 제조등) 및 제245조(공연음란)의 죄

2. 형법 제31장 약취와 유인의 죄중 추행 또는 간음을 목적으로 하거나 추업에 사용할 목적으로 범한 제288조(영리등을 위한 약취, 유인, 매매등) · 제292조(약취, 유인, 매매된 자를 수수 또는 은닉. 다만, 제288조의 약취 · 유인이나 매매된 자를 수수 또는 은닉한 죄에 한한다) · 제293조(상습범. 다만, 제288조의 약취 · 유인이나 매매된 자 또는 이송된 자를 수수 또는 은닉한 죄의 상습범에 한한다) · 제294조(미수범. 다만, 제288조의 미수범 및 제292조의 미수범중 제288조의 약취 · 유인이나 매매된 자를 수수 또는 은닉한 죄의 미수범과 제293조의 상습범의 미수범중 제288조의 약취 · 유인이나 매매된 자를 수수 또는 은닉한 죄의 상습범의 미수범에 한한다)의 죄

3. 형법 제32장 강간과 추행의 죄중 제297조(강간) · 제298조(강제추행) · 제299조(준강간, 준강제추행) · 제300조(미수범) · 제301조(강간등 상해 · 치상) · 제301조의2(강간등 살인 · 치사) · 제302조(미성년자등에 대한 간음) · 제303조(업무상위력등에 의한 간음) 및 제305조(미성년자에 대한 간음, 추행)의 죄

4. 형법 제339조(강도강간)의 죄

5. 이 법 제5조(특수강도강간등) 내지 제14조의2(카메라등 이용촬영)의 죄

   ② 제1항 각호의 범죄로서 다른 법률에 의하여 가중처벌되는 죄는 성폭력범죄로 본다.

제3조 (국가와 지방자치단체의 의무) ① 국가와 지방자치단체는 성폭력범죄를 예방하고 그 피해자를 보호하며 유해환경을 개선하기 위하여 필요한 법적 · 제도적 장치를 마련하고 필요한 재원을 조달하여야 한다.

② 국가와 지방자치단체는 청소년을 건전하게 육성하기 위하여 청소년에 대한 성교육 및 성폭력예방에 필요한 교육을 실시하여야 한다.

③ 제2항의 규정에 의한 청소년에 대한 성교육 및 성폭력예방에 필요한 교육에 관하여 필요한 사항은 대통령령으로 정한다.<신설 1997.8.22>

제4조 (피해자에 대한 불이익처분의 금지) 성폭력범죄의 피해자를 고용하고 있는 자는 누구든지 성폭력범죄와 관련하여 피해자를 해고하거나 기타 불이익을 주어서는 아니된다.

제2장 성폭력범죄의 처벌 및 절차에 관한 특례

제5조 (특수강도강간등) ①형법 제319조제1항(주거침입), 제330조(야간주거침입절도), 제331조(특수절도) 또는 제342조(미수범. 다만, 제330조 및 제331조의 미수범에 한한다)의 죄를 범한 자가 동법 제297조(강간) 내지 제299조(준강간, 준강제추행)의 죄를 범한 때에는 무기 또는 5년 이상의 징역에 처한다.<개정 1997.8.22>

②형법 제334조(특수강도) 또는 제342조(미수범. 다만, 제334조의 미수범에 한한다)의 죄를 범한 자가 동법 제297조(강간) 내지 제299조(준강간, 준강제추행)의 죄를 범한 때에는 사형昭ケ® 또는 10년 이상의 징역에 처한다.<개정 1997.8.22>

제6조 (특수강간등) ①흉기 기타 위험한 물건을 휴대하거나 2인 이상이 합동하여 형법 제297조(강간)의 죄를 범한 자는 무기 또는 5년 이상의 징역에 처한다.

② 제1항의 방법으로 형법 제298조(강제추행)의 죄를 범한 자는 3년 이상의 유기징역에 처한다.

③ 제1항의 방법으로 형법 제299조(준강간, 준강제추행)의 죄를 범한 자는 제1항 또는 제2항의 예에 의한다.<개정 1997.8.22>

④ 삭제 <2006.10.27>

제7조 (친족관계에 의한 강간등) ①친족관계에 있는 자가 형법 제297조(강간)의 죄를 범한 때에는 5년 이상의 유기징역에 처한다.<개정 1997.8.22>

②친족관계에 있는 자가 형법 제298조(강제추행)의 죄를 범한 때에는 3년 이상의 유기징역에 처한다.<개정 1997.8.22>

③친족관계에 있는 자가 형법 제299조(준강간, 준강제추행)의 죄를 범한 때에는 제1항 또는 제2항의 예에 의한다.<개정 1997.8.22>

④제1항 내지 제3항의 친족의 범위는 4촌 이내의 혈족과 2촌 이내의 인척으로 한다.<개정 1997.8.22>

⑤제1항 내지 제3항의 친족은 사실상의 관계에 의한 친족을 포함한다.<신설 1997.8.22>

제8조 (장애인에 대한 간음등) 신체장애 또는 정신상의 장애로 항거불능인 상태에 있음을 이용하여 여자를 간음하거나 사람에 대하여 추행한 자는 형법 제297조(강간) 또는 제298조(강제추행)에 정한 형으로 처벌한다.<개정 1997.8.22>

제8조의2 (13세 미만의 미성년자에 대한 강간, 강제추행등) ①13세 미만의 여자에 대하여 형법 제297조(강간)의 죄를 범한 자는 5년 이상의 유기징역에 처한다.

② 13세 미만의 사람에 대하여 폭행 또는 협박으로 다음 각 호의 어느 하나에 해당하는 행위를 한 자는 3년 이상의 유기징역에 처한다. <신설 2006.10.27>

1. 구강 · 항문 등 신체(성기를 제외한다)의 내부에 성기를 삽입하는 행위
2. 성기에 손가락 등 신체(성기를 제외한다)의 일부나 도구를 삽입하는 행위

③ 13세 미만의 사람에 대하여 형법 제298조(강제추행)의 죄를 범한 자는 1년 이상의 유기징역 또는 500만원 이상 3천만원 이하의 벌금에 처한다. <개정 2006.10.27>

④ 13세 미만의 사람에 대하여 형법 제299조(준강간, 준강제추행)의 죄를 범한 자는 제1항 또는 제3항의 예에 의한다. <개정 2006.10.27>

⑤ 위계 또는 위력으로써 13세 미만의 여자를 간음하거나 13세 미만의 사람에 대하여 추행을 한 자는 제1항 또는 제3항의 예에 의한다. <개정 2006.10.27>

[본조신설 1997.8.22]

제9조 (강간등 상해 · 치상) ① 제5조제1항, 제6조 또는 제12조(제5조제1항 또는 제6조의 미수범에 한한다)의 죄를 범한 자가 사람을 상해하거나 상해에 이르게 한 때에는 무기 또는 7년 이상의 징역에 처한다.<개정 1997.8.22>

② 제7조, 제8조 또는 제12조(제7조 또는 제8조의 미수범에 한한다)의 죄를 범한 자가 사람을 상해하거나 상해에 이르게 한 때에는 무기 또는 5년 이상의 징역에 처한다.<개정 1997.8.22>

제10조 (강간등 살인 · 치사) ① 제5조 내지 제8조, 제12조(제5조 내지 제8조의 미수범에 한한다)의 죄 또는 형법 제297조(강간) 내지 제300조(미수범)의 죄를 범한 자가 사람을 살해한 때에는 사형 또는 무기징역에 처한다.<개정 1997.8.22>

② 제6조 내지 제8조, 제12조(제6조 내지 제8조의 미수범에 한한다)의 죄를 범한 자가 사람을 사망에 이르게 한 때에는 무기 또는 10년 이상의 징역에 처한다.<개정 1997.8.22>

③ 삭제 <1997.8.22>

제11조 (업무상 위력등에 의한 추행) ①업무 · 고용 기타 관계로 인하여 자기의 보호 또는 감독을 받는 사람에 대하여 위계 또는 위력으로써 추행한 자는 2년 이하의 징역 또는 500만원 이하의 벌금에 처한다.

② 법률에 의하여 구금된 사람을 감호하는 자가 그 사람을 추행한 때에는 3년 이하의 징역 또는 1천500만원 이하의 벌금에 처한다.

③ 장애인의 보호 · 교육 등을 목적으로 하는 시설의 장 또는 종사자가 보호 · 감독의 대상이 되는 장애인에 대하여 위계 또는 위력으로써 간음한 때에는 7년 이하의 징역에 처하고, 추행한 때에는 5년 이하의 징역 또는 3천만원 이하의 벌금에 처한다. <신설 2006.10.27>

제12조 (미수범) 제5조 내지 제10조 및 제14조의2의 미수범은 처벌한다.<개정 1997.8.22, 1998.12.28>

제13조 (공중밀집장소에서의 추행) 대중교통수단, 공연 · 집회장소 기타 공중이 밀집하는 장소에서 사람을 추행한 자는 1년 이하의 징역 또는 300만원 이하의 벌금에 처한다.

제14조 (통신매체이용음란) 자기 또는 다른 사람의 성적 욕망을 유발하거나 만족시킬 목적으로 전화 · 우편 · 컴퓨터 기타 통신매체를 통하여 성적 수치심이나 혐오감을 일으키는 말이나 음향, 글이나 도화, 영상 또는 물건을 상대방에게 도달하게 한 자는 2년 이하의 징역 또는 500만원 이하의 벌금에 처한다. <개정 2006.10.27>

제14조의2 (카메라등 이용촬영) ① 카메라 기타 이와 유사한 기능을 갖춘 기계장치를 이용하여 성적 욕망 또는 수치심을 유발할 수 있는 타인의 신체를 그 의사에 반하여 촬영하거나 그 촬영물을 반포 · 판매 · 임대 또는 공연히 전시 · 상영한 자는 5년 이하의 징역 또는 1천만원 이하의 벌금에 처한다. <개정 2006.10.26>

② 영리목적으로 제1항의 촬영물을 「정보통신망 이용촉진 및 정보보호 등에 관한 법률」 제2조제1항제1호의 정보통신망(이하 "정보통신망"이라 한다)을 이용하여 유포한 자는 7년 이하의 징역 또는 3천만원 이하의 벌금에 처한다. <신설 2006.10.27>
[본조신설 1998.12.28]

제15조 (고소) 제11조제1항 · 제13조 및 제14조의 죄는 고소가 있어야 공소를 제기할 수 있다.<개정 1997.8.22, 2006.10.27>

제16조 (보호관찰등) ① 법원이 성폭력범죄를 범한 자에 대하여 형의 선고를 유예할 경우에는 1년동안 보호관찰을 받을 것을 명할 수 있다. 다만, 성폭력범죄를 범한 자가 소년인 경우에는 반드시 보호관찰을 명하여야 한다.

② 법원이 성폭력범죄를 범한 자에 대하여 형의 집행을 유예할 경우에는 그 집행유예기간내에서 일정기간동안 보호관찰을 받을 것을 명하거나 사회봉사 또는 수강을 명할 수 있다. 이 경우 2 이상 병과할 수 있다. 다만, 성폭력범죄를 범한 자가 소년인 경우에는 반드시 보호관찰 · 사회봉사 또는 수강을 명하여야 한다.<개정 1997.8.22>

③ 성폭력범죄를 범한 자로서 형의 집행중에 가석방된 자는 가석방기간동안 보호관찰을 받는다. 다만, 가석방을 허가한 행정관청이 필요가 없다고 인정한 때에는 그러하지 아니하다.

④ 보호관찰 · 사회봉사 및 수강에 관하여 이 법에 정한 사항 이외의 사항에 관하여는 보호관찰 등에 관한 법률을 준용한다.<개정 1995.1.5, 1997.8.22>

제17조 삭제 <2005.8.4>

제18조 (고소제한에 대한 예외) 성폭력범죄에 대하여는 형사소송법 제224조(고소의 제한)의 규정에 불구하고 자기 또는 배우자의 직계존속을 고소할 수 있다.

제19조 (고소기간) ① 성폭력범죄중 친고죄에 대하여는 형사소송법 제230조(고소기간)제1항의 규정에 불구하고 범인을 알게 된 날부터 1년을 경과하면 고소하지 못한다. 다만, 고소할 수 없는 불가항력의 사유가 있는 때에는 그 사유가 없어진 날부터 기산한다.

② 형사소송법 제230조(고소기간)제2항의 규정은 제1항의 경우에 이를 준용한다.

제20조 (특정강력범죄의 처벌에 관한 특례법의 준용) ① 성폭력범죄에 대한 처벌절차에는 특정강력범죄의처벌에 관한 특례법 제7조(증인에 대한 신변안전조치) · 제8조(출판물 등으로부터의 피해자보호) · 제9조(소송진행의 협의) · 제12조(간이공판절차의 결정) 및 제13조(판결선고)의 규정을 준용한다.

② 제5조 · 제6조 · 제9조 · 제10조 및 제12조(제5조 · 제6조 · 제9조 및 제10조의 미수범에 한한다)의 죄는 특정강력범죄의 처벌에 관한 특례법 제2조(적용범위)제1항의 규정에 의한 특정강력범죄로 본다.

제21조 (피해자의 신원과 사생활비밀누설금지) ① 성폭력범죄의 수사 또는 재판을 담당하거나 이에 관여하는 공무원은 피해자의 주소 · 성명 · 연령 · 용모 기타 피해자를 특정하여 파악할 수 있게 하는 인적사항과 사진등을 공개하거나 타인에게 누설하여서는 아니된다.

② 제1항에 규정된 자는 성폭력범죄의 소추에 필요한 범죄구성 사실을 제외한 피해자의 사생활에 관한 비밀을 공개하거나 타인에게 누설하여서는 아니된다.

③ 누구든지 제1항의 규정에 따른 피해자의 인적사항과 사진 등을 피해자의 동의를 받지 아니하고 출판물에 게재하거나 방송매체 또는 정보통신망을 이용하여 공개하여서는 아니 된다. <신설 2006.10.27>

제21조의1 (영상물의 촬영 · 보존 등) ① 검사 또는 사법경찰관은 성폭력 범죄를 당한 피해자의 연령, 심리상태 또는 후유장애의 유무 등을 신중하게 고려하여 조사과정에서 피해자의 인격이나 명예가 손상되거나 사적인 비밀이 침해되지 않도록 주의하여야 하며, 조사횟수는 필요 최소한으로 하여야 한다.

② 제1항의 피해자가 13세 미만이거나 신체장애 또는 정신상의 장애로 사물을 변별하거나 의사를 결정할 능력이 미약한 때에는 피해자의 진술내용과 조사과정을 비디오녹화기 등 영상물 녹화장치에 의하여 촬영 · 보존하여야 한다. 다만, 피해자 또는 법정대리인이 이를 원하지 않는 의사를 표시한 때에는 촬영을 하여서는 아니된다.

③ 제2항의 규정에 따라 촬영한 영상물에 수록된 피해자의 진술은 공판준비 또는 공판기일에서 피해자 또는 조사과정에 동석하였던 신뢰관계에 있는 자의 진술에 의

하여 그 성립의 진정함이 인정된 때에는 증거로 할 수 있다.

④ 수사기관은 제2항의 요건에 해당하는 피해자 또는 법정대리인으로부터 신청이 있는 때에는 영상물 촬영과정에서 작성한 조서의 사본을 신청인에게 교부하여야 한다.

[본조신설 2003.12.11]

제21조의2 (성폭력범죄의 피해자에 대한 전담조사제) ① 검찰총장은 각 지방검찰청 검사장으로 하여금 성폭력범죄 전담 검사를 지정하도록 하여 특별한 사정이 없는 한 이들로 하여금 피해자를 조사하게 하여야 한다.

② 경찰청장은 각 경찰서장으로 하여금 성폭력범죄 전담 사법경찰관을 지정하도록 하여 특별한 사정이 없는 한 이들로 하여금 피해자를 조사하게 하여야 한다.

③ 국가는 제1항 및 제2항의 검사 및 사법경찰관에 대하여 성폭력범죄의 수사에 필요한 전문지식과 피해자보호를 위한 수사방법 등에 관한 교육을 실시하여야 한다.

[본조신설 2006.10.27]

[종전 제21조의2는 제21조의3으로 이동 <2006.10.27>]

제21조의3 (영상물의 촬영 · 보존 등) ① 검사 또는 사법경찰관은 성폭력 범죄를 당한 피해자의 연령, 심리상태 또는 후유장애의 유무 등을 신중하게 고려하여 조사과정에서 피해자의 인격이나 명예가 손상되거나 사적인 비밀이 침해되지 않도록 주의하여야 한다. <개정 2006.10.27>

② 검사 또는 사법경찰관은 성폭력범죄의 피해자를 조사함에 있어서 피해자가 편안한 상태에서 진술하도록 조사환경을 조성하여야 하며, 조사 횟수는 필요 최소한으로 하여야 한다. <신설 2006.10.27>

③ 제1항의 피해자가 16세 미만이거나 신체장애 또는 정신상의 장애로 사물을 변별하거나 의사를 결정할 능력이 미약한 때에는 피해자의 진술내용과 조사과정을 비디오녹화기 등 영상물 녹화장치에 의하여 촬영 · 보존하여야 한다. 다만, 피해자 또는 법정대리인이 이를 원하지 않는 의사를 표시한 때에는 촬영을 하여서는 아니된다. <개정 2006.10.27>

④ 제3항의 규정에 따라 촬영한 영상물에 수록된 피해자의 진술은 공판준비 또는 공판기일에서 피해자 또는 조사과정에 동석하였던 신뢰관계에 있는 자의 진술에 의

하여 그 성립의 진정함이 인정된 때에는 증거로 할 수 있다. <개정 2006.10.27>

⑤ 수사기관은 제3항의 요건에 해당하는 피해자 또는 법정대리인으로부터 신청이 있는 때에는 영상물 촬영과정에서 작성한 조서의 사본을 신청인에게 교부하여야 한다. <개정 2006.10.27>

⑥ 누구든지 제3항의 규정에 따라 촬영한 영상물을 수사 및 재판의 용도 외에 다른 목적으로 사용하여서는 아니 된다. <신설 2006.10.27>

[본조신설 2003.12.11]

[제21조의2에서 이동 <2006.10.27>]

제22조 (심리의 비공개) ① 성폭력범죄에 대한 심리는 그 피해자의 사생활을 보호하기 위하여 결정으로 이를 공개하지 아니할 수 있다.

② 증인으로 소환받은 성폭력범죄의 피해자와 그 가족은 사생활보호등의 사유로 증인신문의 비공개를 신청할 수 있다.

③ 재판장은 제2항의 신청이 있는 때에는 그 허가여부 및 공개, 법정외의 장소에서의 신문등 증인의 신문방식 및 장소에 관하여 결정할 수 있다.

④ 법원조직법 제57조(재판의 공개)제2항 및 제3항의 규정은 제1항 및 제3항의 경우에 이를 준용한다.

제22조의2 (전문가의 의견조회) ① 법원은 정신과의사 · 심리학자 · 사회복지학자 그 밖의 관련전문가에게 행위자 또는 피해자의 정신 · 심리상태에 대한 진단소견 및 피해자의 진술내용에 관한 의견을 조회할 수 있다.

② 법원은 성폭력범죄를 조사 · 심리함에 있어서 제1항의 규정에 의한 의견조회의 결과를 참작하여야 한다.

[본조신설 2003.12.11]

[종전 제22조의2는 제22조의3으로 이동 <2003.12.11>]

제22조의3 (신뢰관계에 있는 자의 동석) ① 법원은 제5조 내지 제9조와 제11조 및 제12조(제10조의 미수범을 제외한다)의 범죄의 피해자를 증인으로 신문함에 있어서 검사 · 피해자 또는 법정대리인의 신청이 있는 때에는 재판에 지장을 초래할 우려가 있는 등 부득이한 경우가 아닌 한 피해자와 신뢰관계에 있는 자를 동석하게 하여야 한다.

② 제1항의 규정은 수사기관이 제1항의 피해자를 조사하는 경우에 관하여 이를 준용한다.
[전문개정 2006.10.27]

제22조의4 (비디오 등 중계장치에 의한 증인신문) ① 법원은 제2조제1항제3호 내지 제5호의 규정에 의한 범죄의 피해자를 증인으로 신문하는 경우 검사와 피고인 또는 변호인의 의견을 들어 비디오 등 중계장치에 의한 중계를 통하여 신문할 수 있다.
② 제1항의 규정에 의한 증인신문의 절차 · 방법 등에 관하여 필요한 사항은 대법원규칙으로 정한다.
[본조신설 2003.12.11]
[종전 제22조의4는 제22조의6으로 이동 <2003.12.11>]

제22조의5 (신고의무) 18세 미만의 사람을 보호하거나 교육 또는 치료하는 시설의 책임자 및 관련종사자는 자기의 보호 또는 감독을 받는 사람이 제5조 내지 제10조, 형법 제301조(강간등 상해 · 치상) 및 제301조의2(강간등 살인 · 치사)의 범죄의 피해자인 사실을 안 때에는 즉시 수사기관에 신고하여야 한다.
[본조신설 1997.8.22]
[제22조의3에서 이동 <2003.12.11>]

제22조의6 (증거보전의 특례) ① 피해자 또는 그 법정대리인은 피해자가 공판기일에 출석하여 증언하는 것이 현저히 곤란한 사정이 있는 때에는 그 사유를 소명하여 당해 성폭력범죄를 수사하는 검사에 대하여 형사소송법 제184조(증거보전의청구와 그 절차)제1항의 규정에 의한 증거보전의 청구를 할 것을 요청할 수 있다. 이 경우 피해자가 제21조의 3제3항의 요건에 해당하는 경우에는 공판기일에 출석하여 증언하는 것이 현저히 곤란한 사정이 있는 것으로 본다. <개정 2003.12.11, 2006.10.27>
②제1항의 요청을 받은 검사는 그 요청이 상당한 이유가 있다고 인정하는 때에는 증거보전의 청구를 할 수 있다.
[본조신설 1997.8.22]
[제22조의4에서 이동 <2003.12.11>]

제3장 성폭력피해상담소등

제23조 (상담소의 설치) ① 국가 또는 지방자치단체는 성폭력피해상담소(이하 "상담소"라 한다)를 설치 · 운영할 수 있다.

② 국가 또는 지방자치단체외의 자가 상담소를 설치 · 운영하고자 할 때에는 시장 · 군수 · 구청장(자치구의 구청장을 말한다. 이하 같다)에게 신고하여야 한다. <개정 1997.8.22, 1997.12.13, 2003.12.11>

③ 상담소의 설치기준과 신고 등에 관하여 필요한 사항은 여성가족부령으로 정한다. <개정 1997.8.22, 2001.1.29, 2005.3.24>

제24조 (상담소의 업무) 상담소의 업무는 다음과 같다.

1. 성폭력피해를 신고받거나 이에 관한 상담에 응하는 일
2. 성폭력피해로 인하여 정상적인 가정생활 및 사회생활이 어렵거나 기타 사정으로 긴급히 보호를 필요로 하는 사람을 병원 또는 성폭력피해자보호시설로 데려다 주는 일
3. 가해자에 대한 고소와 피해배상청구등 사법처리절차에 관하여 대한변호사협회 · 대한법률구조공단등 관계기관에 필요한 협조와 지원을 요청하는 일
4. 성폭력범죄의 예방 및 방지를 위한 홍보를 하는 일
5. 기타 성폭력범죄 및 성폭력피해에 관하여 조사 · 연구하는 일

제25조 (보호시설의 설치) ① 국가 또는 지방자치단체는 성폭력피해자보호시설(이하 "보호시설"이라 한다)을 설치 · 운영할 수 있다.

② 사회복지법인 기타 비영리법인은 시장 · 군수 · 구청장에게 신고하고 보호시설을 설치 · 운영할 수 있다. <개정 1997.8.22, 2003.12.11>

③ 보호시설의 설치기준과 신고등에 관하여 필요한 사항은 여성가족부령으로 정한다. <개정 1997.8.22, 2001.1.29, 2005.3.24>

제26조 (보호시설의 업무) 보호시설의 업무는 다음과 같다.

1. 제24조 각호의 일
2. 성폭력피해자를 일시보호하는 일

3. 성폭력피해자의 신체적 · 정신적 안정회복과 사회복귀를 도우는 일
4. 기타 성폭력피해자의 보호를 위하여 필요한 일

第27조 (상담소 또는 보호시설의 휴지 또는 폐지) 제23조제2항 또는 제25조제2항의 규정에 의하여 설치한 상담소 또는 보호시설을 휴지 또는 폐지하고자 할 때에는 여성가족부령이 정하는 바에 따라 미리 시장 · 군수 · 구청장에게 신고하여야 한다. <개정 1997.8.22, 2001.1.29, 2003.12.11, 2005.3.24>

第28조 (감독) ① 여성가족부장관 또는 시장 · 군수 · 구청장은 상담소 또는 보호시설의 장으로 하여금 당해 시설에 관하여 필요한 보고를 하게 할 수 있으며, 관계공무원으로 하여금 당해 시설의 운영상황을 조사하게 하거나 장부 기타 서류를 검사하게 할 수 있다. <개정 1997.8.22, 2001.1.29, 2003.12.11, 2005.3.24>

② 제1항의 규정에 의하여 관계공무원이 그 직무를 행하는 때에는 그 권한을 표시하는 증표를 지니고 이를 관계인에게 내보여야 한다.

第29조 (시설의 폐쇄등) 시장 · 군수 · 구청장은 상담소 또는 보호시설이 다음 각호의 1에 해당하는 때에는 그 업무의 정지 또는 폐지를 명하거나 시설을 폐쇄할 수 있다. <개정 1997.8.22, 2003.12.11>

1. 제23조제3항 또는 제25조제3항의 규정에 의한 설치기준에 미달하게 된 때
2. 정당한 사유없이 제28조제1항의 규정에 의한 보고를 하지 아니하거나 허위로 보고한 때 또는 조사 · 검사 거부하거나 기피한 때

第29조의2 (청문) 시장 · 군수 · 구청장은 제29조의 규정에 의하여 업무의 폐지를 명하거나 시설을 폐쇄하고자 하는 경우에는 청문을 실시하여야 한다. <개정 2003.12.11> [본조신설 1997.12.13]

第30조 (경비의 보조) 국가 또는 지방자치단체는 제23조제2항 또는 제25조제2항의 규정에 의하여 설치한 상담소 또는 보호시설의 설치 · 운영에 소요되는 경비를 보조할 수 있다.

제31조 (비밀엄수의 의무) 상담소 또는 보호시설의 장이나 이를 보조하는 자 또는 그 직에 있었던 자는 그 직무상 알게 된 비밀을 누설하여서는 아니된다.

제32조 (유사명칭사용금지) 이 법에 의한 상담소 또는 보호시설이 아니면 성폭력피해상담소 · 성폭력피해자보호시설 또는 이와 유사한 명칭을 사용하지 못한다.

제33조 (의료보호) ① 여성가족부장관 또는 시장 · 군수 · 구청장은 국 · 공립병원 · 보건소 또는 민간의료시설을 성폭력피해자의 치료를 위한 전담의료기관으로 지정할 수 있다. <개정 1997.8.22, 2001.1.29, 2003.12.11, 2005.3.24>

② 제1항의 규정에 의하여 지정된 전담의료기관은 상담소 또는 보호시설의 장의 요청이 있을 경우에는 다음 각호의 의료 등을 제공하여야 한다.

1. 성폭력피해자의 보건상담 및 지도
2. 성폭력피해의 치료
3. 기타 대통령령이 정하는 신체적 · 정신적 치료

제34조 (권한의 위임) 여성가족부장관은 이 법에 의한 권한의 일부를 시 · 도지사 또는 시장 · 군수 · 구청장에게 위임할 수 있다. <개정 1997.8.22, 2001.1.29, 2003.12.11, 2005.3.24>

제4장 벌칙

제35조 (벌칙) ①다음 각호의 1에 해당하는 자는 2년 이하의 징역 또는 500만원 이하의 벌금에 처한다.<개정 1997.8.22, 2006.10.27>

1. 영리를 목적으로 이 법에 의한 상담소 또는 보호시설을 설치 · 운영한 자
2. 제21조제1항 · 제2항 또는 제31조의 규정에 의한 비밀엄수 의무를 위반한 자
3. 제21조제3항의 규정을 위반하여 피해자의 인적사항과 사진 등을 공개한 자
4. 제29조의 규정에 의한 시설의 폐쇄, 업무의 휴지 또는 폐지명령을 받고도 상담소 또는 보호시설을 계속 운영한 자

② 제1항제3호의 죄는 피해자의 명시한 의사에 반하여 공소를 제기할 수 없다. <신설 2006.10.26>

제36조 (과태료) ① 다음 각호의 1에 해당하는 자는 300만원 이하의 과태료에 처한다. <개정 2003.12.11>

1. 정당한 사유없이 제22조의5 또는 제28조제1항의 규정에 의한 신고 또는 보고를 하지 아니하거나 허위로 신고 또는 보고한 자 또는 조사 · 검사를 거부하거나 기피한 자
2. 제32조의 규정에 의한 유사명칭 사용금지를 위반한 자

② 제1항의 규정에 의한 과태료는 대통령령이 정하는 바에 의하여 여성가족부장관 또는 시장 · 군수 · 구청장이 부과 · 징수한다. <개정 1997.8.22, 2001.1.29, 2003.12.11, 2005.3.24>

③ 제2항의 규정에 의한 과태료처분에 불복이 있는 자는 그 처분의 고지를 받은 날부터 30일 이내에 여성가족부장관 또는 시장 · 군수 · 구청장에게 이의를 제기할 수 있다. <개정 1997.8.22, 2001.1.29, 2003.12.11, 2005.3.24>

④ 제2항의 규정에 의한 과태료처분을 받은 자가 제3항의 규정에 의한 이의를 제기한 때에는 여성가족부장관 또는 시장 · 군수 · 구청장은 지체없이 관할법원에 그 사유를 통보하여야 하며, 그 통보를 받은 관할법원은 비송사건절차법에 의한 과태료의 재판을 한다. <개정 1997.8.22, 2001.1.29, 2003.12.11, 2005.3.24>

⑤ 제3항의 규정에 의한 기간내에 이의를 제기하지 아니하고 과태료를 납부하지 아니한 때에는 국세 또는 지방세체납처분의 예에 의하여 이를 징수한다.

제37조 (양벌규정) 법인의 대표자, 법인 또는 개인의 대리인 · 사용인 기타 종업원이 그 법인 또는 개인의 업무에 관하여 제14조의2 또는 제35조의 위반행위를 한 때에는 행위자를 벌하는 외에 그 법인 또는 개인에 대하여도 각 해당 조의 벌금형을 과한다.<개정 1997.8.22, 1998.12.28>

성매매 알선 등 행위 처벌에 관한 법률 <일부개정 2005.3.24 법률 7404호>

3. 성범죄 관련 형법 조항(96. 7. 1.시행)

제1장 총칙

제1조 (목적)

이 법은 성매매 · 성매매알선등행위 및 성매매 목적의 인신매매를 근절하고, 성매매 피해자의 인권을 보호함을 목적으로 한다.

제2조 (정의)

① 이 법에서 사용하는 용어의 정의는 다음과 같다.

1. "성매매"라 함은 불특정인을 상대로 금품 그 밖의 재산상의 이익을 수수 · 약속하고 다음
   각목의 어느 하나에 해당하는 행위를 하거나 그 상대방이 되는 것을 말한다.
   가. 성교행위
   나. 구강 · 항문 등 신체의 일부 또는 도구를 이용한 유사성교행위

2. "성매매알선등행위"라 함은 다음 각목의 어느 하나에 해당하는 행위를 하는 것을 말한다.
   가. 성매매를 알선 · 권유 · 유인 또는 강요하는 행위
   나. 성매매의 장소를 제공하는 행위
   다. 성매매에 제공되는 사실을 알면서 자금 · 토지 또는 건물을 제공하는 행위

3. "성매매 목적의 인신매매"라 함은 다음 각목의 어느 하나에 해당하는 행위를 하는 것을 말한다.
   가. 성을 파는 행위 또는 형법 제245조의 규정에 의한 음란행위를 하게 하거나, 성교행위 등 음란한 내용을 표현하는 사진 · 영상물 등의 촬영대상으로 삼을 목적으로 위계 · 위력 그 밖에 이에 준하는 방법으로 대상자를 지배 · 관리하면서 제3자에게 인계하는 행위

나. 가목과 같은 목적으로 청소년보호법 제2조제1호의 규정에 의한 청소년(이하 "청소년"이라 한다), 사물을 변별하거나 의사를 결정할 능력이 없거나 미약한 자 또는 대통령령이 정하는 중대한 장애가 있는 자나 그를 보호 · 감독하는 자에게 선불금 등 금품 그 밖의 재산상의 이익을 제공 · 약속하고 대상자를 지배 · 관리하면서 제3자에게 인계하는 행위

다. 가목 및 나목의 행위가 행하여지는 것을 알면서 가목과 같은 목적이나 전매를 위하여 대상자를 인계받는 행위

라. 가목 내지 다목의 행위를 위하여 대상자를 모집 · 이동 · 은닉하는 행위

4. "성매매피해자"라 함은 다음 각목의 어느 하나에 해당하는 자를 말한다.

가. 위계 · 위력 그 밖에 이에 준하는 방법으로 성매매를 강요당한 자

나. 업무 · 고용 그 밖의 관계로 인하여 보호 또는 감독하는 자에 의하여 마약류관리에 관한법률 제2조의 규정에 의한 마약 · 향정신성의약품 또는 대마(이하 "마약등"이라 한다)에 중독되어 성매매를 한 자

다. 청소년, 사물을 변별하거나 의사를 결정할 능력이 없거나 미약한 자 또는 대통령령이 정하는 중대한 장애가 있는 자로서 성매매를 하도록 알선 · 유인된 자

라. 성매매 목적의 인신매매를 당한 자

② 다음 각호의 어느 하나에 해당하는 경우에는 대상자를 제1항제3호 가목에서 규정한 지배 · 관리하에 둔 것으로 본다.

1. 선불금 제공 등의 방법으로 대상자의 동의를 얻은 때에도 그 의사에 반하여 이탈을 제지한 경우
2. 타인을 고용 · 감독하는 자, 출입국 · 직업을 알선하는 자 또는 그를 보조하는 자가 성을 파는 행위를 하게 할 목적으로 여권 또는 이에 갈음하는 증명서를 채무이행 확보 등의 명목으로 제공받은 경우

제3조 (국가 등의 책무) ① 국가 및 지방자치단체는 성매매, 성매매알선등행위 및 성매매 목적의 인신매매의 예방과 근절을 위한 교육 및 홍보 등에 관하여 법적 · 제도적 대책을 마련하고, 필요한 재원을 조달하여야 한다.

② 국가는 성매매 목적의 인신매매 방지를 위한 국제협력의 증진과 형사사법의 공조의 강화에 노력하여야 한다.

제4조 (금지행위) 누구든지 다음 각호의 어느 하나에 해당하는 행위를 하여서는 아니 된다.

1. 성매매
2. 성매매알선 등 행위
3. 성매매 목적의 인신매매
4. 성을 파는 행위를 하게 할 목적으로 타인을 고용·모집하거나 성매매가 행하여 진다는 사실을 알고 직업을 소개·알선하는 행위
5. 제1호·제2호 및 제4호의 행위 및 그 행위가 행하여지는 업소에 대한 광고행위

제5조 (다른 법률과의 관계) 이 법에서 규정한 사항에 관하여 청소년의 성보호에 관한법률에 특별한 규정이 있는 경우에는 그 법이 정하는 바에 따른다.

제2장 성매매피해자 등의 보호

제6조 (성매매피해자에 대한 처벌특례와 보호) ①성매매피해자의 성매매는 처벌하지 아니한다.

②검사 또는 사법경찰관은 수사과정에서 피의자 또는 참고인이 성매매피해자에 해당한다고 볼 만한 상당한 이유가 있을 때에는 지체없이 법정대리인·친족 또는 변호인에게 통지하고, 신변보호, 수사의 비공개, 친족 또는 지원시설·성매매피해상담소에의 인계 등 그 보호에 필요한 조치를 하여야 한다. 다만, 피의자 또는 참고인의 사생활 보호 등 부득이한 사유가 있는 경우에는 통지하지 아니할 수 있다.

③법원 또는 수사기관이 이 법에 규정된 범죄를 신고(고소·고발을 포함한다. 이하 같다)한 자 또는 성매매피해자(이하 "신고자등"이라 한다. 이하 같다)를 조사하거나 증인으로 신문할 경우에는 특정범죄신고자 등 보호법 제7조 내지 제13조를 준용한다. 이 경우 같은 법 제9조 및 제13조를 제외하고는 보복을 당할 우려가 있을 것을 요하지 아니한다.

제7조 (신고의무 등) ① 성매매방지 및 피해자보호 등에 관한 법률 제5조제1항의 규정에 의한 지원시설 및 같은 법 제10조의 규정에 의한 성매매피해상담소의 장이나 그 종사자가 업무와 관련하여 성매매피해 사실을 알게 된 때에는 지체없이 수사기관에 신고하여야 한다.

② 누구든지 이 법에 규정된 범죄를 신고한 자에 대하여 그 신고를 이유로 불이익을 주어서는 아니된다.

③ 다른 법률에 규정이 있는 경우를 제외하고는 신고자 등의 인적사항이나 사진 등 그 신원을 알 수 있는 정보나 자료를 인터넷 또는 출판물에 게재하거나 방송매체를 통하여 방송하여서는 아니된다.

제8조 (신뢰관계에 있는 자의 동석) ① 법원은 신고자 등을 증인으로 신문하는 때에는 직권 또는 본인 · 법정대리인이나 검사의 신청에 의하여 신뢰관계에 있는 자를 동석하게 할 수 있다.

② 수사기관은 신고자 등을 조사하는 때에는 직권 또는 본인 · 법정대리인의 신청에 의하여 신뢰관계에 있는 자를 동석하게 할 수 있다.

③ 청소년, 사물을 변별하거나 의사를 결정할 능력이 없거나 미약한 자 또는 대통령령이 정하는 중대한 장애가 있는 자에 대하여 제1항 및 제2항의 규정에 따른 신청이 있는 경우에는 재판 또는 수사에 지장을 초래할 우려가 있는 등 특별한 사유가 없는 한 신뢰관계에 있는 자를 동석하게 하여야 한다.

④ 제1항 내지 제3항의 규정에 따라 신문이나 조사에 동석하는 사람은 진술을 대리하거나 유도하는 등으로 수사나 재판에 부당한 영향을 끼쳐서는 아니된다.

제9조 (심리의 비공개) ① 법원은 신고자 등의 사생활 또는 신변보호를 위하여 필요한 때에는 결정으로 심리를 공개하지 아니할 수 있다.

② 증인으로 소환받은 신고자 등과 그 가족은 사생활 또는 신변보호를 위하여 증인신문의 비공개를 신청할 수 있다.

③ 재판장은 제2항의 규정에 의한 신청이 있는 때에는 그 허가여부, 법정 외의 장소에서의 신문 등 신문의 방식 및 장소에 관하여 결정할 수 있다.

④ 제1항 및 제3항의 규정에 의한 심리의 비공개에 관하여는 법원조직법 제57조제2항 및 제3항의 규정을 준용한다.

제10조 (불법원인으로 인한 채권무효) ① 성매매알선 등 행위를 한 자, 성을 파는 행위를 할 자를 고용 · 모집하거나 그 직업을 소개 · 알선한 자 또는 성매매 목적의 인신매매를 한 자가 그 행위와 관련하여 성을 파는 행위를 하였거나 할 자에게 가지는 채권은 그 계약의 형식이나 명목에 관계없이 이를 무효로 한다. 그 채권을 양도하거나 그 채무를 인수한 경우에도 또한 같다.

② 검사 또는 사법경찰관은 제1항의 불법원인과 관련된 의심이 있는 채무의 불이행을 이유로 고소 · 고발된 사건을 수사할 때에는 금품 그 밖의 재산상의 이익 제공이 성매매의 유인 · 강고나 성매매 업소로부터의 이탈방지수단으로 이용되었는지 여부를 확인하여 수사에 참작하여야 한다.

③ 검사 또는 사법경찰관은 성을 파는 행위를 한 자나 성매매피해자를 조사할 때에는 제1항의 채권이 무효인 사실과 지원시설 등을 이용할 수 있음을 본인 또는 법정대리인 등에게 고지하여야 한다.

제11조 (외국인여성에 대한 특례) ① 외국인여성이 이 법에 규정된 범죄를 신고하거나 외국인 여성을 성매매피해자로 수사하는 때에는 당해 사건을 불기소처분하거나 공소를 제기할 때까지 출입국관리법 제46조의 규정에 의한 강제퇴거명령 또는 같은 법 제51조의 규정에 의한 보호의 집행을 하여서는 아니된다. 이 경우 수사기관은 출입국관리사무소에 당해 외국인여성의 인적사항과 주거를 통보하는 등 출입국 관리에 필요한 조치를 취하여야 한다.

② 검사는 제1항의 사건에 대하여 공소를 제기한 후에는 성매매피해실태, 증언 또는 배상의 필요성 그 밖의 정황을 고려하여 출입국관리사무소장 등 관계기관의 장에게 일정한 기간을 정하여 제1항의 규정에 따른 강제퇴거명령의 집행을 유예하거나 보호의 일시해제를 요청할 수 있다.

③ 제1항 및 제2항의 규정에 따라 강제퇴거명령의 집행을 유예하거나 보호의 일시해제를 하는 기간 중에는 당해 외국인여성에게 지원시설 등을 이용하게 할 수 있다.

④ 수사기관은 외국인여성을 성매매피해자로 조사하는 때에는 소송촉진 등에 관한 특례법에 따른 배상신청을 할 수 있음을 고지하여야 한다.

⑤ 성매매피해자인 외국인여성이 소송촉진 등에 관한 특례법에 따른 배상 신청을 한 때에는 그 배상명령이 확정될 때까지 제1항의 규정을 준용한다.

제3장 보호사건

제12조 (보호사건의 처리) ①검사는 성매매를 한 자에 대하여 사건의 성격 · 동기, 행위자의 성행 등을 고려하여 이 법에 의한 보호처분에 처함이 상당하다고 인정하는 때에는 특별한 사정이 없는 한 보호사건으로 관할법원에 송치하여야 한다.

② 법원은 성매매 사건의 심리결과 이 법에 의한 보호처분에 처함이 상당하다고 인정하는 때에는 결정으로 사건을 보호사건의 관할법원에 송치할 수 있다.

제13조 (관할) ① 이 법에서 정한 보호사건(이하 "보호사건"이라 한다)의 관할은 성매매를 한 장소나 성매매를 한 자의 거주지 또는 현재지를 관할하는 가정법원으로 한다. 다만, 가정법원이 설치되어 있지 아니한 지역에 있어서는 해당 지역의 지방법원(지원을 포함한다. 이하 같다)으로 한다.

② 보호사건의 심리와 결정은 단독판사가 행한다.

제14조 (보호처분의 결정 등) ① 판사는 심리의 결과 보호처분이 필요하다고 인정할 때에는 결정으로 다음 각호의 어느 하나에 해당하는 처분을 할 수 있다.

1. 성매매가 이루어질 우려가 있다고 인정되는 장소나 지역에의 출입금지
2. 보호관찰 등에 관한 법률에 의한 보호관찰
3. 보호관찰 등에 관한 법률에 의한 사회봉사 · 수강명령
4. 삭제 <2005.3.24>
5. 성매매방지 및 피해자보호 등에 관한 법률 제10조의 규정에 의한 성매매피해상담소에의 상담위탁
6. 성폭력범죄의 처벌 및 피해자보호 등에 관한 법률 제33조의 규정에 의한 전담의료기관에의 치료위탁

② 제1항 각호의 처분은 이를 병과할 수 있다.

③ 법원은 보호처분의 결정을 한 때에는 지체없이 검사, 보호처분을 받은 자, 보호관찰관 또는 보호처분을 위탁받아 행하는 지원시설 · 성매매피해상담소 또는 의료기관(이하 "수탁기관"이라 한다)의 장에게 통지하여야 한다. 다만, 국가가 운영하지 아니하는 수탁기관에 보호처분을 위탁할 때에는 그 기관의 장으로부터 수탁에 대한 동의를 얻어야 한다.

④ 법원은 제1항제2호 내지 제6호의 처분을 한 때에는 교육 · 상담 · 치료나 보호관찰에 필요한 자료를 보호관찰관 또는 수탁기관의 장에게 송부하여야 한다.

⑤ 보호관찰, 사회봉사 · 수강명령에 관하여 이 법에 정한 사항 외의 사항에 관하여는 보호 관찰 등에 관한 법률을 준용한다.

제15조 (보호처분의 기간) 제14조제1항제1호 · 제2호 · 제4호 및 제5호의 규정에 의한 보호처분의 기간은 6월을, 같은 항 제3호의 규정에 의한 사회봉사 · 수강명령은 100시간을 각각 초과할 수 없다.

제16조 (보호처분의 변경) ① 법원은 검사 · 보호관찰관 또는 수탁기관의 장의 청구가 있는 때에는 결정으로 1회에 한하여 보호처분의 종류와 기간을 변경할 수 있다.

② 제1항의 규정에 의하여 보호처분의 종류와 기간을 변경하는 때에는 종전의 처분기간을 합산하여 제14조제1항제1호 · 제2호 · 제4호 내지 제6호의 규정에 의한 보호처분기간은 1년을, 같은 항 제3호의 규정에 의한 사회봉사 · 수강명령은 200시간을 각각 초과할 수 없다.

제17조 (다른 법률의 준용) ① 성매매 사건의 보호처분에 관하여 이 법에서 정하지 아니한 사항에 대하여는 가정폭력범죄의 처벌 등에 관한 특례법 제13조 내지 제17조 · 제19조 내지 제28조 · 제30조 내지 제32조제1항 · 제34조 내지 제38조 · 제43조 · 제44조 및 제46조 내지 제55조를 준용하되, "가정폭력범죄"는 "성매매"로, "가정보호사건"은 "보호사건"으로 본다. 다만, 임시조치, 피해자 또는 법정대리인의 권리에 관한 조항 등 성질상 성매매 사건에 적용할 수 없는 규정은 준용하지 아니한다.

② 이 법에서 규정한 사항외에 보호사건의 조사 · 심리에 관하여 필요한 사항은 대법원규칙으로 정한다.

제4장 벌칙등

제18조 (벌칙) ① 다음 각호의 어느 하나에 해당하는 자는 10년 이하의 징역 또는 1억원 이하의 벌금에 처한다.

1. 폭행 또는 협박으로 성을 파는 행위를 하게 한 자

2. 위계 또는 이에 준하는 방법으로 성을 파는 자를 곤경에 빠뜨려 성을 파는 행위를 하게 한 자
3. 친족 · 고용 그 밖의 관계로 타인을 보호 · 감독하는 것을 이용하여 성을 파는 행위를 하게 한 자
4. 위계 또는 위력으로 성교행위 등 음란한 내용을 표현하는 영상물 등을 촬영한 자

② 다음 각호의 어느 하나에 해당하는 자는 1년 이상의 유기징역에 처한다.
1. 제1항의 죄(미수범을 포함한다)를 범하고 그 대가의 전부 또는 일부를 받거나 이를 요구 · 약속한 자
2. 위계 또는 위력으로 청소년, 사물을 변별하거나 의사를 결정할 능력이 없거나 미약한 자 또는 대통령령이 정하는 중대한 장애가 있는 자로 하여금 성을 파는 행위를 하게 한 자
3. 폭력행위 등 처벌에 관한 법률 제4조에 규정된 범죄단체나 집단의 구성원으로서 제1항의 죄를 범한 자

③ 다음 각호의 어느 하나에 해당하는 자는 3년 이상의 유기징역에 처한다.
1. 타인을 감금하거나 단체 또는 다중의 위력을 보이는 방법으로 성매매를 강요한 자
2. 성을 파는 행위를 하였거나 할 자를 고용 · 관리하는 것을 이용하여 위계 또는 위력으로 낙태하게 하거나 불임시술을 받게 한 자
3. 성매매 목적의 인신매매를 한 자
4. 폭력행위 등 처벌에 관한 법률 제4조에 규정된 단체나 집단의 구성원으로서 제2항제1호 또는 제2호의 죄를 범한 자

④ 다음 각호의 어느 하나에 해당하는 자는 5년 이상의 유기징역에 처한다.
1. 업무 · 고용 그 밖의 관계로 인하여 보호 또는 감독을 받는 자에게 마약등을 사용하여 성을 파는 행위를 하게 한 자
2. 폭력행위 등 처벌에 관한 법률 제4조에 규정된 단체나 집단의 구성원으로서 제3항제1호 내지 제3호의 죄를 범한 자

제19조 (벌칙) ① 다음 각호의 어느 하나에 해당하는 자는 3년 이하의 징역 또는 3천만원 이하의 벌금에 처한다.

1. 성매매알선 등 행위를 한 자
2. 성을 파는 행위를 할 자를 모집한 자
3. 성을 파는 행위를 하도록 직업을 소개·알선한 자

② 다음 각호의 어느 하나에 해당하는 자는 7년 이하의 징역 또는 7천만원 이하의 벌금에 처한다.

1. 영업으로 성매매알선 등 행위를 한 자
2. 성을 파는 행위를 할 자를 모집하고 그 대가를 지급받은 자
3. 성을 파는 행위를 하도록 직업을 소개·알선하고 그 대가를 지급받은 자

제20조 (벌칙) ① 다음 각호의 어느 하나에 해당하는 자는 3년 이하의 징역 또는 3천만원 이하의 벌금에 처한다.

1. 성을 파는 행위 또는 형법 제245조의 규정에 의한 음란행위 등을 하도록 직업의 소개·알선할 목적으로 광고(각종 간행물·유인물·전화·인터넷 그 밖의 매체를 통한 행위를 포함한다. 이하 같다)를 한 자
2. 성매매 또는 성매매알선 등 행위가 행하여지는 업소에 대한 광고를 한 자
3. 성을 사는 행위를 권유 또는 유인하는 광고를 한 자

② 영업으로 제1항의 규정에 의한 광고물을 제작·공급하거나 광고를 게재한 자는 2년 이하의 징역 또는 1천만원 이하의 벌금에 처한다.

③ 영업으로 제1항의 규정에 의한 광고물이나 광고가 게재된 출판물을 배포한 자는 1년 이하의 징역 또는 500만원 이하의 벌금에 처한다.

제21조 (벌칙) ① 성매매를 한 자는 1년 이하의 징역이나 300만원 이하의 벌금·구류 또는 과료에 처한다.

② 제7조제3항의 규정을 위반한 자는 500만원 이하의 벌금에 처한다.

제22조 (범죄단체의 가중처벌) 제18조 또는 제19조에 규정된 범죄를 목적으로 단체 또는 집단을 구성하거나 그러한 단체 또는 집단에 가입한 자는 폭력행위 등 처벌에

관한 법률 제4조의 예에 의하여 처벌한다.

제23조 (미수범) 제18조 내지 제20조의 미수범은 처벌한다.

제24조 (징역과 벌금의 병과) 제18조제1항 · 제19조 · 제20조 및 제23조(제18조제2항 내지 제4항의 미수범을 제외한다)의 경우에는 징역과 벌금을 병과할 수 있다.

제25조 (몰수 · 추징) 제18조 내지 제20조에 규정된 죄를 범한 자가 그 범죄로 인하여 얻은 금품 그 밖의 재산은 몰수하고, 이를 몰수할 수 없는 때에는 그 가액을 추징한다.

제26조 (형의 감면) 이 법에 규정된 죄를 범한 자가 수사기관에 신고하거나 자수한 때에는 형을 감경하거나 면제할 수 있다.

제27조 (양벌규정) 법인의 대표자나 법인 또는 개인의 대리인 · 사용인 그 밖의 종업원이 그 법인 또는 개인의 업무에 관하여 제18조 내지 제23조의 죄를 범한 때에는 행위자를 벌하는 외에 당해 법인 또는 개인에 대하여도 각 해당 조의 벌금형을 과하고, 벌금형이 규정되어 있지 않은 경우에는 1억원 이하의 벌금에 처한다.

제28조 (보상금) ① 제18조제2항제3호, 동조제3항제3호 · 제4호, 동조제4항 및 제22조의 범죄를 수사기관에 신고한 자에 대하여는 보상금을 지급할 수 있다.

② 제1항의 규정에 의한 보상금의 지급기준 및 범위에 관하여 필요한 사항은 대통령령으로 정한다.

남녀고용평등법(성희롱 관련 법률)

제 2조

2. "직장내 성희롱"이라 함은 사업주 · 상급자 또는 근로자가 직장 내의 지위를 이용하거나 업무와 관련하여 다른 근로자에게 성적 언동 등으로 성적 굴욕감 또는 혐오감을 느끼게 하거나 성적 언동 그 밖의 요구 등에 대한 불응을 이유로 고용에 있어서 불이익을 주는 것을 말한다.

제12조(직장내 성희롱의 금지) 사업주, 상급자 또는 근로자는 직장내 성희롱을 하여서는 아니된다.

제13조(직장내 성희롱의 예방교육)
① 사업주는 직장내 성희롱을 예방하고 근로자가 안전한 근로환경에서 일할 수 있는 여건 조성을 위하여 직장내 성희롱의 예방을 위한 교육(이하 "성희롱 예방교육"이라 한다)을 실시하여야 한다.
② 성희롱예방교육의 내용 · 방법 및 횟수 등에 관하여 필요한 사항은 대통령령으로 정한다.
[전문개정 2005.12.30]

제13조의2(성희롱예방교육의 위탁)
① 사업주는 성희롱 예방교육을 노동부장관이 지정하는 기관(이하 "성희롱 예방교육기관"이라한다)에 위탁하여 실시할 수 있다.
② 성희롱 예방교육기관은 노동부령이 정하는 기관 중에서 지정하되, 노동부령이 정하는 강사를 1인 이상 두어야 한다.
③ 성희롱 예방교육기관은 노동부령이 정하는 바에 따라 교육을 실시하고 교육이수증 또는 이수자 명단 등 교육실시 관련 자료를 보관하며 사업주 또는 피교육자에게 그 자료를 교부하여야 한다.
④ 노동부장관은 성희롱 예방교육기관이 다음 각 호의 어느 하나에 해당하는 경우에는 그 지정을 취소할 수 있다.
1. 거짓 그 밖의 부정한 방법으로 지정을 받은 경우
2. 정당한 사유 없이 제2항의 규정에 의한 강사를 6개월 이상 계속하여 두지 아니한 경우

[본조신설 2005.12.30]

제14조(직장내 성희롱 발생시 조치)
① 사업주는 직장내 성희롱 발생이 확인된 경우 지체 없이 행위자에 대하여 징계, 그 밖에 이에 준하는 조치를 취하여야 한다.

② 사업주는 직장내 성희롱과 관련하여 피해주장을 제기한 근로자 또는 피해를 입은 근로자에게 해고 그 밖의 불이익한 조치를 취하여서는 아니된다.<개정 2005.12.30>

제23조(상담지원)
① 노동부장관은 차별 및 직장내 성희롱에 관한 상담을 실시하는 민간단체에 필요한 비용의 일부를 예산의 범위 안에서 지원할 수 있다.

② 제1항의 규정에 의한 단체의 선정요건, 비용의 지원기준 · 지원 절차 및 지원의 중단 등에 관하여 필요한 사항은 노동부령으로 정한다.<개정 2005.12.30>

강의요약

- 성범죄란 형법상 규정된 성 관련 범죄를 비롯하여 성폭력범죄의 처벌 및 피해자 보호 등에 관한 법률, 아동복지법, 풍속영업의 규제에 관한 법률, 윤락행위 등 방지법, 경범죄처벌법 등 특별법상 규정된 성관련 범죄 일체를 포함하는 것으로 부녀의 신체의 완전성과 성적 자기결저의 자유를 침해하는 범죄이다.
- 강간은 공격성과 음란성이 결합된 복합적 개념으로 원하지 않는 사람에게 강제로 성교하는 것을 말한다.
- 성폭력범죄의 피해자를 고용하고 있는 자는 누구든지 성폭력범죄와 관련하여 피해자를 해고하거나 기타 불이익을 두어서는 아니된다.
- 대중교통수단, 공연, 집회장소 기타 공중이 밀집하는 장소에서 사람을 추행하는 자는 1년 이하의 징역 또는 300만원 이하의 벌금에 처한다.
- 친족관계에 있는 자가 강간의 죄를 범한 때에는 5년 이상의 유기징역에 처한다
- 폭행 또는 협박으로 성을 파는 행위를 하게 한 자, 위계 또는 이에 준하는 방법으로 성을 파는 자를 곤경에 빠뜨려 성을 파는 행위를 한자, 위계 또는 위력으로 성교행

위 등 음란한 내용을 표현하는 영상물 등을 촬영한 자는 10년이하의 징역 또는 1억원 이하의 벌금에 처한다.

- 13세 미만의 여자에 대하여 강간의 죄를 범한자는 5년 이상의 유기징역에 처한다
- 온라인 성폭력은 자기 또는 다른 사람의 성적 욕망을 유발하거나 만족시킬 목적으로 전화, 우편, 컴퓨터 등의 기타 통신매체를 동하여 성적 수치심이나 혐오감을 일으키는 말이나 음향, 글이나 도화, 영상 또는 물건을 상대방에게 도달한 자는 2년 이하의 징역 또는 500만원 이하의 벌금에 처한다(2006.10.27일 개정).

참고자료

1. 신경향 성의 과학 (월드사이언스) 저자: 추영국외
2. 여성건강 간호학 (현문사)
3. 성과사랑 (정문각) 저자: 이종우
4. http://www.sisters.or.kr/
5. http://hammsung.hihome.com/

제 13 장

성교육

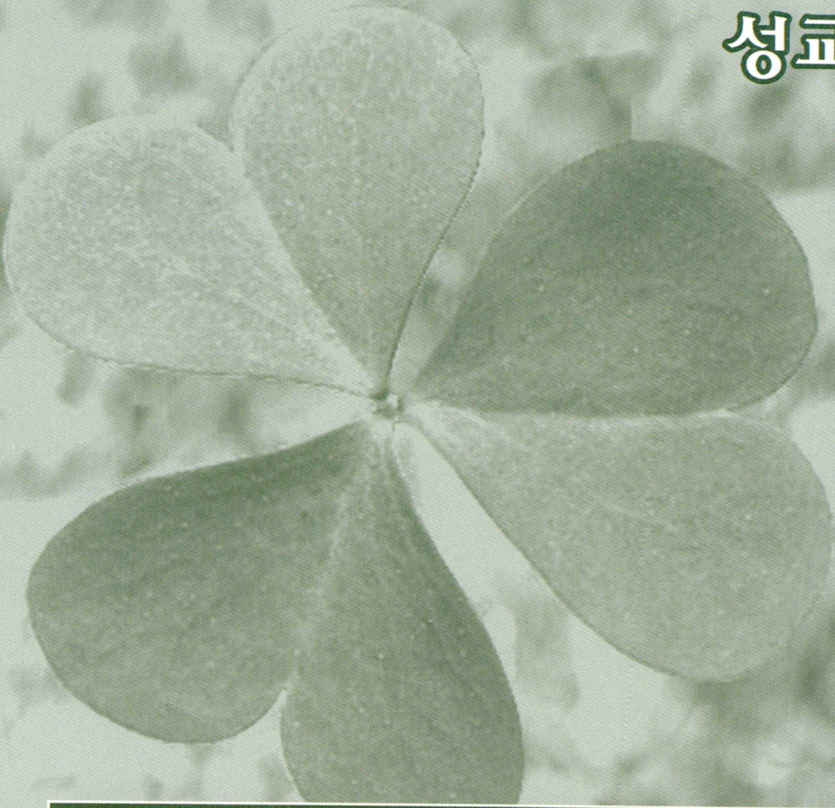

학 습 목 표

아래의 5개항목을 잘 이해해야 한다.

1. 성교육은 왜 필요한가?
2. 성교육의 시기와 방법은?
3. 성교육의 실태는 어떠한가?
4. 가정에서의 성교육은 어떻게 하는게 바람직한가?
5. 학교에서의 바람직한 성교육 방법은?

1. 성교육

(1) 성교육의 필요성

☞ 질병관리본부에서 익명으로 조사한 자료에 의하면 2007년 우리나라의 AIDS 감염자는 4277명이며 하루에 2.2명 꼴로 증가하는 추세이며, 이중에서 20~30대가 약 70%를 차지한다. 이것은 1985년 첫AIDS 감염자가 발생한 이래 22년만에 4,000명을 넘어선 것이다. 이와같은 현상은 성에 관한 가치관이 어릴 때 부터 제대로 정립되지 못한 것에 기인한다.

최근 개방화 된 성문화로 인하여 청소년들이 일찍 성에 노출되어 있으므로, 많은 사람들이 성교육의 필요성을 강조하고 있지만, '날아가는 성문화, 기어가는 성교육',' 앞서가는 청소년, 쫓아가는 성교육' 이 오늘날 우리나라의 성교육 현실이다. 성교육은 성에 대한 과학적 지식과 바람직한 태도에 근거하여, 인간의 존엄성과 책임 및 의무가 동반되어 성적 활동 등을 할 수 있도록 인간 완성을 지향하는 인간 교육인 동시에 인격 교육이다. 또한 성교육을 통하여 성에 대한 올바른 가치관과 성윤리를 어릴 때부터 정립하게 되면 날로 심각해지는 성범죄, 성폭력, 성희롱 등 잘못된 성행위를 방지할 수 있을 것이다.

(2) 성교육의 시기와 방법

인간은 본래 출생할 때부터 성적 본능을 나타내려 한다고 하였다. 대부분의 부모와 교사들은 초등학교 때부터 또는 사춘기가 된 후에 성교육을 하는 것이 좋다는 잘못된 생각을 하고 있다. 그러나 성교육은 유아기부터 시작해야만 한다. 사춘기가 되면 이미 그들은 수많은 정보매체들로부터 여러가지 단편적인 지식을 가지고 있어 성 자체를 나쁘다거나 혐오스럽다던가, 혹은 환상적이라는 선입견에 빠져버리므로, 이들에게 올바른 성교육을 시키기에는 너무 늦어 버린다.

▶ 가장 합리적이고 효과적인 성교육의 기본적 내용 구성과 방법을 제시하고자 한다.

① 성에 관계되는 행동 교정
- 유아기와 아동기에 꼭 필요한 교육으로, 그릇된 성행동이 습관화되지 않도록 사전에 방지한다.

② 올바른 성개념 확립
- sexuality로서 성의 총체적인 개념에는 3가지 요소인 생명, 사랑, 쾌락이 있다. 따라서 sex 그 자체만을 추구하는 것이 아니라 sexuality를 추구하는 성의 개념을 갖을 수 있도록 교육시켜야 한다.

③ 성발육의 현상과 특징 설명
- 성의 결정은 언제 시작되면, 성적 발육과 성숙은 언제, 어떻게 일어나고 남녀 성기의 구조와 기능, 생리적 특징 등을 가르친다.

④ 올바른 이성관과 성윤리 확립
- 외형과 행동양식, 사고방식에서 남녀의 차이점, 남자의 역할과 여자의 역할과의 상이점을 이해시킨다. 남녀평등의 이념을 바탕으로 남성과 여성이 서로를 존중하면서 조화로운 인간 관계를 발전시켜 나가는 방향으로 확립되어야 하며, 부부 이외의 성행위에 대해서는 왜 옳지 않은지를 인식시킨다.

⑤ 판단 기준을 세워 주어야 한다.
- 유아기, 아동기, 청소년기에는 쏟아져 나오는 각종 음란물에 대하여 옳고 그름의 판단이 서지 않는 시기이다. 그러므로 포르노 비디오테이프에서 나오는 행위는 정상적인 성행위가 아니라 각본에 따른 행위이며, 성을 상품화하는 것이라는 것을 인식시켜야 한다.

⑥ 성폭력을 예방할 수 있는 방법과 성피해 후의 조치법을 주지시킨다.
- 성피해를 당하기 쉬운 장소, 시간, 대비책 등을 가르쳐 주의를 환기시키고, 가해자로부터 자기의 성을 지키는 용기와 지혜를 길러 준다.

(3) 성교육의 실태

1) 스웨덴

가장 오래되고 가장 성공적인 학교 내 성교육의 역사를 자랑하고 있는 스웨덴에서는 1942년 성교육을 학교 교육 과정에 포함시킨 데 이어 1956년 이를 의무화 시켰다.

2) 덴마크

청소년기의 혼전 성관계에 대해서는 관대한 편인 덴마크에서는 1971년부터 성교육이 의무 교과로 채택되었다. 청소년들이 성문제에 대한 불안 및 걱정으로부터 피할수 있도록 하고, 성과 관련하여 개인의 책임 및 인간 관계에 대한 이해의 중요성을 인식시키는 교육을 실시하였다.

3) 독일

독일의 경우에는 생물, 문학, 사회, 종교 등 다양한 교과목 속에서 성교육을 실시하고 있으며, 결혼과 가정생활에서 협동에 대한 이해와 책임감을 강화시키고 있다.

4) 미국

미국의 성교육은 10대의 임신과 자살, 후천성면역결핍증(AIDS) 등 사회문제가 크게 부각되기 시작한 1980년대에 들어서야 학교 교육 과정에 통합되었다.

5) 일본

1960년대 이후 성을 인간 삶의 문제로 인식하기 시작한 일부 교육자들 사이에서 성을 과학적으로 해명하여 오해와 편견으로부터 해방 시키자는 주장이 제기되기도 하였다. 1978년 2종류의 초등학교 성교육 교과서가 처음으로 발간되어 오사카, 관서지방에서 보급되었지만, 실제적인 성교육은 1992년부터 시작되었다.

6) 홍콩

1977년 홍콩 가족계획협회는 자녀들의 성교육에 적절히 사용할 수 있도록 성기와 음모를 실제처럼 모두 갖춘 인형을 생산 공급하였다. 또한 출산교육을 위해 탯줄이 달린 쌍둥이를 별도로 생산하여 부모와 자녀간에 성문제를 솔직하고 진실하게 이야기할 수 있도록 돕고 있다.

7) 중국

1999년 4월 중국 관영 신화통신은, 중국에 AIDS환자가 크게 늘자 상하이의 15개

대학이 'AIDS 예방'을 필수과목으로 정하여 학생들에게 성교육을 집중적으로 시키고 있다고 보도하였다.

8) 한국

우리나라는 본질적이고 올바른 성교육의 과학화가 현장에서 이루어지지 않고 있는 실정이다. 한편 학생들의 성교육에 대한 요구는 강하게 나타나고 있어 학생중 99.5%가 실질적(이성과의 예절, 피임, 임신중절, 성폭력 예방법 등)이고, 현재 자신들이 당면한 성적 문제를 해결 또는 대처할 수 있는, 더 나아가 성을 올바르게 이해할 수 있는 성교육을 요구하고 있다.

(4) 가정에서의 성교육

☞ 성범죄를 일으킨 아이의 대부분이 부모와 대화를 나누지 않았다고 한다.

급변하는 현대사회에서 부모와 자녀 간에 대화 - 특히 성에 대한- 가 많지 않다는 것은 주시할 만한 사실이다. 또한 성에 대한 인식도 세대 간에 많은 차이를 보이고 있다. 엄격하고 보수적인 유교 가정에서 성장하고 교육 받아온 부모들은, 성에 대하여 자녀와 대화하는 것을 금기시하여 왔다. 그러므로 불건전하거나 잘못된 성지식에 빠져들기 전에 부모들은 자녀들의 연령에 맞고, 이해하기 쉽게 대화를 나누는 것이 바람직하다.

1) 유아기

아이가 출생에 대한 질문을 할 때가 성에 관해 가르쳐 주기에 가장 알맞은 시기이므로 아이의 질문을 나무라지 말고 아이가 이해할 수 있는 범위 안에서 알기 쉬우면서도 진실되게 가르쳐 주어야 한다. 정신분석학자들에 따르면 아이가 태어나 자라나는 동안 정신적으로 여러 단계의 성장과정을 거친다고 한다.

즉 출생 직후에는 어머니의 젖을 빨며 입주위의 강한 자극을 받으면서 쾌감을 얻는데, 이 시기를 구순기(oral phase)라고 한다. 젖을 먹는 시기가 지나면 쾌락의 근원이 항문으로 옮겨지는데, 이시기를 항문기(anal phase)라고 한다. 그 후 3-7세가 되면 생식기로 옮겨지는데, 이를 남근기(phallic phase)라 한다.

이 시기부터 아이들은 남녀의 성적 차이나 성기에 본격적으로 관심을 기울이기 시작한다.

특히 어린이, 유아의 성추행과 폭행은 다른 연령대 보다는 친족, 동네 사람등 아는 사람에 의해 가장 많이 발생하는 만큼 잘 아는 사람이라도 싫은 느낌으로 접근하면 '싫어요'라고 분명히 말하도록 교육시킨다. 단, 모든 사람을 의심하는 습관은 갖지 않도록 지도를 해야 한다.

2) 아동기

이 기간에는 신체성장과 정신발달의 폭이 넓어 생활주변에서 일어나는 여러 가지 사물이나 현상에 호기심을 느끼며 주위 사람들의 행위에 대해서 관심을 가진다. 따라서 자기 자신의 신체적, 정신적 변화를 이해할 수 있는 지식과 그것에 적응할 수 있는 힘을 길러 주어야 한다.

3) 청소년기

흔히 사춘기, 10대, 청소년 또는 틴에이저(teenager)라고 불리우는 이 시기의 청소년들은 새로운 고민,

즉 성과 관련된 고민을 하게 된다. 성에 대한 호기심이 가장 많은 사춘기 청소년들이 성정보를 또래들로부터 얻는다는 것은 많은 문제점을 갖고 있는데, 그 이유는 또래간의 성정보는 대개 사실과 다르거나 과대 포장되어 호기심을 충족시키는 경우가 많다. 대부분의 청소년들이 체계적인 성교육을 받지 못한 상태에서는 또래들로부터 성정보를 제공받고 있는 청소년들이 과연 성에 관한 정확한 지식을 가질 수 있는지의 문제와, 또래에게 성정보를 제공하고 있는 청소년들은 과연 어디에서, 어떻게 성정보를 얻었는가 하는 것이 문제로 등장하게 된다. 청소년기의 성교육은 광범위한 성지식을 과학적 차원에서 이해를 시킴과 동시에 윤리적 가치관과 인간적 생활관을 정립시키는 데 중점을 두고 교육시켜야 한다. 올바른 성교육이 가정에서 이루어지려면 우선 부모 자신부터 정확한 성지식과 성에 대한 올바른 태도를 가져야 하며, 자녀와의 대화 방법과 성교육 기법 등도 습득할 필요가 있다. 성교육을 체계적으로 받지 못한 부모를 위한 다양한 성교육 프로그램이 각종 사회단체에서 실시되고 있으며, 관련서적도 많이 출간되고 있다. 바람직한 부부의 애정 표현을 통하여 자연스럽게 자녀에게 남녀 관계를 보여 주어야 한다.

(5) 학교에서의 성교육

성교육은 대개 학교의 재량에 맡겨져 있으므로, 각급 학교는 대학입시를 위한 지식교육에 급급한 나머지 정규수업시간에 성교육을 배정하지 않고, 일반교과 시간이 결강될 때 양호교사 등에 의하여 보충하는 정도의 성교육이 진행되고 있다. 이런 상황에서 체계적인 성교육이 충실하게 실시되고 있는지, 그리고 과연 그와 같은 성교육의 효과가 기대한 수준에 미치고 있는지는 의문일 수밖에 없다. 또 다른 문제점은 성교육을 담당할 전공 교사가 없다는 점이다. 대부분의 학교에서는 성교육이라 하여 특별히 따로 시간을 정하여 실시하는 것이 아니라, 관련 교과 수업시간에 관련된 내용만 단편적으로 실시하고 있다. 따라서 체계적이고 지속적인 성교육은 기대할 수 없다.

1) 유아기

이 연령기의 아동들은 모든 사물에 대해 궁금해 한다. 특히 인간의 출생이나 신체상의 성적 차이, 성기 등에 관심을 보인다. 따라서 유아원 및 유치원의 성교육은 남자와 여자의 성적차이를 설명하고, 이성 또는 동성간에 서로를 존중하는 습관을 길러 주어야 한다.

2) 초등학교

저학년에서는 남녀의 성별의식이 분명해지고 성역할도 습득된다. 고학년에서는 일반적으로 제2차 성징이 나타나기 시작하므로 남녀의 성징과 심리적, 신체적 특성을 이해시켜야 한다. 성교육이라는 독립된 과목이 없는 현재의 교육과정 하에서는 각 교과목별로 성 관련 사항을 체계적으로 교육시킬 필요가 있다.

3) 중 · 고등학교

10대 청소년기는 신체적 정신적으로 급변하는 시기이다. 신체적으로는 키가 갑자기 크며 여드름이 생기고 목소리가 변하며, 체모와 음모가 자라나며 체형이 바뀐다. 성교육의 내용도 생식기의 구조나 생리적 현상 및 제2차 성징은 물론 다음 항에서 언급할 학생들의 질문 유형을 참고로 하여 좀더 구체적인 사항을 다루어야 한다. 성교육의 방법도 집단적인 방법, 소그룹별, 개인별 등으로 다양한 교육을 실시하는 것이 좋다.

4) 성에 대한 학생들의 질문유형

자세히 보기

유형	유형
신체적 고민	남성생식기의 구조와 기능에 대하여 알고 싶어요.
	여성의 외부생식기와 내부생식기의 구조와 기능은?
	여고생인데 성경험후 육체 변화가 나타나서 걱정
이성 및 애정문제	남자친구를 어머니가 반대해요.
	내가 사귀고 있는 오빠에게 친구가 관심을 보여서 걱정
	남자 친구가 다른 사람과 사귀면 어떻게 해야 되나요.
성관계 · 임신 · 낙태	교제중에 임신을 하였는데 어떻게 해야 되나요.
	사귀는 이성과 신체적 접촉을 하고 싶은데....
	생리가 없는데 임신이 아닐까요.
성병 · 성도착 · 성폭력	성기에 붙은 이를 어떻게 없애나요.
	성도착은 무엇이며 어떤 유형이 있나요
	성폭력을 당해서 임신이 되었는데...
기타	순결은 꼭 지켜야 하나요.

(6) 대학에서의 성 실태

1) 대학생의 성의식

대한가족보건복지협회 부설 한국 성문화 연구소가 전국 10개 대학의 미혼 학생 1,790명을 대상으로 실시한 성형태 설문조사에서 남녀학생 각각 54.5%,18.4%가 성경험이 있다고 응답하였다. 또한 유경험자중 남녀 학생 각각 20%와 30%의 학생이 성병에 걸린적이 있으며, 유경험 여학생의 16.5%가 임신한 적이 있다고 하였다. 혼전 성관계를 묻는 질문에 남녀 학생 각각 78.5%와 46.2%시 괜찮다고 응답하였으며, 남녀 학생 각각41.9%와 18.4%의 학생이 성교육을 받은적이 없다고 하였다.

2) 대학내 성폭력 실태와 대책

대학에서 성폭력 및 성희롱이 일어난 유형을 보면, 교수가 학생을 대상으로 권력을 내세워 학점, 취업지원, 논문통과, 학위인정 등으로 유인하여 술자리 강요, 성폭력 등을 가하는 경우가 많았다. 또한 선후배 사이에서 일어난 유형은 M.T, 답사 뒷풀이, 신입생 오리엔테이션, 동아리실, 술자리 등의 공공장소에서 성적 농담을 하거나 고의적으로 신체적 접촉을 하는 경우가 많다.

이와 같은 대학내 성폭력이 위험 수위를 넘자 대학 당국과 총학생회 및 총여학생회를 중심으로 많은 대학이 성교육과 성폭력 예방대책을 부심하고 있으며, 성에 관련된 교과목을 개설하고 있다.

(7) 서울대학교의 성폭력 예방과 처리에 관한 규정(안)

자세히 보기

제 1장 총 칙

제 1조 (목적)

이 규정은 서울대학교 내에서 대학사회 구성원을 성희롱으로부터 보호하고, 이를 근절하기 위한 조치와 서울대학교 성희롱 상담소의 조직과 운영에 관하여 필요한 사항을 규정함을 목적으로 한다.

제 2조 (정의)

이 규정에서 사용하는 용어의 정의는 다음과 같다

1) 성희롱이라 함은 성범죄행위를 구성하는 여부와 관계없이 성적 수치심 또는 혐오감을 일으키는 일체의 모독행위로서, 판단기준은 피해자의 주관적 판단을 따르는 것을 원칙으로 하며, 다음 각 호의 경우를 포함한다.
   ① 상대방이 동의하지 않은 성적행동과 요구 등 언어적, 정신적, 물리적인 행위를 통하여 개인의 성적 자율권을 침해하는 행위
   ② 성차에 기반한 불공정한 환경을 조성하는 행위
   ③ 학업평가, 고용, 인사 등 공적생활에서 성차에 따른 부당한 차별 행위
   ④ 성희롱에 해당하는 행위를 한 자에 동조하는 자가 정신적인 협박이나 물리적인 강압 및 다른 수단으로 피해자에게 상당한 피해를 주는 행위

2) 대리인이라 함은 피해자가 그의 권리를 대리하도록 선임한 자연인 또는 단체를 말한다

제 3조 (적용범위)

이 규정은 서울대학교 학칙의 적용을 받는 모든 서울대학교 구성원을 대상으로 하며, 가해자만 이에 해당하는 경우에도 적용된다.

제 4조 (피해자 보호 및 비밀유지의 의무)

1) 성희롱행위의 피해자는 사건조사 및 처리과정에서 대리인을 동반하거나 선임할 권리를 가지며, 피해자나 대리인은 다음의 권리를 가진다.
   ① 특정인의 관여를 요청 및 거부할 권리
   ② 질문에 대해 답변을 거부할 권리
   ③ 기타 피해자의 인권보호를 위해 필요한 조치를 요구할 권리

2) 성희롱행위를 조사하거나 이에 관여하는 자는 피해자와 대리인의 보호를 최우선으로 고려 해야 하며, 피해자 또는 대리인의 동의 없이 피해자와 대리인의 신원이 노출될 우려가 있는 어떠한 자료도 공개하거나 누설해서는 안 된다.

3) 사건의 처리과정에서 발생하는 피해자와 대리인의 부당한 피해 역시 성희롱행위에 의한 피해로 간주한다.

제 2장 조 직

제 5조 (성폭력 상담소)

1) 서울대학교 총장은 성희롱행위를 조사하고 처리하며, 성희롱행위의 근절을 위한 정책 수립과 시행을 담당하는 성폭력 상담소(이하 '상담소' 라 한다)를 둔다.

2) 상담소에는 소장과 상담소 운영의 기본방침과 주요사항을 의결하는 운영위원회를 설치하며 필요에 따라 부소장을 둔다.

3) 소장은 학생생활연구소장이 되며, 부소장은 교수 또는 부교수 중에서 학생처장의 추천에 의해 총장이 임명하고, 그 임기는 2년으로 한다.

제 6조 (소장의 직능)

소장은 총장의 명을 받아 상담소의 직원을 지휘 감독하며 상담소의 관리운영에 관한 사항을 관장한다.

제 7조 (운영위원회)

1) 위원회는 위원장을 포함한 위원을 15인 이내로 구성한다.

2) 위원장은 학생처장이 되며 당연직 위원은 상담소장, 상담소 부소장, 교무 부처장, 학생 부처장, 학생과장 및 총무과장으로 하고 그 밖의 위원은 학생처장의 추천으로 총장이 임명하되 5인 이내의 학생대표를 포함하며, 그 임기는 1년으로 하되 연임할 수 있다.

3) 위원회는 다음 각 호의 사항을 심의한다.
   ① 상담소 규정의 제정 및 개폐

② 예산 및 결산

③ 기타 중요한 사항

4) 회의는 위원장이 필요하다고 판단하거나 상담소 소장의 요청이 있는 경우 및 5인 이상의 위원이 요청할 때에 위원장이 소집하고, 재적위원 과반수의 출석과 출석인원 과반수의 찬성으로 의결한다.

5) 위원장은 회의의 의장이 되며, 위원장이 사고가 있을 때에는 위원장이 지명하는 위원이 그 직을 대행한다.

제3장 상담소의 업무

제8조 (신고)

피해자는 서면, 전화, 통신 및 방문 등 직접적인 접촉이나 대리인이나 사회기구 및 단체를 통한 간접적인 접촉등 가능한 모든 방법으로 신고하며, 신고가 상담소에 접수된 최초의 시간을 상담소의 업무개시 시간으로 본다.

제9조 (조사와 상담)

1) 소장은 피해자 또는 대리인이 자유스럽고 정당한 환경에서 조사받을수 있도록 모든 조치를 취하여야 한다.

2) 신고가 접수되면 소장은 피해의 경위를 조사하고 그 결과를 바탕으로 적절한 조치를 취하여야 하며, 필요한 경우 총장에게 징계를 요청한다.

3) 소장은 피해자의 요구에 따라 상담에 응하여야 하며, 조사내용과 처리방안 등 필요한 내용을 피해자에게 제공하여야 한다.

제10조(징계)

1) 소장은 조사결과 학칙에 징계를 규정한 경우이거나, 규정에 없는 경우라도 건전한 이성으로 판단하여 징계할 필요가 있는 경우에는 그 사유와 징계를 총장에게 징계를 요청하여야 한다.

2) 소장은 학칙에 정해진 징계규정이 없는 경미한 사건에 대한 별도의 징계를 상담소 내규로 정할 수 있다. 단, 성희롱에 해당하는 행위를 하 자가 피해자에게 보복을 가할 경우나 재범일 경우는 가중 처벌할 수 있다.

제11조 (운영세칙)

소장은 상담소의 운영에 필요한 세칙을 정하여 운영위원회의 의결을 받아 운영할 수 있다.

강의요약

- 성교육이란-성에 대한 과학적 지식과 바람직한 태도에 근거하여,인간의 존엄성과 책임 및 의무가 동반되어 성적 활동 등을 할 수 있도록 인간 완성을 지향하는 인간 교육인 동시에 인격 교육.
- 성교육의 시기-유아기부터 시작
- 성교육의 방법-성에 관계되는 행동 교정,올바른 성개념 확립,성발육의 현상과 특징 설명, 올바른 이성관과 성윤리 확립, 판단 기준을 세워 주어야 하고 또한 성폭력을 예방할 수 있는 방법과 성피해 후의 조치법을 주지 시킨다.
- 성교육의 실태
  - 스웨덴 – 가장 오래되고 가장 성공적인 학교내 성교육의 역사를 지님(1942). 1995년부터 성교육 의무화 됨.
  - 덴마크 – 성과 관련하여 개인의 책임 및 인간 관계에 대한 이해의 중요성을 인식시키는 교육 실시. 1971년 공립학교의 성교육 법률이 제정됨.
  - 독일 – 결혼과 가정생활에서 협동에 대한 이해와 책임감을 강화시킴
  - 미국 – 1991년 유치원에서 12학년까지 종합보건교육을 의무적으로 실시하는 법을 제정함.
  - 일본 – 1960년대 이후부터 성교육을 실시하였으나, 실제적인 성교육은 1992년부터 시작
  - 홍콩 – 1977년부터 성교육실시
  - 중국 – 2002년 9월 1일에 중국의 계획 출산에 관한 최초의 국법이라 불리우는 "중화인민 공화국 인구 및 계획 생육법"이 시행되었고 그법률의 제13조에 학교 성교육의 추진이 법적으로 공인되었음.
  - 한국 – 교사의 전문성 부족으로 본질적이고 올바른 성교육의 과학화가 현장에서 이루어지지 않고 있는 실정 가정에서의 성교육
  - 유아기 – 아이가 출생에 대한 질문을 할때가 성에 관해 가르쳐 주기에 가장 알

맞은 시기

· 아동기 – 신체성장과 정신발달의 폭이 넓어 생활주변에서 일어나는 여러 가지 사물이나 현상에 호기심을 느끼는 시기

· 청소년기 – 이 시기의 청소년들은 새로운 고민, 즉 성과 관련된 고민을 하게 되는 시기, 성교육은 광범위한 성지식을 과학적 차원에서 이해를 시킴과 동시에 윤리적 가치관과 인간적 생활관을 정립시키는데 중점을 두고 교육시켜야 한다.

• 학교에서의 성교육

· 유아기 – 인간의 출생이나 신체상의 성적차이,성기능에 관심을 보이는 시기, 성교육은 남자와 여자의 성적차이를 설명하고,이성 또는 동성간에 서로를 존중하는 습관을 길러 준다.

· 초등학교 – 제2차 성징이 나타나기 시작하므로 남녀의 성징과 심리적, 신체적 특성을 이해 시켜주어야 한다.

· 중 · 고등학교 – 집단적인 방법,소그룹별, 개인별등으로 다양한 교육을 실시

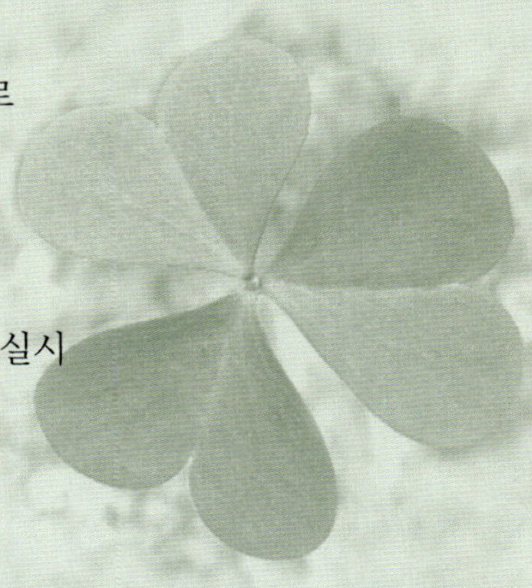

참 고 자 료

1. 신경향 성의 과학 (월드사이언스) 저자: 추영국외
2. 여성건강 간호학 (현문사)
3. 성과사랑 (정문각) 저자: 이종우
4. 생명과학(라이프사이언스) 저자 김명원
5. http://kr.health.yahoo.com/disease/page0485.html
6. http://junjun.doctor.co.kr/woman3.html